Die kleine
Yoga-Schule

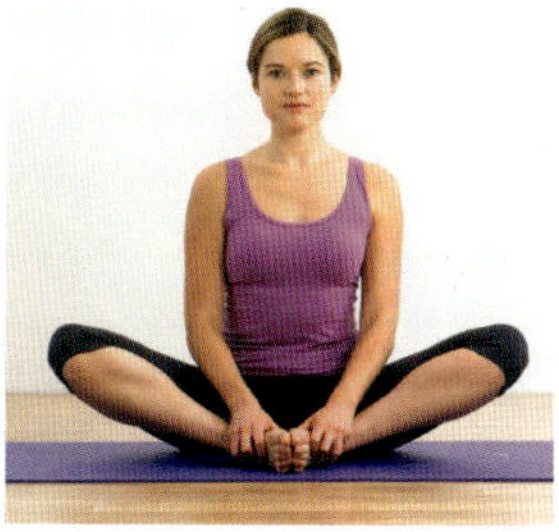

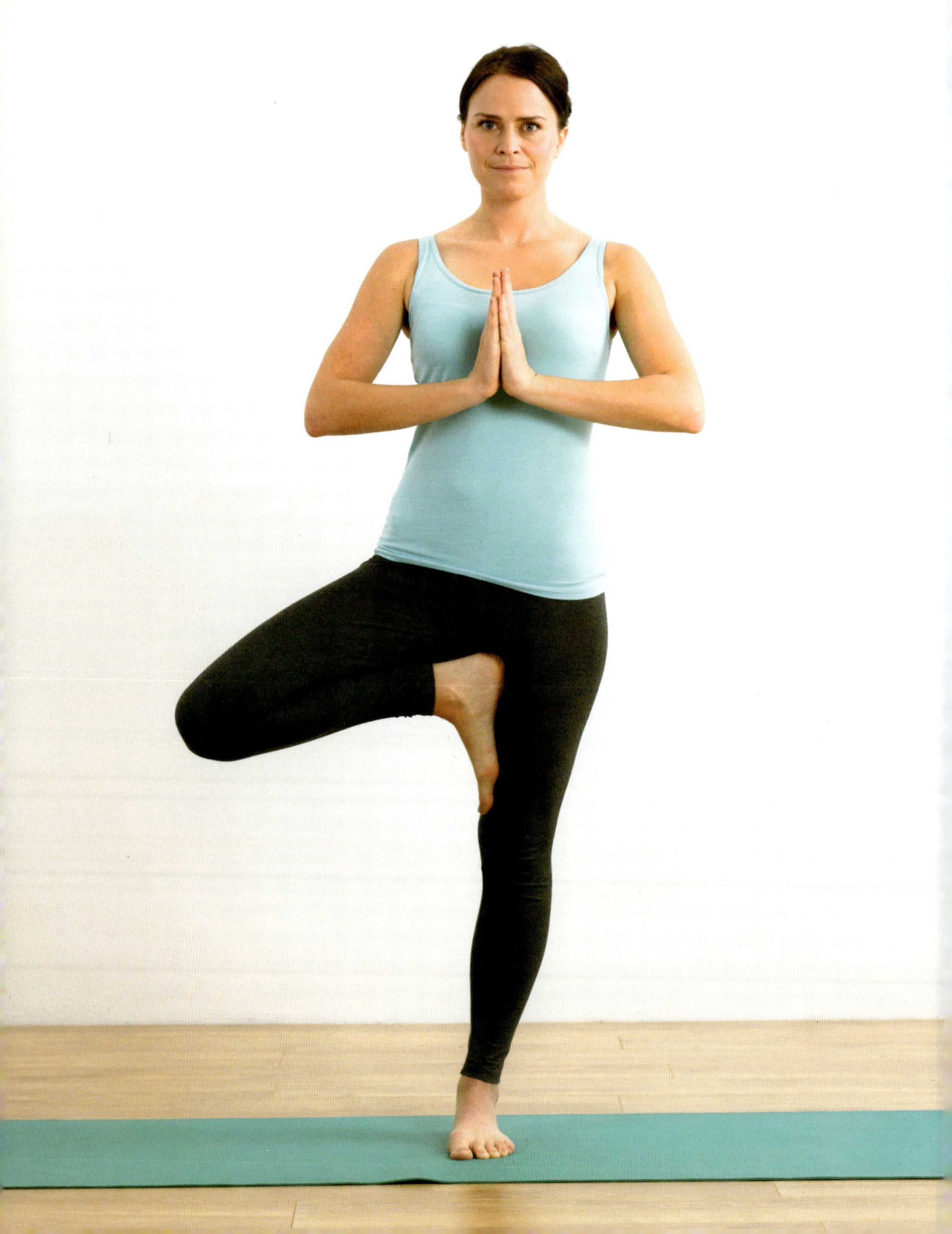

Die kleine

Yoga-Schule

DK | Penguin Random House

DK London
Projektbetreuung Becky Shackleton
Cheflektorat Penny Warren
Lektorat Alastair Laing
Redaktionsleitung Mary Ling

Art Director Peter Luff, Jane Bull
Bildredaktion Alison Donovan, Gemma Fletcher
Herstellung Sarah Isle, Jen Lockwood, Seyhan Esen
Umschlaggestaltung Nicola Powling, Rosie Levine

DK India
Bildredaktion Ivy Roy, Ranjita Bhattacharji, Prashant Kumar
DTP Design Sunil Sharma, Sourabh Challariya, Arjinder Singh

Tall Tree Ltd.
Redaktion Joe Fullman, Camilla Hallinan, Catherine Saunders, Deirdre Headon
Gestaltung und Satz Malcolm Parchment

Text Nita Patel
Fotos Dave King

Für die deutsche Ausgabe:
Programmleitung Monika Schlitzer
Redaktionsleitung Caren Hummel
Projektbetreuung Sonja Milde, Andrea Göppner
Herstellungsleitung Dorothee Whittaker
Herstellungskoordination Saskia Bemmann
Herstellung und Covergestaltung Christine Rühmer

Titel der englischen Originalausgabe:
A little course in Yoga

Übersetzung Anke Wellner-Kempf
Lektorat Petra Kirchmann
Satz Anke Wellner-Kempf

ISBN 978-3-8310-3044-6

Druck und Bindung Leo Paper Products, China

Besuchen Sie uns im Internet
www.dorlingkindersley.de

Hinweis
Die Informationen und Ratschläge in diesem Buch sind von den Autoren und vom Verlag sorgfältig erwogen und geprüft, dennoch kann eine Garantie nicht übernommen werden. Eine Haftung der Autoren bzw. des Verlags und seiner Beauftragten für Personen-, Sach- und Vermögensschäden ist ausgeschlossen

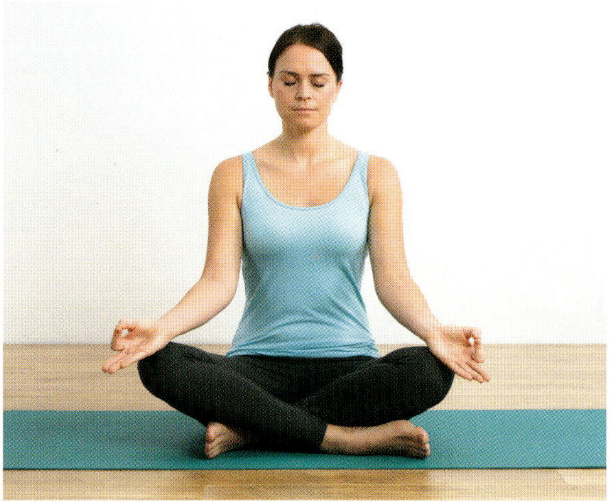

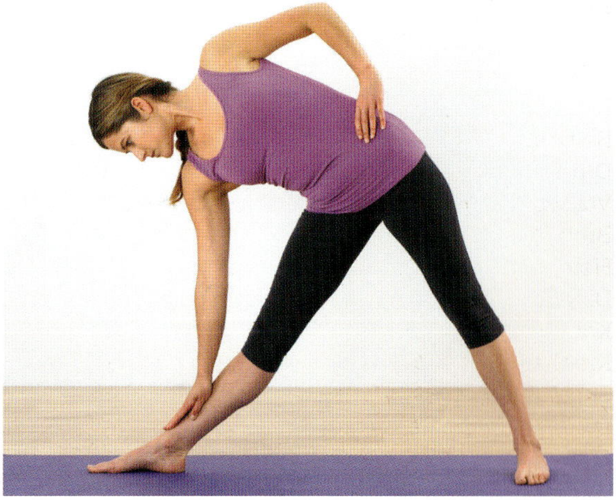

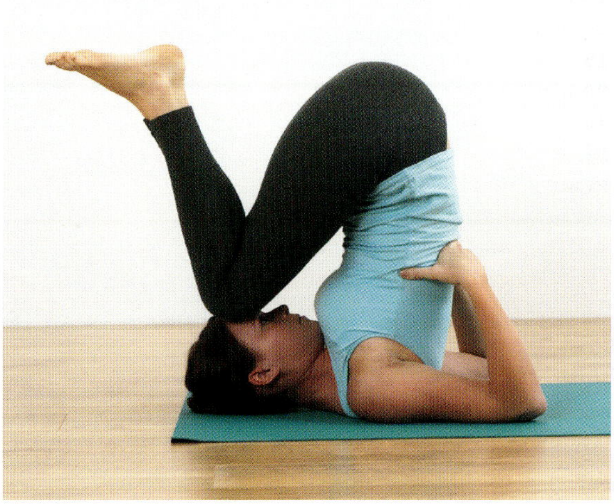

Inhalt

HINWEIS DES VERLAGS
Die Ideen, Vorgehensweisen und Vorschläge in diesem Buch können keine ärztliche Beratung ersetzen. Alle gesundheitlichen Fragen erfordern medizinische Kontrolle. Weder der Autor noch der Verlag sind verantwortlich oder haftbar für jeglichen wie auch immer gearteten Verlust oder Schaden, die mit einer Information oder Empfehlung in diesem Buch in Zusammenhang gebracht werden.

ERSTELLEN SIE IHREN KURS

Dieses Buch erklärt Ihnen 47 zentrale Yoga-Haltungen in drei aufeinander aufbauenden Kapiteln: »Einfach beginnen«, »Fundiert üben« und »Sich steigern«: Sie erlernen zunächst grundlegende Yoga-Positionen und Atemtechniken und gehen anschließend zu komplexeren Haltungen über.

Mit Yoga beginnen

Wer zu Hause Yoga erlernt, sollte keine Risiken eingehen und es als praktisch und bereichernd empfinden. Doch bevor Sie die erste Yoga-Haltung einnehmen, sollten Sie die Prinzipien des Yoga und seine größten Vorteile kennen und ein wenig über die Haltungen wissen. Ferner benötigen Sie etwas Ausrüstung. Unverzichtbar ist eine rutschfeste Yoga-Matte. Außerdem können zumindest anfangs Hilfsmittel wie Gurte Ihnen schwierige Haltungen erleichtern. Dieses Buch zeigt Ihnen, wie Sie sie am besten benutzen.

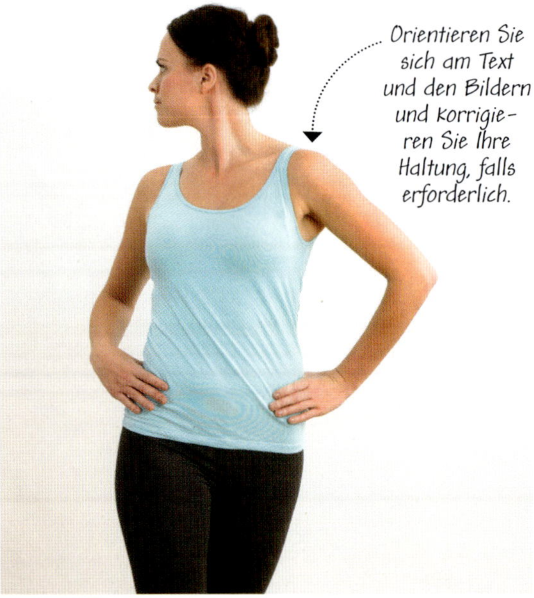
Orientieren Sie sich am Text und den Bildern und korrigieren Sie Ihre Haltung, falls erforderlich.

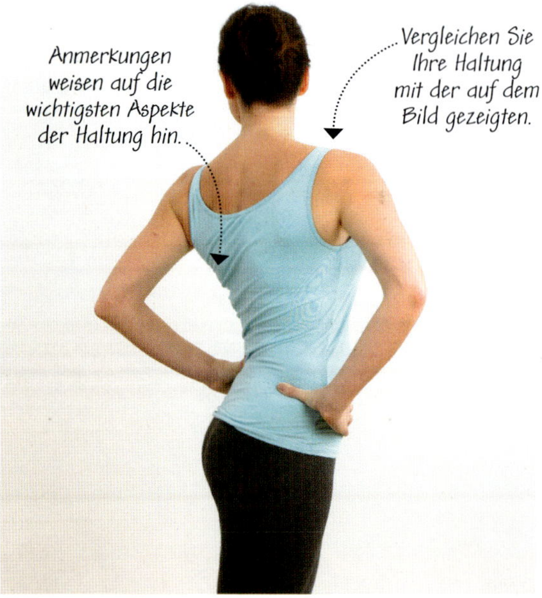
Anmerkungen weisen auf die wichtigsten Aspekte der Haltung hin.
Vergleichen Sie Ihre Haltung mit der auf dem Bild gezeigten.

Wichtige Techniken

Damit Ihr Yoga-Training sicher und effektiv ist, erlernen Sie Grundtechniken. Zu Beginn jedes Abschnitts wird erklärt, was Sie für Ihre jeweilige Kursstufe wissen müssen, von Atemtechniken über das Entwickeln von Übungsfolgen bis zur Verbesserung des Körperbewusstseins.

1 Bebilderte Anleitungen begleiten Sie Schritt für Schritt durch die Haltungen. Befolgen Sie sie möglichst genau, damit Sie sich korrekt ausrichten, die richtigen Muskeln dehnen und keine Verletzung riskieren.

Tipps widmen sich einem Körperbereich oder schlagen leichtere Alternativen vor.

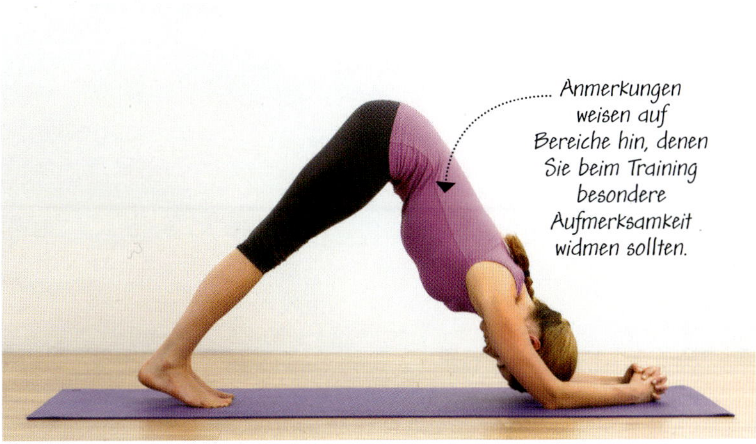
Anmerkungen weisen auf Bereiche hin, denen Sie beim Training besondere Aufmerksamkeit widmen sollten.

1 Berghaltung
S. 44–45

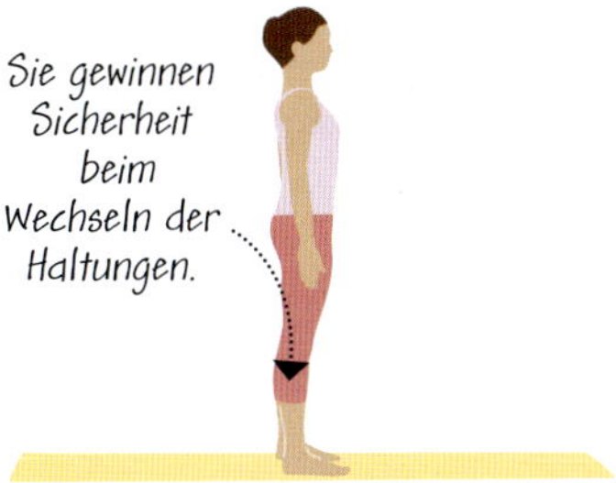

2 Ausfallschritt
S. 104–105

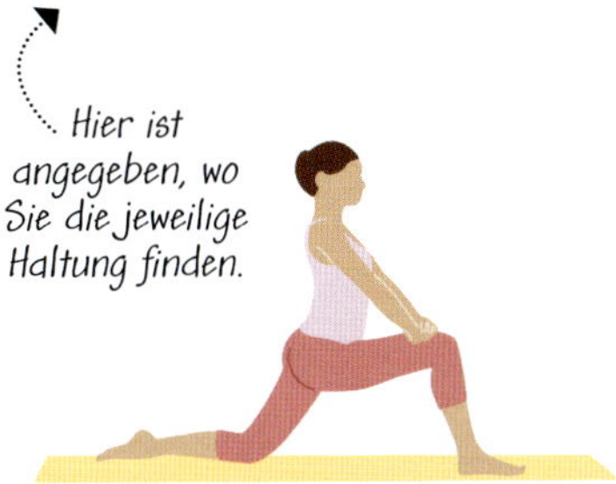
Hier ist angegeben, wo Sie die jeweilige Haltung finden.

Sequenzen

Am Ende jedes Abschnitts werden die Haltungen, die Sie eingeübt haben, zu 15-, 30- und 45-minütigen Sequenzen zusammengestellt. Diese werden mit jedem Kursabschnitt anspruchsvoller.

Geben Sie acht ...

Diese Bewertungen und Ratschläge helfen Ihnen, Ihre Fortschritte im Auge zu behalten und gegebenenfalls Ihre Körperhaltung zu korrigieren. Das soll Sie ermutigen, Ihre Entwicklung im Yoga zu messen, und zeigen, wie wichtig dafür die Entwicklung von Körperbewusstsein ist.

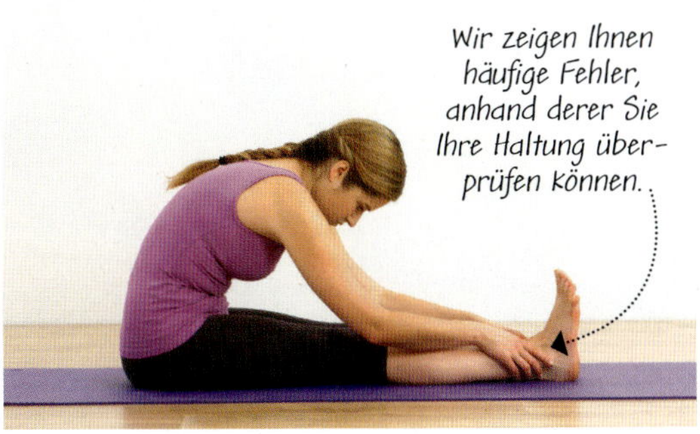
Wir zeigen Ihnen häufige Fehler, anhand derer Sie Ihre Haltung überprüfen können.

So wird es leichter

Meistens gibt es eine einfachere Variante im Yoga. Dieses Buch zeigt Ihnen, wie Sie die Haltungen sanft an Ihre körperlichen Grenzen anpassen. Wenn Sie Ihren Fortschritt messen, wird Ihnen bewusst, wie sich Ihr Körper verändert und Sie Ihre Grenzen erweitern.

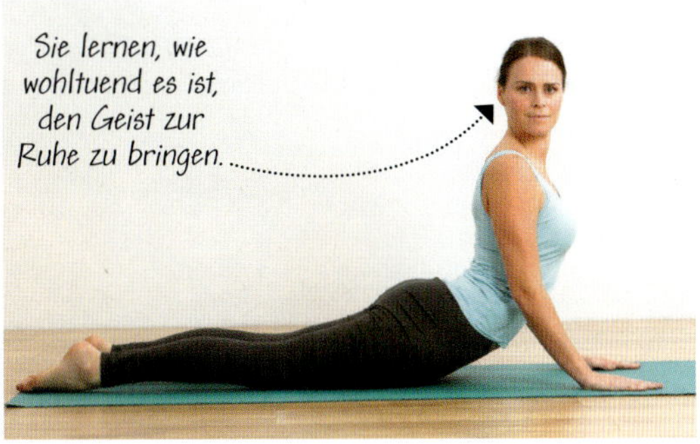
Sie lernen, wie wohltuend es ist, den Geist zur Ruhe zu bringen.

Die fünf Prinzipien des Yoga

Wenn Yoga neu für Sie ist, fragen Sie sich vielleicht, wie Sie sich diesem vielseitigen Thema am besten nähern. Aller Yoga-Praxis liegen fünf Prinzipien zugrunde – sie sind die Voraussetzung, um diese umfassende und manchmal mystische Denkschule zu verstehen.

1. Wohltuendes Training

Yoga gilt zu Unrecht manchmal als wenig anstrengende Trainingsform. Tatsächlich kann es ein vollständiges Cardio-Work-out bieten und die aerobe Ausdauer steigern.

Yoga-Übungsfolgen sind ebenso anstrengend und abwechslungsreich wie »richtiges Training«. Die Sequenzen in diesem Buch sorgen dafür, dass alle Körperbereiche aktiviert werden, indem sie die inneren Organe massieren, Muskeln und Bänder dehnen und straffen, die Beweglichkeit von Wirbelsäule und Gelenken erhöhen und den Kreislauf anregen. Jedes lohnende Training sollte die individuelle Fitness und Ausdauer sowie eventuelle gesundheitliche Probleme berücksichtigen. Im Yoga können die Haltungen verändert oder Hilfsmittel eingesetzt werden, damit Menschen mit unterschiedlichen körperlichen Voraussetzungen risikofrei trainieren können.

Die wichtigsten Punkte

- **Die Haltungen** sollten mehrere Atemzyklen lang stabil gehalten werden. Das Ziel ist eine tiefe Dehnung, um die Kraft, Beweglichkeit und Vitalität der Wirbelsäule zu erhöhen.
- **Bewegen Sie sich** innerhalb Ihrer physischen Möglichkeiten möglichst weich und fließend durch die verschiedenen Stadien einer Haltung, ohne Ihren Körper zu überlasten.

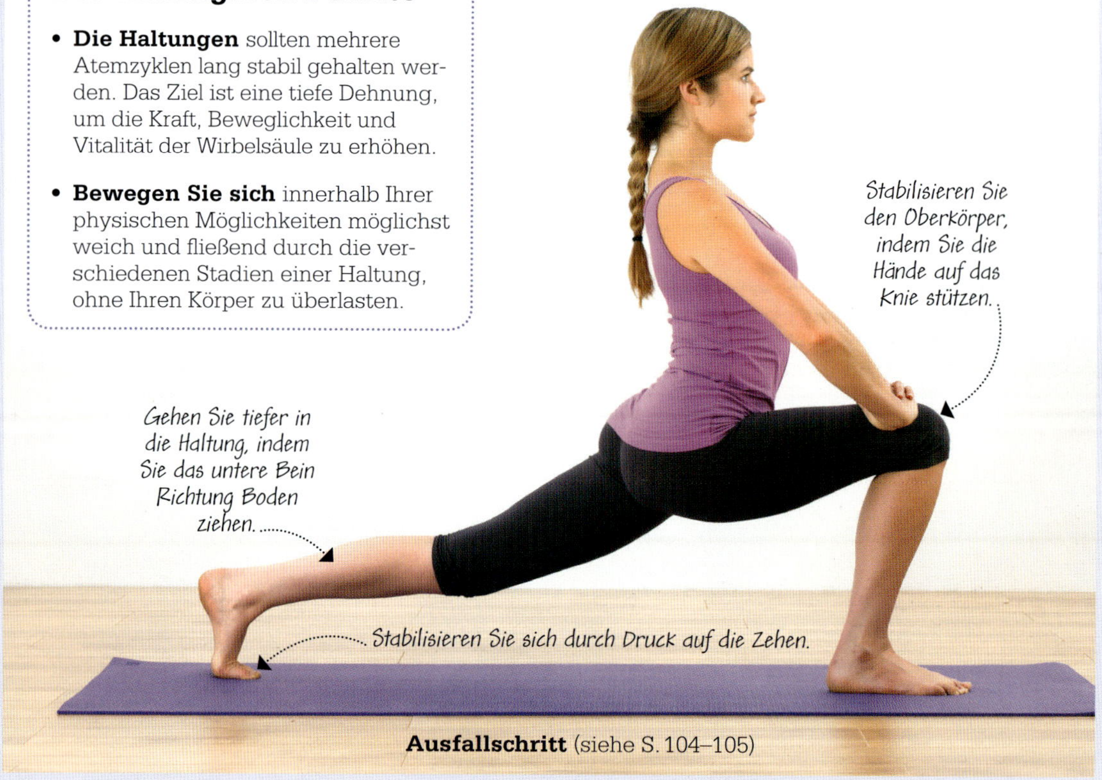
Stabilisieren Sie den Oberkörper, indem Sie die Hände auf das Knie stützen.
Gehen Sie tiefer in die Haltung, indem Sie das untere Bein Richtung Boden ziehen.
Stabilisieren Sie sich durch Druck auf die Zehen.

Ausfallschritt (siehe S. 104–105)

2. Richtige Atmung

Yoga weist dem Atem eine große Bedeutung zu. Er gilt als Brücke zwischen Geist und Körper. Bei der korrekten Yoga-Atmung atmen Sie tief und rhythmisch aus dem Bauch und nutzen aktiv Ihre gesamte Lungenkapazität, um die Sauerstoffaufnahme zu maximieren. Damit Ihre Atmung tief, langsam und gleichmäßig erfolgt, müssen Sie Tiefe und Dauer nicht nur der Einatmung, sondern auch der Ausatmung regulieren können. Die Yoga-Atmung erfolgt vorzugsweise durch die Nase.

Die yogische Atemtechnik kräftigt den Körper, indem sie für einen maximalen Sauerstoffgehalt im Blut sorgt. Indem Sie die Haltungen korrekt ausführen, stellen Sie sicher, dass Sie richtig atmen. Machen Sie sich, wenn Sie in die Haltungen gehen, die Position des Oberkörpers bewusst: Die Rippen sollen nach oben und außen angehoben sein, die Brust soll geöffnet sein und Sie sollten Kontakt zu den Bewegungen des Zwerchfells haben. Tiefes Atmen entfernt auch verbrauchte Luft aus den Lungen. Es steigert nicht nur Ihr Energieniveau, sondern hat auch Einfluss auf Ihre mentale Verfassung und verhilft Ihnen zu größerer Ruhe und Konzentration.

Das Konzept des *prana*, der Lebensenergie, erklärt, warum die Atmung in der Yoga-Theorie und -Praxis einen so hohen Stellenwert hat. Vereinfacht gesagt, ist *prana* die Energie, die Materie zu Leben erweckt und in allen Lebewesen, auch uns, vorhanden ist. Indem Yoga uns lehrt, bewusst zu atmen, lehrt es uns, *prana* effektiver aufzunehmen, im Körper zu verteilen und zu speichern.

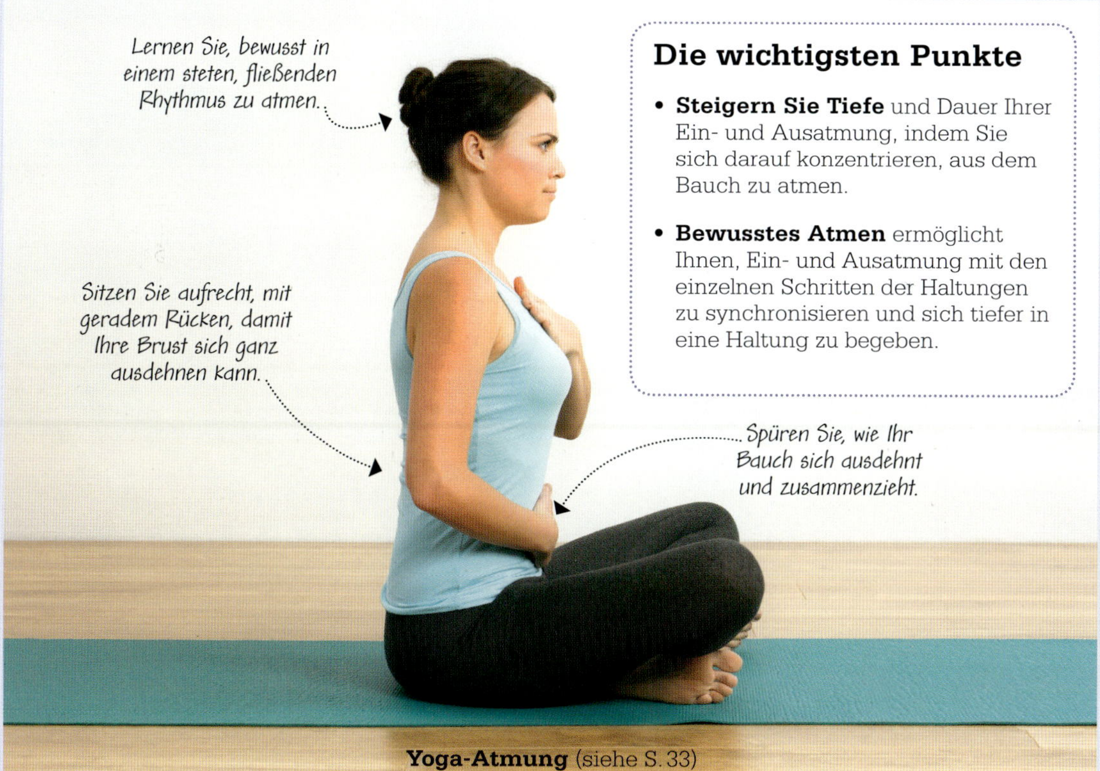
Lernen Sie, bewusst in einem steten, fließenden Rhythmus zu atmen.
Sitzen Sie aufrecht, mit geradem Rücken, damit Ihre Brust sich ganz ausdehnen kann.
Spüren Sie, wie Ihr Bauch sich ausdehnt und zusammenzieht.

Die wichtigsten Punkte

- **Steigern Sie Tiefe** und Dauer Ihrer Ein- und Ausatmung, indem Sie sich darauf konzentrieren, aus dem Bauch zu atmen.
- **Bewusstes Atmen** ermöglicht Ihnen, Ein- und Ausatmung mit den einzelnen Schritten der Haltungen zu synchronisieren und sich tiefer in eine Haltung zu begeben.

Yoga-Atmung (siehe S. 33)

3. Vollständige Entspannung

Yoga definiert vollständige Entspannung als Zustand, bei dem der Körper nur das lebensnotwendige Minimum an Energie verbraucht. Yoga unterscheidet zwischen körperlicher, geistiger und spiritueller Entspannung, die jeweils auf unterschiedliche Weise erreicht wird. Zur körperlichen Entspannung gehören z. B. Bewegungen, die verspannte Bereiche, in denen negative Energien festsitzen, lockern, sodass sich die Energieblockaden auflösen. Entspannungsfolgen üben auf diese Bereiche Druck aus und massieren sie, sodass sie Verspannungen ähnlich wie Akupressur lösen.

Die wichtigsten Punkte

- **Geistige Entspannung** zielt auf minimale Gehirnaktivität und Beruhigung des Geistes durch Atemtechniken. Yoga lehrt, dass geistige Prozesse Lebensenergie verbrauchen.
- **Spirituelle Entspannung** ist das Bestreben, durch die Techniken der Visualisierung und Meditation den Einzelnen mit dem universellen Ganzen zu verbinden, von dem das Individuum nicht getrennt, sondern ein Teil ist.

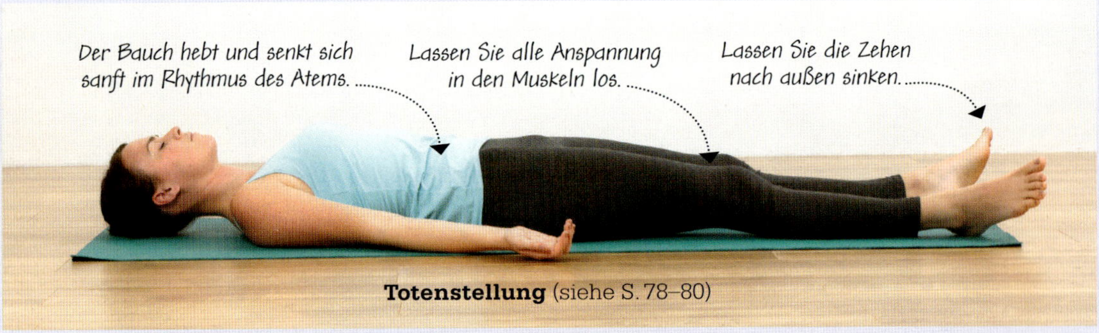
Der Bauch hebt und senkt sich sanft im Rhythmus des Atems.
Lassen Sie alle Anspannung in den Muskeln los.
Lassen Sie die Zehen nach außen sinken.

Totenstellung (siehe S. 78–80)

4. Ausgewogene Ernährung

Die yogische Ernährung hat viel mit modernen Vorstellungen von gesundem Essen gemeinsam. Die Yoga-Lehre befürwortet die Ernährung mit frischem Obst und Gemüse, Milchprodukten, Nüssen und Hülsenfrüchten. Wichtig ist, auf welche Weise wir die Nahrung zu uns nehmen, da dies die Fähigkeit des Körpers beeinflusst, Nährstoffe zu zerlegen und aufzunehmen. Allgemeinen Regeln zufolge soll man maßvoll und nur dann essen, wenn man hungrig ist, ausgiebig kauen, jeden Tag zu denselben Zeiten essen, die Flüssigkeitsaufnahme während der Mahlzeiten minimieren und eine positive Einstellung zur Nahrung und ihrer Zubereitung haben.

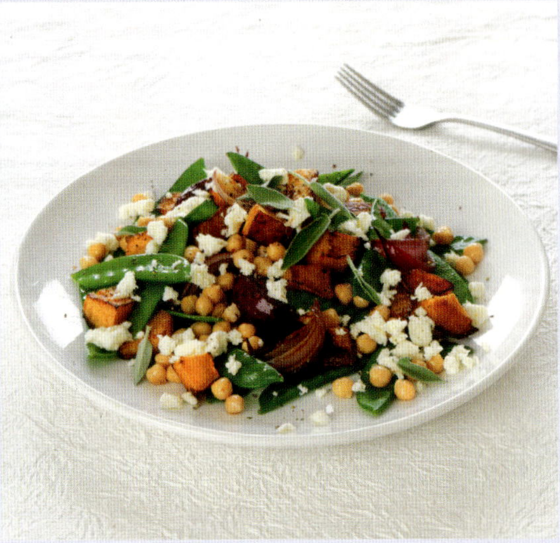

5. Positives Denken

Yoga weist dem positiven Denken zum Erhalt des geistigen Wohlbefindens große Bedeutung zu. Yoga nutzt Meditations- und Entspannungstechniken, um den Geist von negativen Gedanken und Gefühlen zu befreien, und positive Affirmationen, um das Selbstwertgefühl zu stärken. Haben Sie Ihre negativen Gedanken und Emotionen aufgelöst, werden Sie Ihre Stärken und Schwächen realistischer sehen. Eine alte Sichtweise abzulegen, ist kein leichtes Unterfangen, aber wenn Sie Yoga praktizieren, erlernen Sie eine Disziplin, die Sie schließlich einen Zustand seelischer Harmonie und heiterer Gelassenheit erleben lässt.

Die wichtigsten Punkte

- **Den Geist still werden zu lassen** und sich nach innen zu konzentrieren verbessert die Selbstwahrnehmung und eröffnet neue Erkenntnisse und Möglichkeiten.
- **Das Denken positiv** zu beeinflussen lässt Sie Ihr kreatives Potenzial entfalten.
- **Es schafft eine Verbindung** zur inneren Stille und schenkt dem Geist Klarheit und Konzentration.

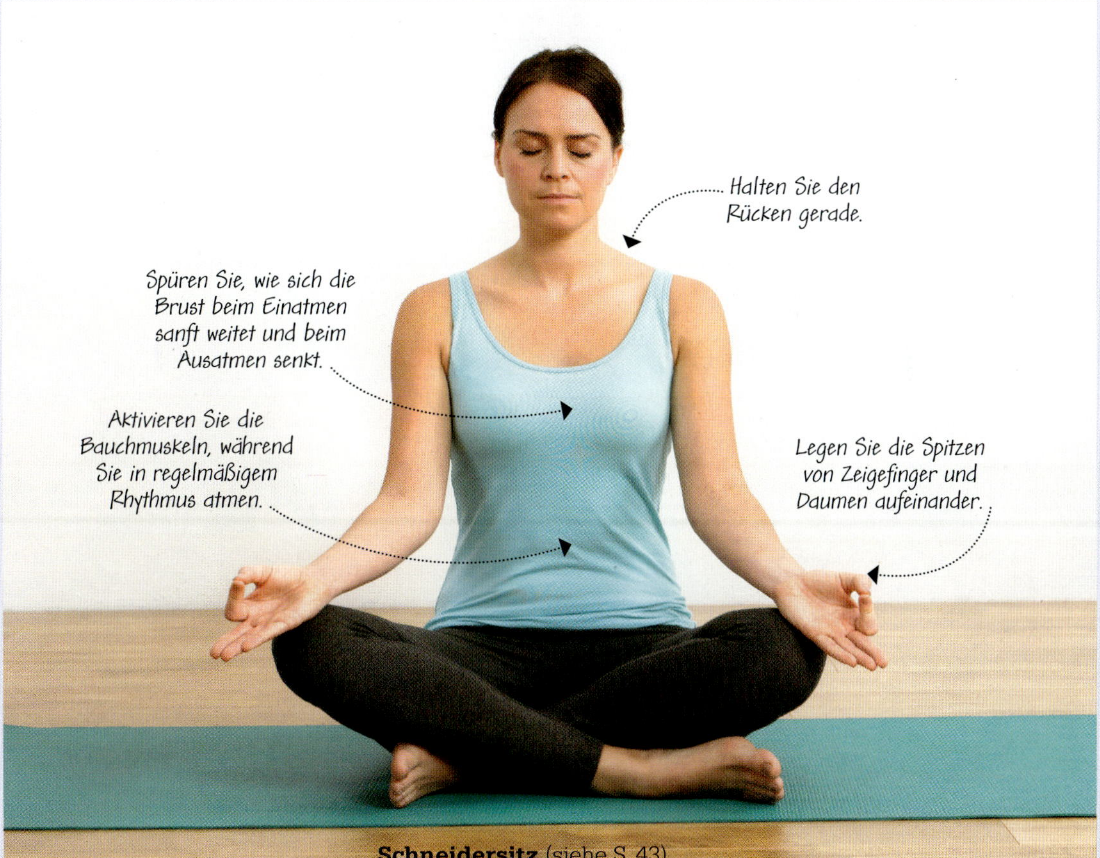
Halten Sie den Rücken gerade.
Spüren Sie, wie sich die Brust beim Einatmen sanft weitet und beim Ausatmen senkt.
Aktivieren Sie die Bauchmuskeln, während Sie in regelmäßigem Rhythmus atmen.
Legen Sie die Spitzen von Zeigefinger und Daumen aufeinander.

Schneidersitz (siehe S. 43)

Drei Gründe, warum Yoga Ihnen guttut

Yoga bringt Körper, Geist und Seele in Harmonie. Das unterscheidet es von anderen körperlichen Aktivitäten und begründet seine Einzigartigkeit. Yoga schenkt Ihnen einen beweglichen Körper und einen gelassenen, konzentrierten Geist, der sein ganzes Potenzial zu nutzen vermag.

1. Yoga verbessert Ihre Gesundheit und Fitness

Das moderne Leben mit seinen zahlreichen Stressfaktoren bringt vielerlei gesundheitliche Probleme mit sich. Yoga verbessert nicht nur den allgemeinen Gesundheitszustand, sondern im Speziellen auch die Beweglichkeit, die Körperhaltung, das Gleichgewicht und den Muskeltonus. Die heilenden Kräfte des Yoga können bestehende gesundheitliche Probleme lindern und den körperlichen Verschleiß verlangsamen.

Die wichtigsten Punkte

- **Yoga hält die Gelenke gesund.** Indem es Muskeln und Bänder dehnt und strafft, erhöht es die Beweglichkeit der Gelenke.
- **Atemtechniken** halten die Lunge fit und füllen sie mit Sauerstoff, der dann dem restlichen Körper zugeführt wird.
- **Yoga-Sequenzen** kräftigen das Atemsystem, den Kreislauf, den Verdauungsapparat und das Nervensystem.

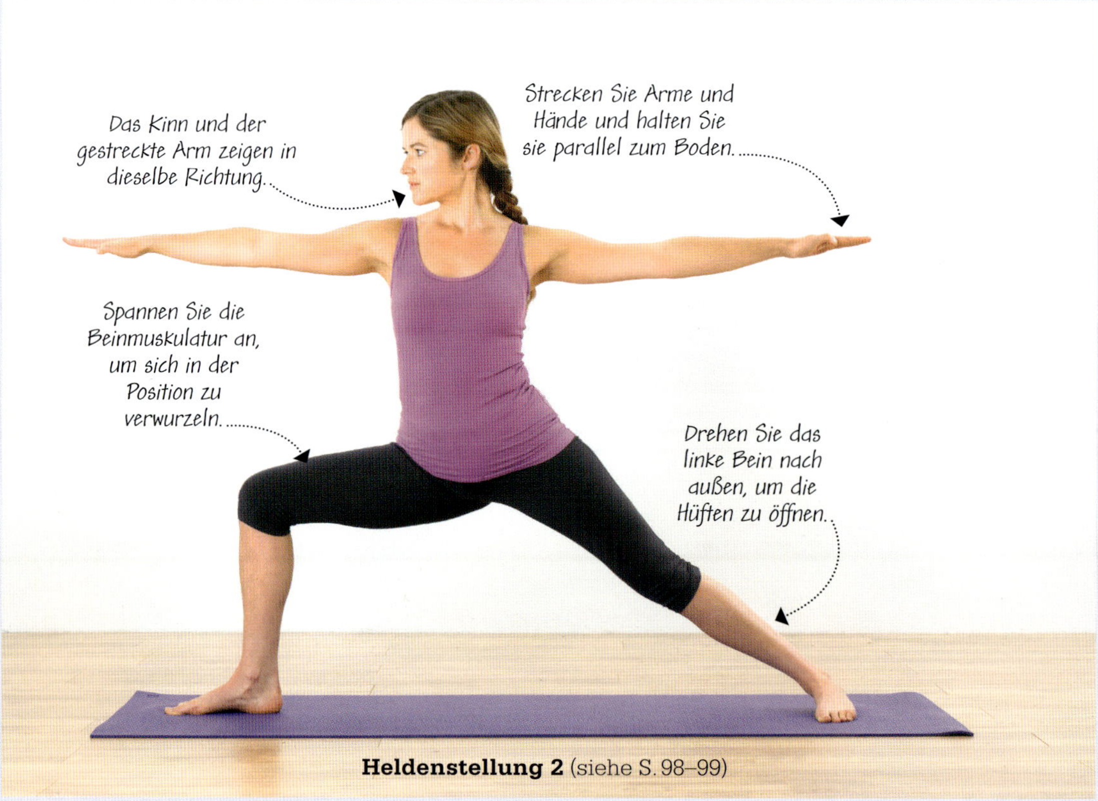
Das Kinn und der gestreckte Arm zeigen in dieselbe Richtung.
Strecken Sie Arme und Hände und halten Sie sie parallel zum Boden.
Spannen Sie die Beinmuskulatur an, um sich in der Position zu verwurzeln.
Drehen Sie das linke Bein nach außen, um die Hüften zu öffnen.

Heldenstellung 2 (siehe S. 98–99)

2. Yoga steigert Ihre Vitalität

Im Körper angesammelte Giftstoffe können in Kombination mit einem sitzenden Lebensstil Lethargie verursachen, die sich als Konzentrationsschwäche und Antriebslosigkeit äußert. Regelmäßiges Yoga-Training steigert Ihre Vitalität zusehends, indem es die Effizienz Ihrer Körperfunktionen erhöht.

Viele Yoga-Haltungen stimulieren und massieren die Organe, die am Abbau von Abfallprodukten beteiligt sind. Eine erhöhte Durchblutung dieser Organe schwemmt Giftstoffe aus dem Körper und verbessert ihre Versorgung mit lebenswichtigen Nährstoffen.

Die wichtigsten Punkte

- **Yoga-Umkehrhaltungen** sind ein intensives Herz-Kreislauf-Training, von dem das Herz sowie der gesamte Blutkreislauf profitiert.
- **Kombiniert mit korrekten Atemtechniken** erhöhen Umkehrhaltungen den Sauerstoffgehalt im Blut und ernähren und entgiften so die Organe und die Drüsen.
- **Eine optimierte Atmung** vergrößert Ihre Lungenkapazität und führt Gehirn, Herz, Lungen und Verdauungsorganen sauerstoffreiches, regenerierendes Blut zu.

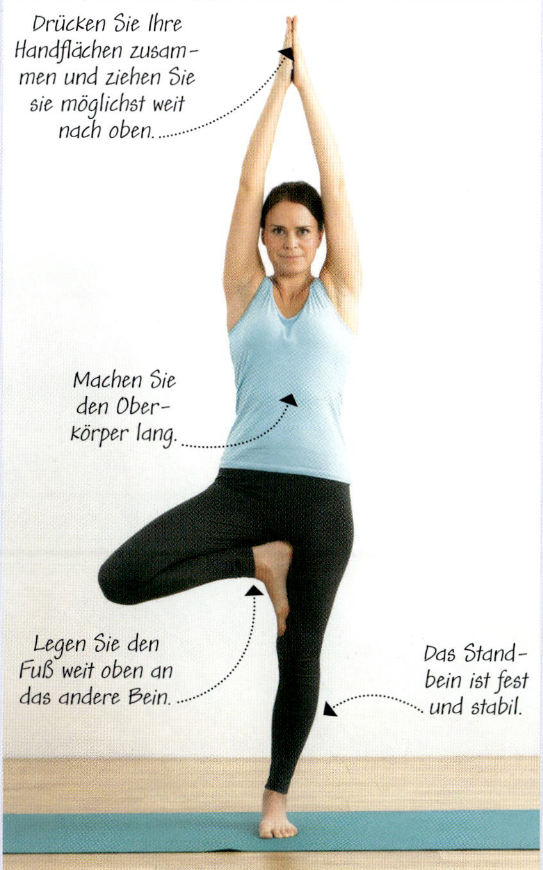
Drücken Sie Ihre Handflächen zusammen und ziehen Sie sie möglichst weit nach oben.
Machen Sie den Oberkörper lang.
Legen Sie den Fuß weit oben an das andere Bein.
Das Standbein ist fest und stabil.

Baum (siehe S. 94–95)

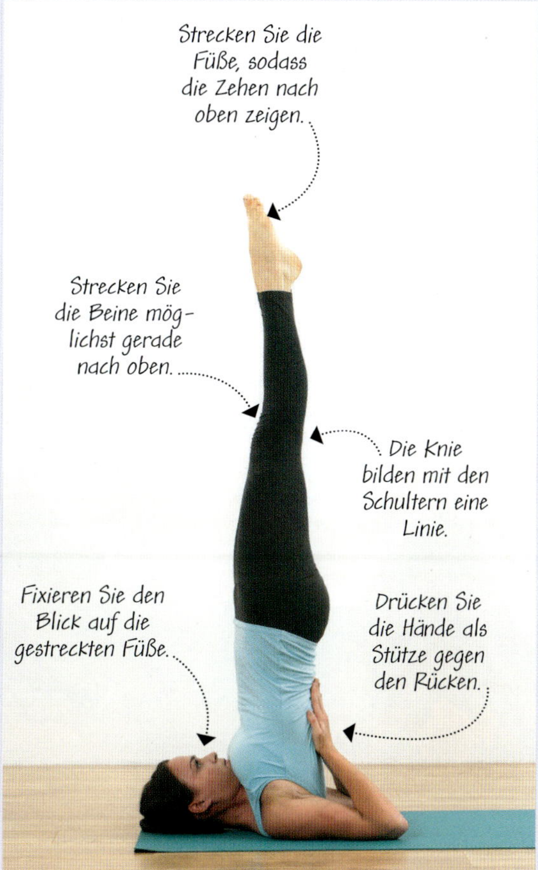
Strecken Sie die Füße, sodass die Zehen nach oben zeigen.
Strecken Sie die Beine möglichst gerade nach oben.
Die Knie bilden mit den Schultern eine Linie.
Fixieren Sie den Blick auf die gestreckten Füße.
Drücken Sie die Hände als Stütze gegen den Rücken.

Schulterstand (siehe S. 164–165)

3. Yoga pflegt und nährt das Nervensystem

Das Nervensystem umfasst neben den Nerven auch die Drüsen, die Hormone produzieren und unsere Gefühle beeinflussen. Durch Ausschüttung von Hormonen kontrollieren die Drüsen auch die Funktion anderer Organe.

Unser Nervensystem ist in zwei Subsysteme unterteilt: den Sympathikus und den Parasympathikus. Ersterer erhöht unsere Überlebenschancen bei Gefahr. Letzterer sorgt für die Regeneration des Körpers. Angesichts unserer tagtäglichen Belastungen begibt sich unser Nervensystem oft in den sympathischen Modus und verhindert damit, dass sich der Körper erholt. Das belastet unsere Gesundheit. Regelmäßiges Yoga-Training kann das Nervensystem so beeinflussen, dass es Blockaden in den Energiekanälen auflöst und die Heilung aktiviert.

Die wichtigsten Punkte

- **Vor- und Rückbeugen** lösen Blockaden in den Energiekanälen und lassen die Energie in den Nerven frei fließen. So senken sie Stresssymptome.
- **Yoga-Haltungen**, insbesondere solche, bei denen der Hals gedreht und gebeugt wird, bringen den Körper effizient in den parasympathischen, heilenden Modus.
- **Yogische Atemtechniken** in den Haltungen bewirken einen Zustand der Entspannung, bei dem das Nervensystem auf Regeneration umschaltet.

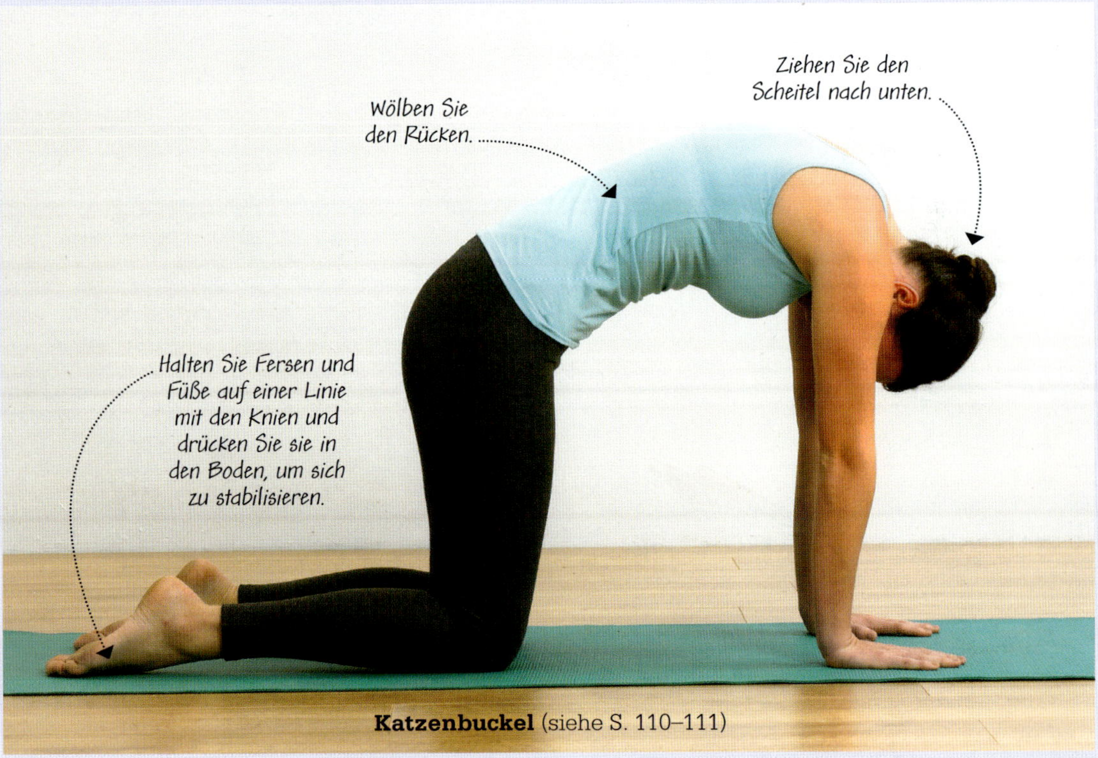
Ziehen Sie den Scheitel nach unten.
Wölben Sie den Rücken.
Halten Sie Fersen und Füße auf einer Linie mit den Knien und drücken Sie sie in den Boden, um sich zu stabilisieren.

Katzenbuckel (siehe S. 110–111)

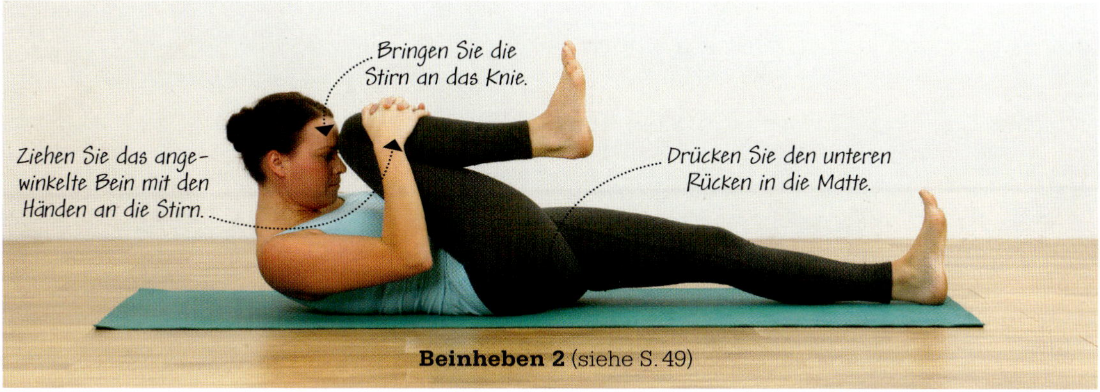
Bringen Sie die Stirn an das Knie.
Ziehen Sie das angewinkelte Bein mit den Händen an die Stirn.
Drücken Sie den unteren Rücken in die Matte.

Beinheben 2 (siehe S. 49)

Dehnhaltung

Bei dieser Haltung pressen Sie mithilfe Ihres Atems einen Teil des Bauches zusammen, während Sie Ihr angewinkeltes Bein nach unten drücken. Die resultierende Dehnung massiert die Bauchorgane sanft und verbessert die Verdauung. Die Haltung ist ein guter Ausgleich zu Rückbeugen, da sie die Wirbelsäule in die entgegengesetzte Richtung wohltuend dehnt und Spannungen in Oberschenkeln und unterem Rücken löst. Wenn Ihnen die Rückbeugen schwerfallen, sollten Sie diese Dehnung über einen längeren Zeitraum üben. Vermeiden Sie diese Haltung aber, wenn Sie gerade einen Bandscheibenvorfall oder eine Bauchoperation auskurieren.

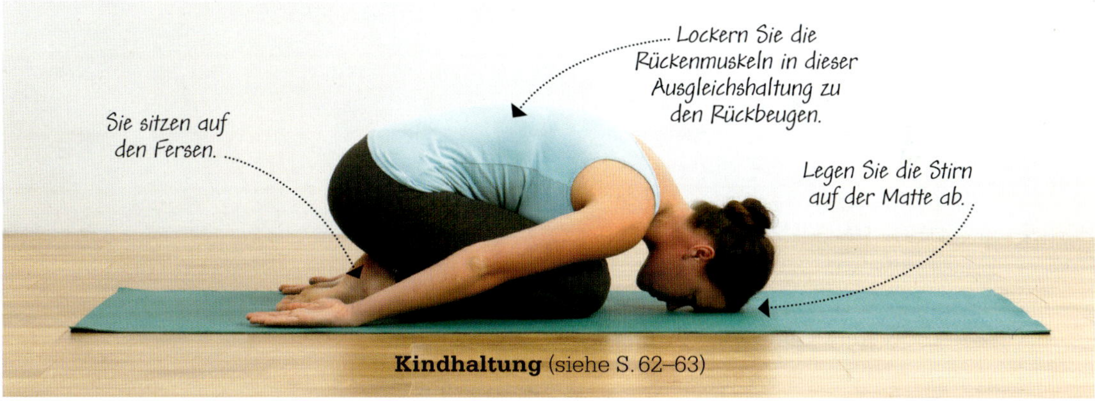
Lockern Sie die Rückenmuskeln in dieser Ausgleichshaltung zu den Rückbeugen.
Sie sitzen auf den Fersen.
Legen Sie die Stirn auf der Matte ab.

Kindhaltung (siehe S. 62–63)

Entspannungshaltung

Die Kindhaltung ist eine Ruhehaltung, die gewöhnlich zwischen zwei Haltungen und insbesondere nach anstrengenden Rückbeugen eingenommen wird. Sie regeneriert und verjüngt den Körper. Die kauernde, embryonale Haltung entspannt alle Muskeln in Rücken, Hals, Schultern, Beinen und Armen. Die Wirbelsäule wird über ihre volle Länge in Gegenrichtung zu den vorherigen Rückbeugen gedehnt. Das entspannt den Rücken und beruhigt das Nervensystem. Die tiefenentspannte Haltung aktiviert das parasympathische Nervensystem, das Anspannungen löst und die körpereigenen Heilkräfte aktiviert.

Wann und wo Yoga üben

Um Yoga zu einem festen Bestandteil Ihres Tages zu machen, auf den Sie sich freuen können, sollten Sie sich überlegen, wo Sie es praktizieren und wie lang. Finden Sie heraus, welche Tageszeit sich für Sie am besten dafür eignet, sodass sich Ihr Yoga-Training in Ihre anderen täglichen Verpflichtungen einfügt.

Die richtige Tageszeit

Weil man mit leerem Magen Yoga üben sollte, sind der frühe Morgen oder der Abend dafür ideal. Zu diesen Tageszeiten sind Sie auch am ehesten ungestört. Überlegen Sie, zu welchem Zeitpunkt sich Yoga am besten in Ihren Tagesablauf einfügt.

Yoga am Morgen weckt den Körper und lockert steife Glieder, indem es die Gelenke schmiert und den Muskeln Energie zuführt. Die Verdauung wird angeregt und die geistige Wachheit gesteigert, sodass Sie für einen produktiven Tag bereit sind. Umgekehrt kann Yoga am Abend Stress abbauen, der sich im Laufe des Tages angesammelt hat, und die Qualität Ihres Schlafes deutlich verbessern.

Wie oft Sie Yoga üben, bleibt Ihnen überlassen. Tägliche Yoga-Übungen sind optimal, aber Sie müssen sich keinen strengen Zeitplan auferlegen. Um sie zur Gewohnheit zu machen, ist es vorteilhaft, wenn Sie sich regelmäßig Zeit dafür reservieren. Keine Sorge, wenn Sie eine Zeit lang pausieren; Sie können immer wieder damit beginnen. Je mehr Sie üben, desto eher wird es Ihnen zur zweiten Natur und ein fester Bestandteil Ihres Tages werden, auf den Sie sich freuen können.

Eine schöne Umgebung

Yoga erfordert weder eine spezielle Umgebung noch eine Hightech-Ausrüstung. Dennoch sollte Ihr Übungsbereich einige Voraussetzungen erfüllen. Zunächst sollten Sie sich darum kümmern, einen privaten Bereich zu finden, in dem Sie nicht durch unerwünschte Besucher gestört werden. Ist dieser Bereich geräumig – umso besser, denn das wirkt sich positiv auf Ihren Geist aus, ermutigt Sie, tief zu atmen und sich vollkommen zu entspannen. Wenn Sie nicht viel Raum zur Verfügung haben, können Sie sich dennoch eine Oase zum Rückzug erschaffen und sie mit Bildern oder Objekten ausschmücken, die sich beruhigend und positiv auf Sie auswirken.

Idealerweise sollte Ihr Raum von natürlichem Licht erhellt werden, das weich, sanft und entspannend ist. Auch sollte er gut zu lüften sein, damit Sie keine abgestandene Luft einatmen. Der Boden sollte eben, fest und rutschfest sein. Die meisten Yoga-Schüler üben gern auf einer Yoga-Matte, da sie guten Halt und eine saubere Fläche bietet. Ein persönlich gestalteter Raum und eine angenehme Atmosphäre beruhigen den Geist und ermöglichen Ihnen, von Ihrem Yoga-Training maximal zu profitieren.

Die wichtigsten Punkte

- **Idealerweise übt man die Haltungen** bei Sonnenauf- oder -untergang. Ist das nicht möglich, trainieren Sie zu einer anderen Zeit, die in Ihren Tagesablauf passt.
- **Üben Sie in einem gut gelüfteten**, warmen Raum, der von weichem, natürlichem Licht erhellt wird.
- **Richten Sie sich einen** ruhigen, freundlichen Ort ein, der keine Ablenkung bietet.

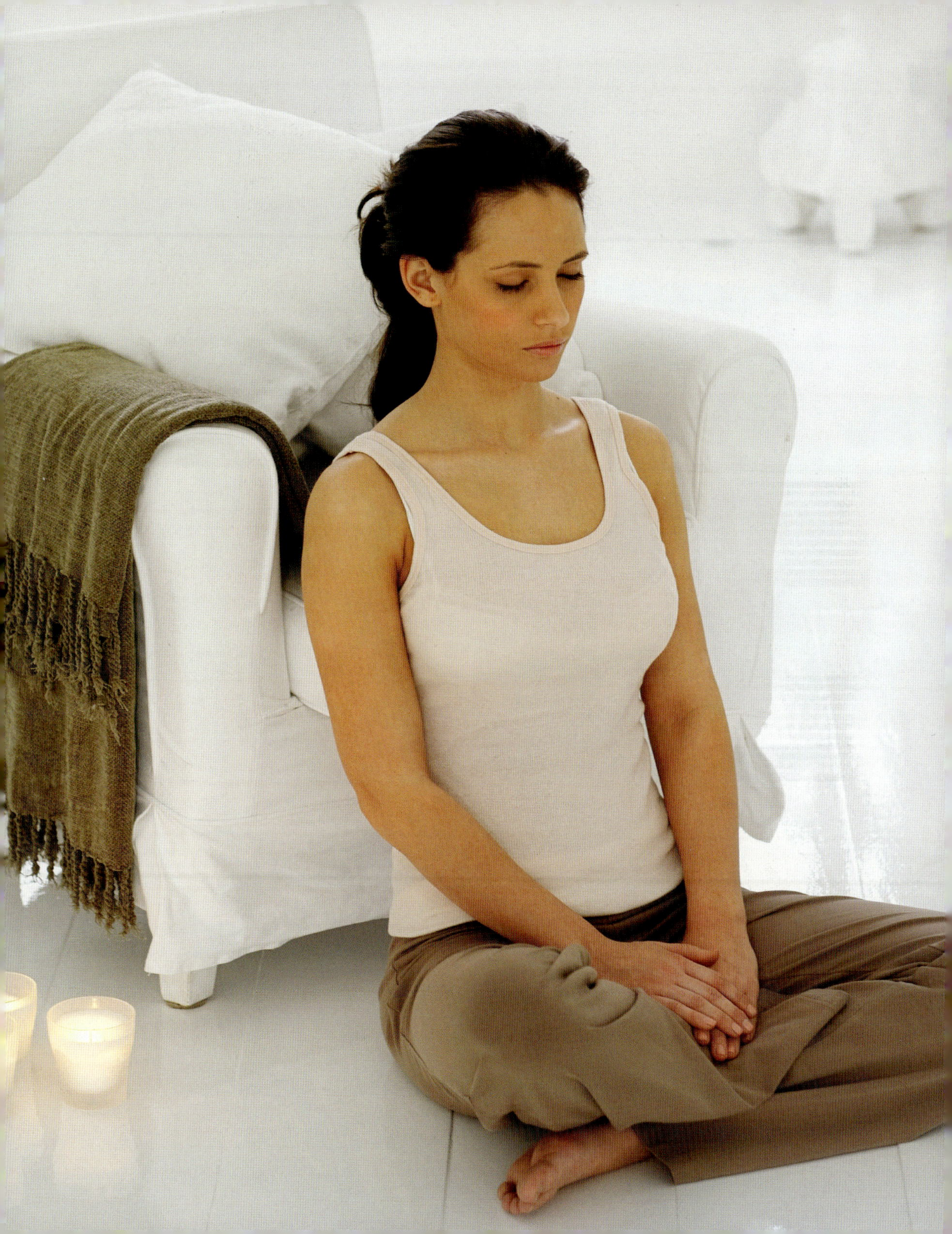

Grundlegende **Ausrüstung**

Die wichtigsten Hilfsmittel

Ihre Yoga-Ausrüstung bietet Ihrem Training zu Hause Sicherheit und Komfort. Sie können Ihre Ausrüstung auch dazu nutzen, Haltungen, die Sie ohne Hilfsmittel noch nicht ausführen können, zu üben. Auf diese Weise wird sich Ihre Beweglichkeit kontinuierlich steigern. Außerdem ermöglichen die Hilfsmittel Ihnen, länger in einer Haltung zu bleiben und sorgen gleichzeitig für eine korrekte Körperhaltung.

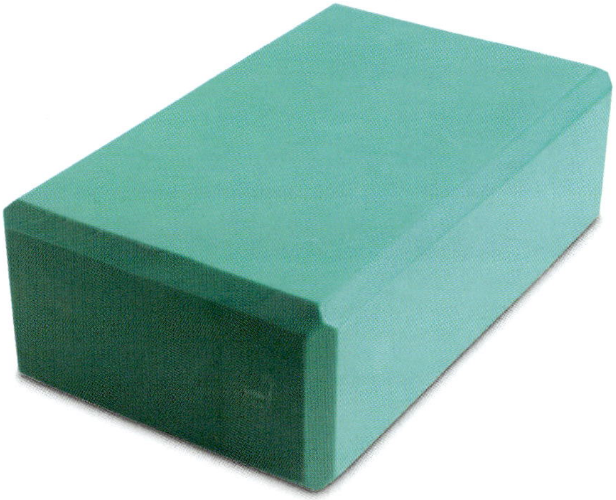

Klotz
Klötze sind aus Schaumstoff, Holz oder Kork erhältlich und ermöglichen Ihnen eine größere Reichweite in den Haltungen, z. B. im Dreieck (siehe S. 50–51). Klötze aus Holz oder Kork bieten Ihnen höhere Stabilität und bessere Unterstützung.

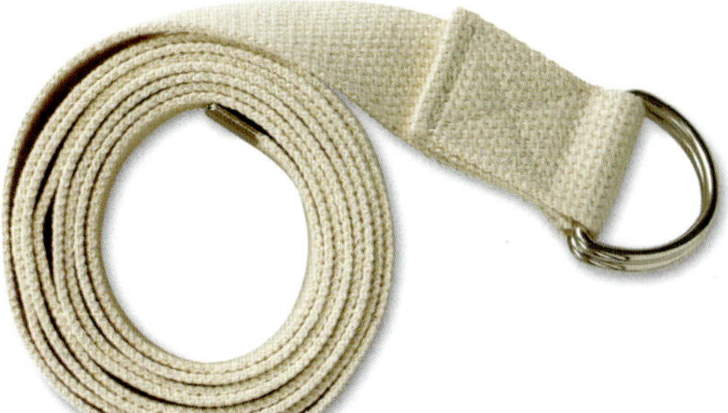

Gurt
Yoga-Gurte bestehen in der Regel aus Baumwolle oder Hanf. Sie verringern die Belastung der Muskeln und Gelenke und erleichtern schwierige Haltungen wie z. B. die Vorbeuge im Sitzen (siehe S. 158–159) und der Bogen (siehe S. 156–157).

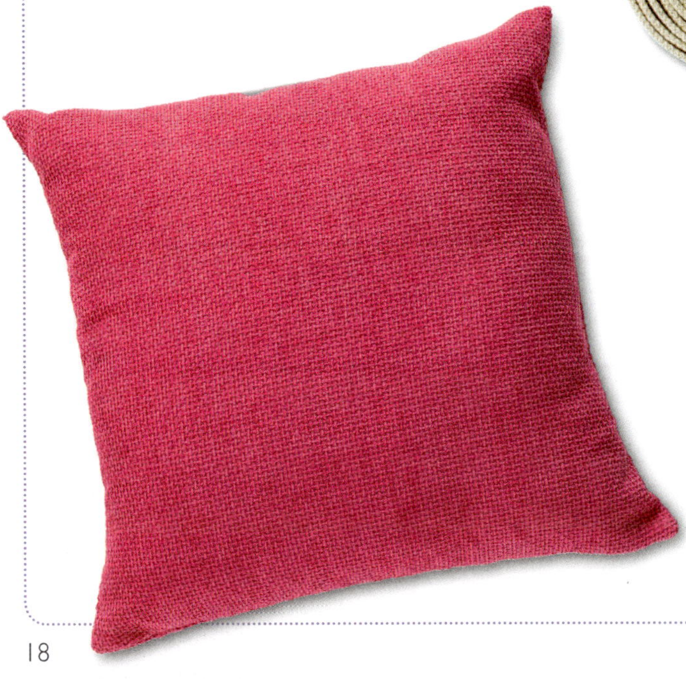

Kissen
Mit Kissen und Polstern können Sie Ihren Körper in Erholungshaltungen wie der Kindhaltung (siehe S. 62–63) abstützen.

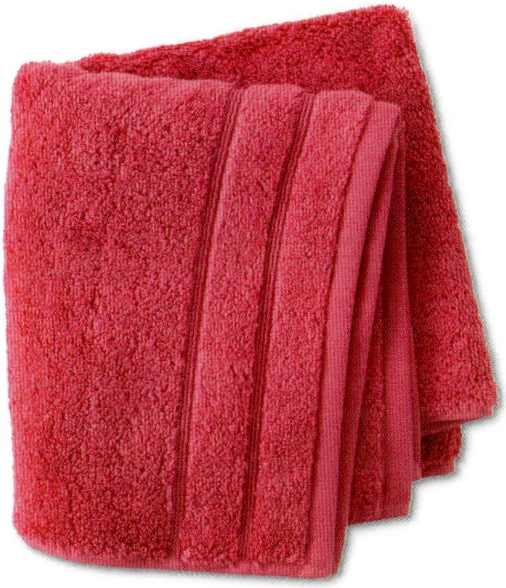

Handtuch
Legen Sie sich ein Handtuch bereit, um den Schweiß an Händen und Füßen abzuwischen, wenn Sie von einer zur nächsten Haltung übergehen. So können Sie vermeiden, auf der Matte ins Rutschen zu kommen.

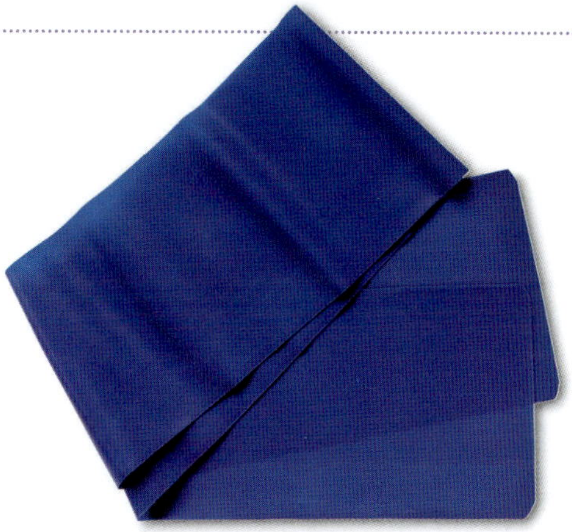

Elastikband
Elastikbänder sind zu empfehlen, wenn Sie sehr steif sind oder Mühe haben, eine Position länger zu halten. Sie bieten einen leichten Widerstand und ermöglichen den Muskeln, sich sanft zu dehnen. Benutzen Sie ein solches Band für Haltungen wie das Kuhgesicht (siehe S. 108–109).

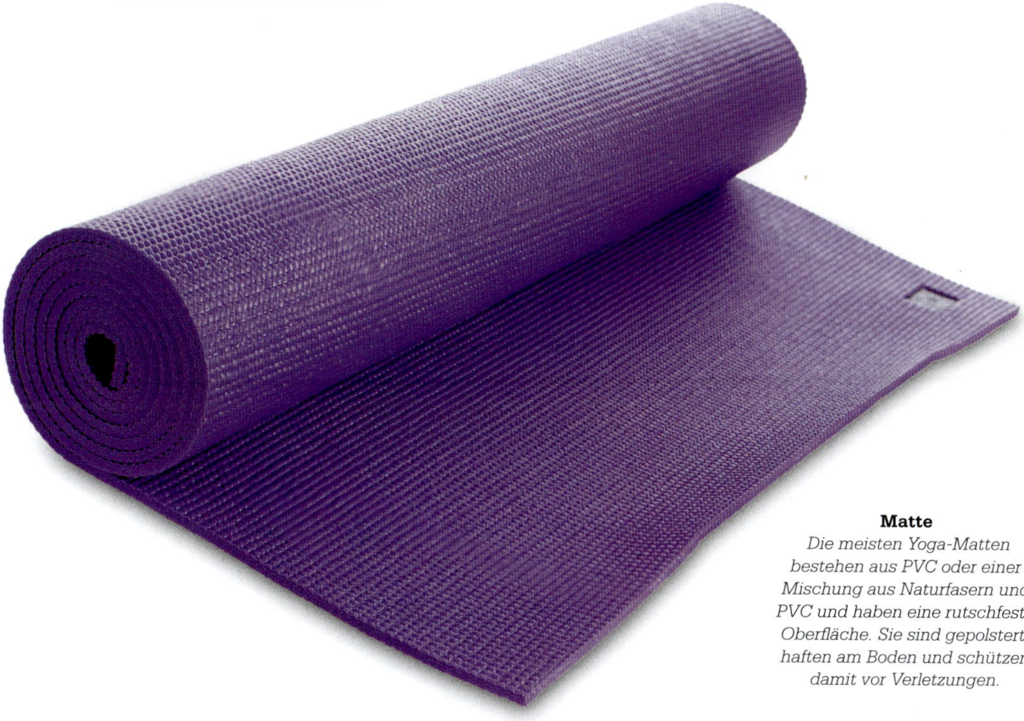

Matte
Die meisten Yoga-Matten bestehen aus PVC oder einer Mischung aus Naturfasern und PVC und haben eine rutschfeste Oberfläche. Sie sind gepolstert, haften am Boden und schützen damit vor Verletzungen.

Die Wirbelsäule

Die Wirbelsäule stützt den Körper und schützt das Rückenmark. Ihre natürlichen Krümmungen ermöglichen ein großes Bewegungsspektrum. Yoga hält sie beweglich – eine wesentliche Voraussetzung, um gesund und fit zu sein.

Die Wirbelsäule ist die zentrale Achse des Körpers. Zusammen mit den Gelenken und den Muskeln bildet sie einen stützenden Rahmen für den Rumpf und die Gliedmaßen. Ihre 33 Wirbel umschließen das Rückenmark, ein komplexes Bündel von Nerven, das Nachrichten vom Gehirn zu anderen Körperteilen transportiert.

Die Beweglichkeit der Wirbelsäule ist bemerkenswert. Wir können uns drehen, beugen und den Körper strecken; möglich ist das, weil die Wirbelsäule aus vielen einzelnen, vertikal übereinander angeordneten Segmenten besteht, den Wirbeln.

Ein Wirbel ist ein knochiger Block mit einem ringförmigen Loch. Zwischen je zwei Wirbeln liegt eine knorpelige Bandscheibe. Diese verhindert, dass die Wirbel aneinanderreiben, und wirkt für die Wirbelsäule als Stoßdämpfer. Sie polstern die Wirbelsäule z. B. beim Springen und Rennen gegen auftreffende Stöße ab.

Jeder Wirbel hat vier Gelenke bzw. Facetten. Die Winkel der Facetten verändern sich mit der Höhe der Wirbel. So entstehen die vier natürlichen Krümmungen an Hals-, Brust-, Lendenwirbelsäule und Steißbein. Beim Heranwachsen wachsen mehrere Wirbel zusammen, sodass der Rücken von Natur aus unbeweglicher wird.

Die Wirbelsäule des Erwachsenen bildet mit ihren natürlichen konvexen und konkaven Krümmungen ein lang gezogenes S. Ähnlich wie eine Sprungfeder absorbiert sie Stöße, sorgt für Gleichgewicht und ist in alle Richtungen beweglich.

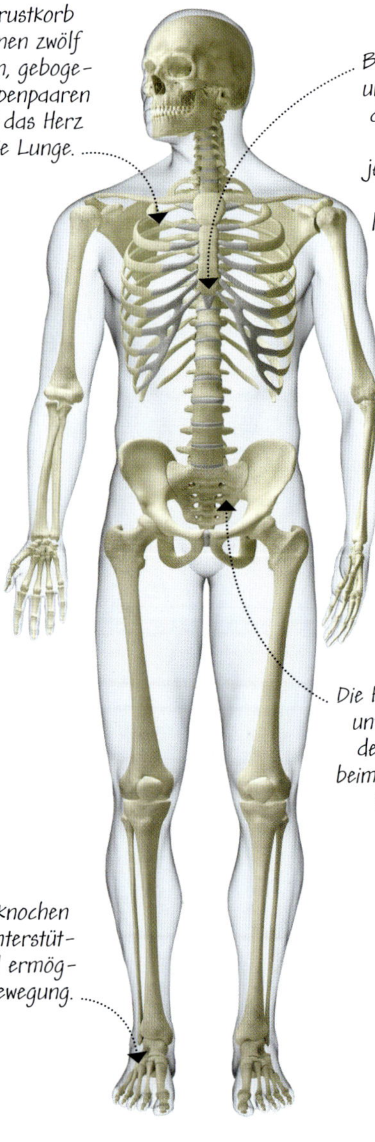

Geschützt durch die Wirbelknochen, übermittelt das Rückenmark Signale vom Gehirn an den Körper. Zerebralflüssigkeit, die das Gehirn und die Wirbelsäule umgibt, sorgt nicht nur für Schutz, sondern ist auch ein Medium, durch das Energie fließt.

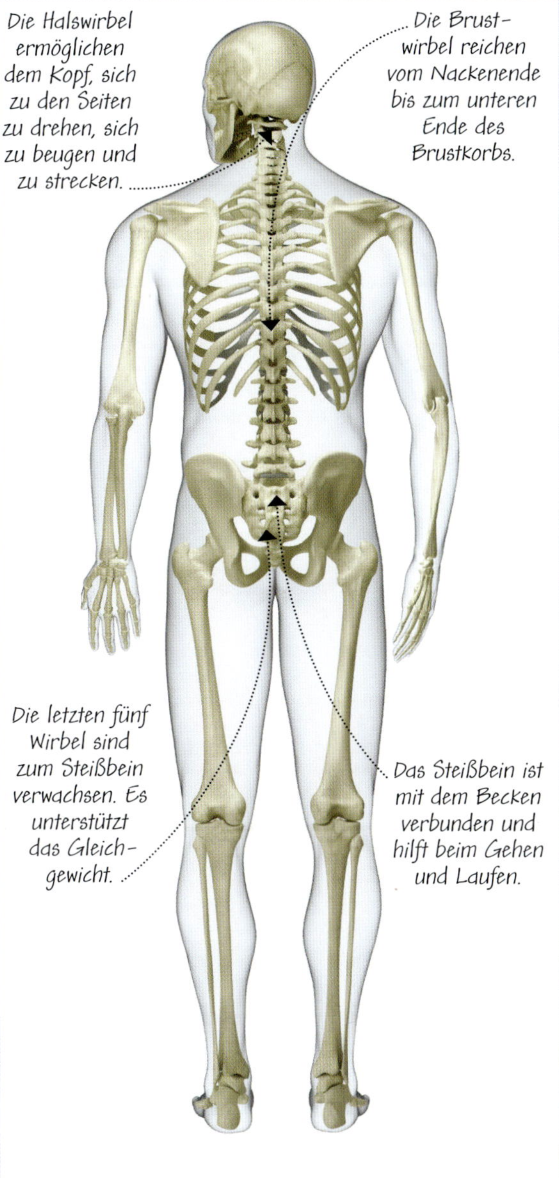

Power für die Wirbelsäule

Yoga-Haltungen beugen und strecken verschiedene Abschnitte der Wirbelsäule unterschiedlich stark, um ihre Beweglichkeit zu fördern. Die Haltungen mit den offensichtlichsten Vorteilen für die Wirbelsäule sind Vor- und Rückbeugen und Drehungen. Sie erhalten und regenerieren die unterstützenden Strukturen der Wirbelsäule, wie die Bänder, die die Wirbel miteinander verknüpfen, die Wirbelgelenke, die Bandscheiben zwischen den Wirbeln sowie die umgebenden Muskeln. Yoga-Haltungen können auch haltungsbedingte Wirbelsäulenfehlstellungen korrigieren. Eine bewegliche Wirbelsäule nährt die Zerebralflüssigkeit rund um das Rückenmark und lässt *prana* frei durch die sieben Energiezentren des Körpers fließen.

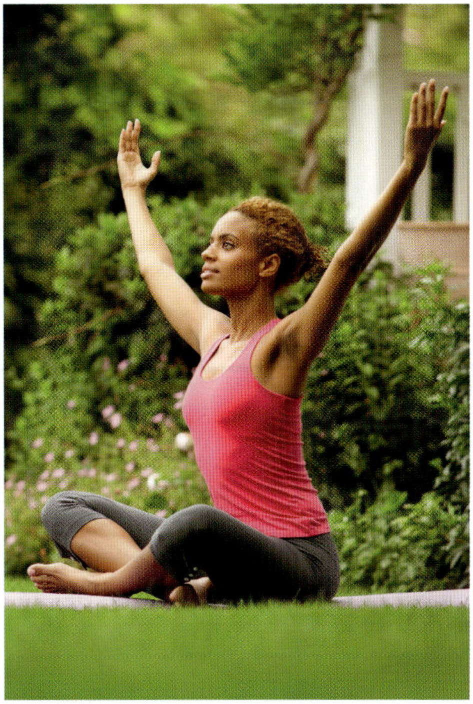

Halten Sie Ihren Rücken fit

Yoga bietet Ihrem Rücken ein einzigartiges, gründliches Training. Mit einer beweglichen Wirbelsäule und kräftigen Rückenmuskeln können Sie den Belastungen eines hektischen Alltags ohne Rückenprobleme standhalten.

Kraft und Beweglichkeit

In unserem modernen Leben führt die mechanische Belastung des langen Sitzens zu Verspannungen in Hüften, Nacken und Schultern. Die Folgen sind eine schlechte Haltung, runde Schultern und übertriebene Wirbelsäulenkrümmungen, die uns mit Rückenproblemen, Kopfschmerzen und falschen Atemmustern im Alltag Beschwerden bereiten. Yoga-Übungen halten die Wirbelsäule fit, indem sie jeden ihrer Abschnitte beugen und strecken und ihr die ursprüngliche Beweglichkeit zurückgeben. Jeder Wirbel durchläuft dabei sein vollständiges Bewegungsspektrum in alle Richtungen. Die erhöhte Beweglichkeit der Bandscheiben, macht sie belastbarer und senkt das Verletzungsrisiko. Die abgebildeten Haltungen straffen und kräftigen die Rückenmuskeln, die die Wirbelsäule zusätzlich unterstützen.

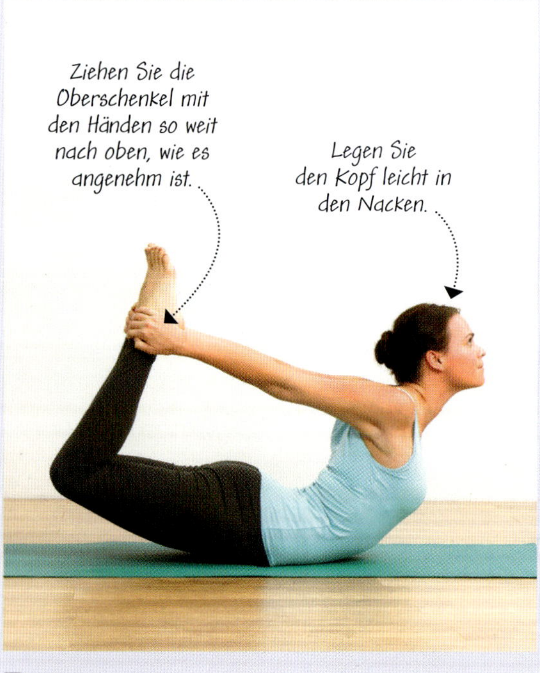
Ziehen Sie die Oberschenkel mit den Händen so weit nach oben, wie es angenehm ist.
Legen Sie den Kopf leicht in den Nacken.

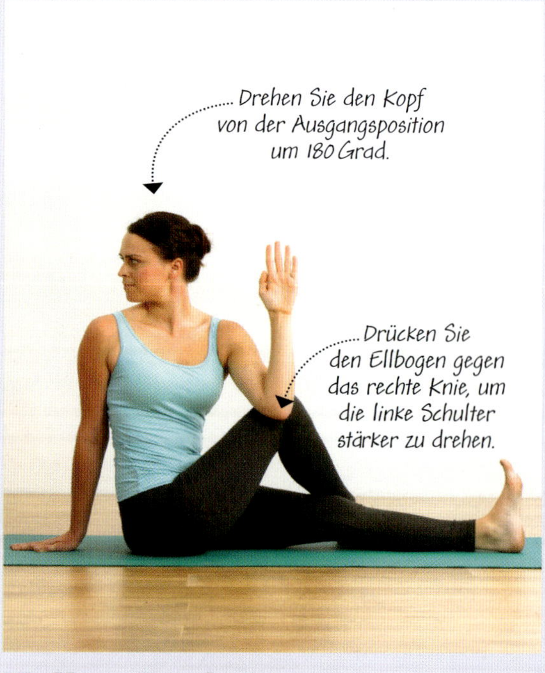
Drehen Sie den Kopf von der Ausgangsposition um 180 Grad.
Drücken Sie den Ellbogen gegen das rechte Knie, um die linke Schulter stärker zu drehen.

Bogen

Nach stundenlangem Sitzen vor dem Computer bietet diese Haltung (siehe S. 156–157) besonders effektive Erholung. Sie öffnet den Brustkorb, weitet die Brust und mobilisiert die Wirbelsäule über ihre gesamte Länge.

Halber Drehsitz

In dieser Haltung (siehe S. 120–121) wird die ganze Wirbelsäule gedreht. Die Rückenmuskeln kontrahieren sich auf einer Seite und dehnen sich auf der Gegenseite. Die Wirbelsäule wird beweglicher, die Rückenmuskeln werden straffer, sodass Drehungen sicherer werden.

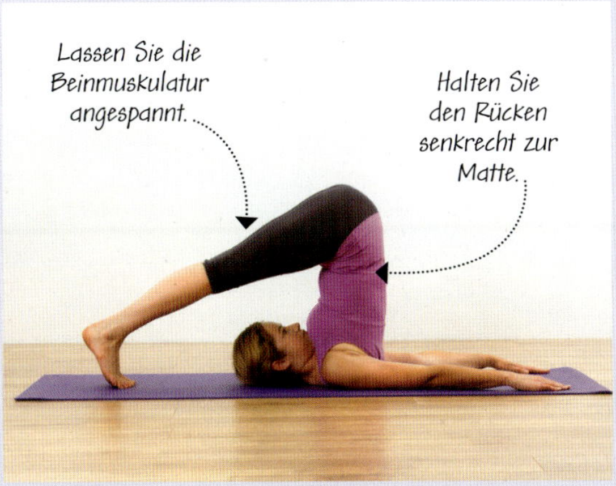
Lassen Sie die Beinmuskulatur angespannt.
Halten Sie den Rücken senkrecht zur Matte.

Pflug

Diese Haltung (siehe S. 168–169) dehnt die Muskeln in Nacken und Schultern, stimuliert die Wirbelsäule und verbessert ihre Beweglichkeit. Die starke Beugung im Nacken kräftigt die Halswirbelsäule und löst alle angestaute Verspannung.

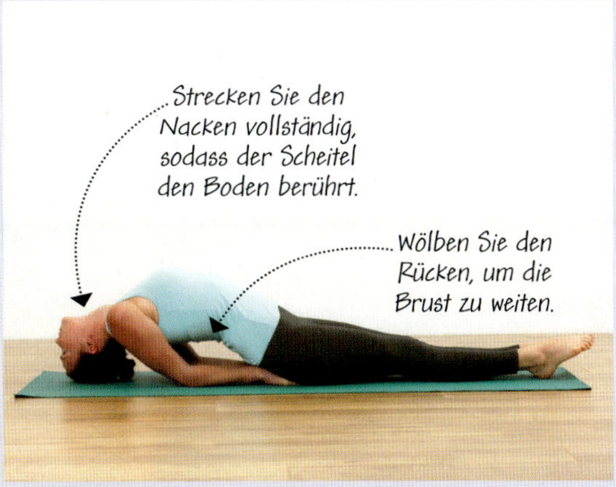
Strecken Sie den Nacken vollständig, sodass der Scheitel den Boden berührt.
Wölben Sie den Rücken, um die Brust zu weiten.

Fisch

In dieser Haltung (siehe S. 172–173) wird der Nacken vollständig gestreckt, die Schulterblätter bewegen sich nach oben und außen. Die Brustwirbelsäule wird gestreckt, sodass die Rippen sich öffnen und die Brust sich dehnt. Vermeiden Sie diese Übung bei Nackenproblemen.

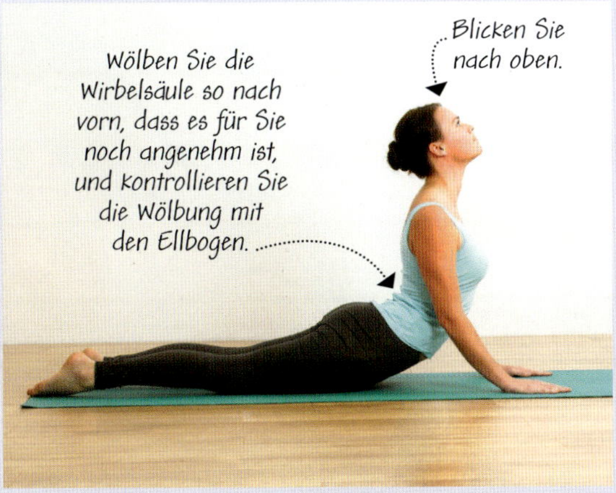
Wölben Sie die Wirbelsäule so nach vorn, dass es für Sie noch angenehm ist, und kontrollieren Sie die Wölbung mit den Ellbogen.
Blicken Sie nach oben.

Kobra

Diese Haltung (siehe S. 60–61) kräftigt die Muskeln in Bauch und unterem Rücken. Weil Sie die Wölbung durch die Beugung der Arme kontrollieren können, ist die Kobra eine ausgezeichnete Anfängerübung, die die Beweglichkeit der Wirbelsäule erhöht.

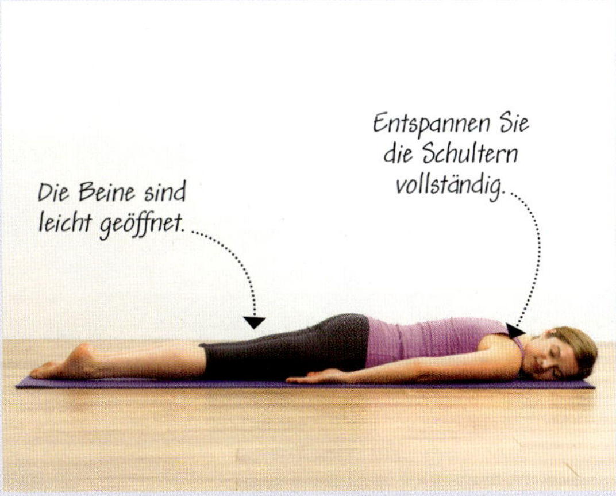
Die Beine sind leicht geöffnet.
Entspannen Sie die Schultern vollständig.

Diagonale Dehnung

In Bauchlage auf dem Boden ist Ihr gesamtes Körpergewicht unterstützt, sodass Sie alle Anspannung loslassen und die Muskeln lockern können. In dieser Haltung (siehe S. 58–59) kann sich die Wirbelsäule in ihrer natürlichen Krümmung zentrieren.

Richten Sie Ihren Körper korrekt aus

Den Körper korrekt auszurichten, ist die Grundlage von Yoga. Stellen Sie sich Ihren Körper als eine Einheit aus acht Segmenten vor – Kopf, Rumpf, Ober-, Unterarme, Hände, Ober-, Unterschenkel und Füße – und eine gerade Linie, die je nach Haltung horizontal, vertikal oder im Winkel verläuft.

Den Körper schonend korrekt auszurichten kann schwierig sein. Häufig wird der Fehler gemacht, dass man sich mit den biegsameren Körperbereichen und den besser entwickelten Muskeln dehnt, um die schwächeren Muskeln zu kompensieren. Auch eine korrekte Haltung der Wirbelsäule zu erreichen, ist ein schrittweiser Prozess. Die Wirbel sollten nur in dem Maße gedehnt und komprimiert werden, wie es Ihnen angenehm ist.

Der Begriff der Ausrichtung geht auf den indischen Yoga-Guru B. K. S. Iyengar zurück. Er beschreibt die Haltungen als »korrektes Ausrichten von Körper, Geist, Fasern, Gelenken, Muskeln«. Dadurch »kommen Geist und Bewegung in Harmonie«.

Den »inneren Spiegel« nutzen

Durch regelmäßiges Training erstellen Sie eine geistige Landkarte, einen »inneren Spiegel« Ihres Körpers. Richten Sie Ihren Körper damit korrekt aus. Gehen Sie dabei langsam von unten nach oben, von den Zehen zum Kopf vor. Nehmen Sie vorsichtig winzige Korrekturen vor, bis Sie geerdet und zentriert sind, und machen Sie sich den steten Rhythmus Ihres Atems bewusst.

Die Berghaltung (rechts) ist ein guter Ausgangspunkt, um die korrekte Ausrichtung zu lernen. Von der Seite gesehen verläuft im korrekt ausgerichteten Stand eine gerade Linie von der Handmitte über Ellbogen und Schulter und weiter über die Mitte der Hüfte, an der Kniescheibenrückseite vorbei bis vor den Fußknöchel.

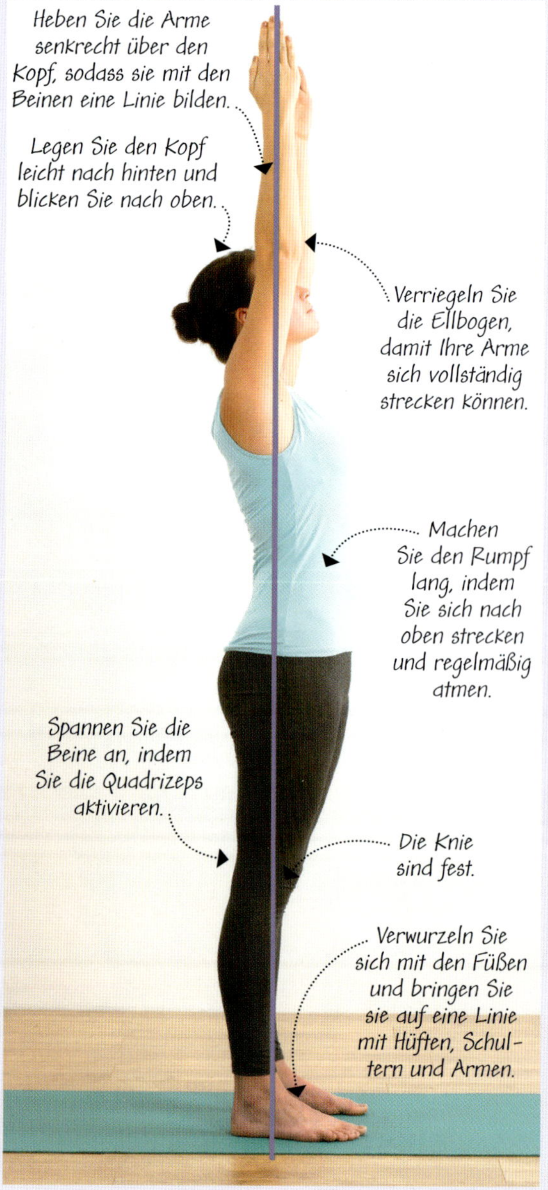
Heben Sie die Arme senkrecht über den Kopf, sodass sie mit den Beinen eine Linie bilden.
Legen Sie den Kopf leicht nach hinten und blicken Sie nach oben.
Verriegeln Sie die Ellbogen, damit Ihre Arme sich vollständig strecken können.
Machen Sie den Rumpf lang, indem Sie sich nach oben strecken und regelmäßig atmen.
Spannen Sie die Beine an, indem Sie die Quadrizeps aktivieren.
Die Knie sind fest.
Verwurzeln Sie sich mit den Füßen und bringen Sie sie auf eine Linie mit Hüften, Schultern und Armen.

Woran Sie denken müssen, wenn Sie Ihren Körper ausrichten

- Sorgen Sie für eine feste Basis, indem Sie sich über Ihre Füße und Hände verwurzeln und die richtigen Muskeln im richtigen Maß anspannen.
- Stabilisieren Sie die Körpermitte, indem Sie den Nabel nach hinten ziehen, um die Bauchmuskeln zu aktivieren. Das unterstützt die Wirbelsäule und vertieft die Atmung.
- Richten Sie die Wirbelsäule korrekt aus, indem Kopf und Hals eine Linie bilden und ihrer Bewegung folgen. Ziehen Sie die Schultern nach unten; bewahren Sie die natürliche Wirbelsäulenkrümmung durch Aktivieren der Rumpfmuskeln.
- Beugen Sie sich aus der Hüfte vor. Kontrollieren Sie die Bewegung mit dem Kugelgelenk der Hüfte, das einem natürlichen Flaschenzug gleicht. Das hilft Ihnen, den Rücken gerade zu halten.

Die wichtigsten Punkte

- Bringen Sie die Gelenke vertikal übereinander. Korrigieren Sie Ihre Position notfalls und verteilen Sie Ihr Körpergewicht gleichmäßig. Nutzen Sie die Schwerkraft.
- Bewegen Sie sich kontrolliert, langsam und gezielt. Ihre Haltung darf Muskeln, Bänder und Gelenke nicht belasten.
- Machen Sie sich die Körpersegmente und ihre Position im Verhältnis zueinander bewusst.
- Nutzen Sie Ihren Atem, um Ihre Haltung zu verfeinern.

Die Heldenstellung 2 eignet sich gut, um die horizontale Ausrichtung zu erlernen. Sie aktiviert alle Muskeln in Beinen und Füßen, die stabilisieren und die Hüften nach unten ziehen.

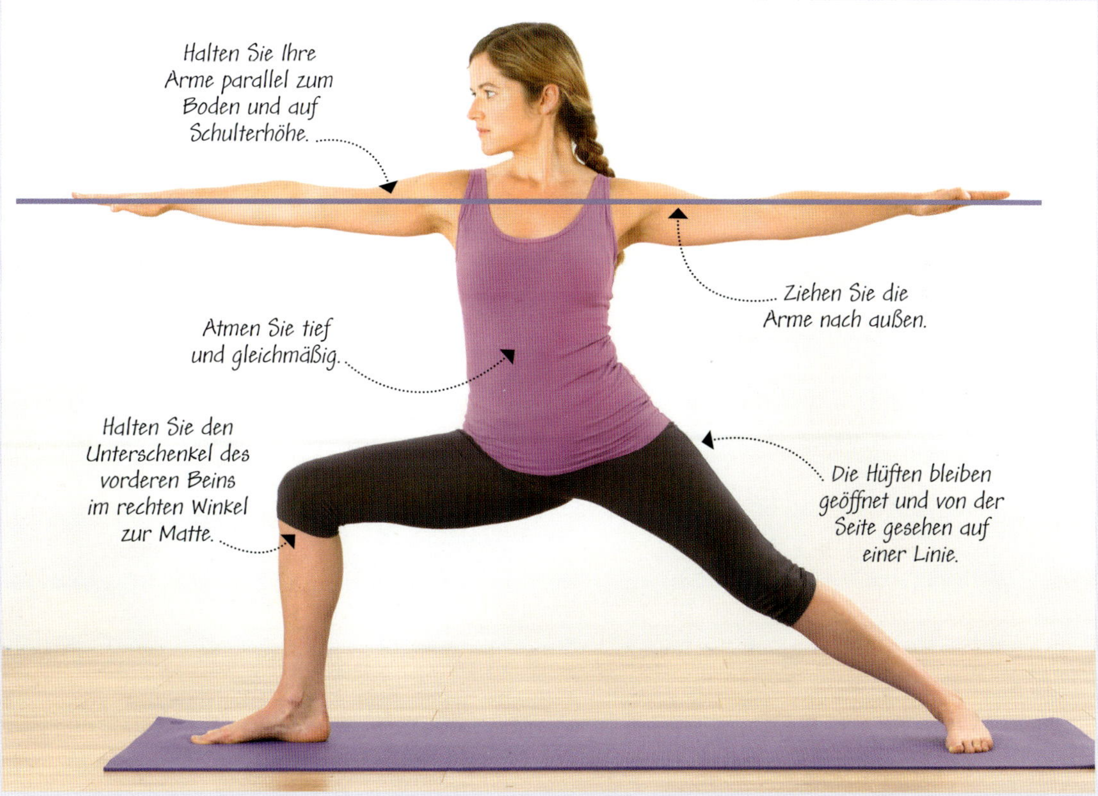
Halten Sie Ihre Arme parallel zum Boden und auf Schulterhöhe.
Ziehen Sie die Arme nach außen.
Atmen Sie tief und gleichmäßig.
Halten Sie den Unterschenkel des vorderen Beins im rechten Winkel zur Matte.
Die Hüften bleiben geöffnet und von der Seite gesehen auf einer Linie.

Die Muskeln

Wenn Muskeln kontrahieren, bewegen wir uns. Bänder verbinden Knochen miteinander und stabilisieren die Gelenke. Yoga trainiert die Muskeln, erhöht ihren Tonus und ihre Kraft und hält die Gelenke beweglich.

Wenn Sie eine Yoga-Haltung einnehmen, sind Ihre Muskeln aktiv und ziehen an den Knochen. Wenn Sie Ihre Atmung vertiefen, verstärkt sich die Sauerstoff- und Blutzufuhr zu den Muskeln. Das erhöht ihre Kraft und Elastizität.

Je nach Bewegung handelt ein Muskel entweder als Agonist oder als Antagonist. Der Agonist, »der Handelnde«, ist der Muskel, der die Bewegung auslöst. Der Muskel, der die Geschwindigkeit und das Ausmaß der Bewegung kontrolliert, wird Antagonist genannt. Solche Muskelpaare findet man in der Regel auf gegenüberliegenden Seiten eines Gelenks. Wenn Sie z. B. das Knie strecken, agiert der Quadrizeps als Agonist und die hintere Oberschenkelmuskulatur als Antagonist. Umgekehrt geht beim Beugen des Knies die Bewegung von der hinteren Oberschenkelmuskulatur aus, und der Quadrizeps kontrolliert sie.

Die Elastizität der Muskeln sorgt für Beweglichkeit von Gelenken und Wirbelsäule. Yoga-Haltungen trainieren nicht nur den Körper, sondern auch den Geist: Die Muskeln zu aktivieren, um einzelne Glieder oder den ganzen Körper gegen die Schwerkraft in einer Position zu halten, erfordert Anstrengung und Konzentration. Unterschiedliche Yoga-Positionen zu halten, wird dadurch möglich, dass der eigene Körper als ausgleichendes Gegengewicht dient.

Muskeln bestehen aus Schichten von Faser- und Bindegewebe, sodass Bewegungen durch entgegengesetzte Muskelkräfte kontrolliert werden können.

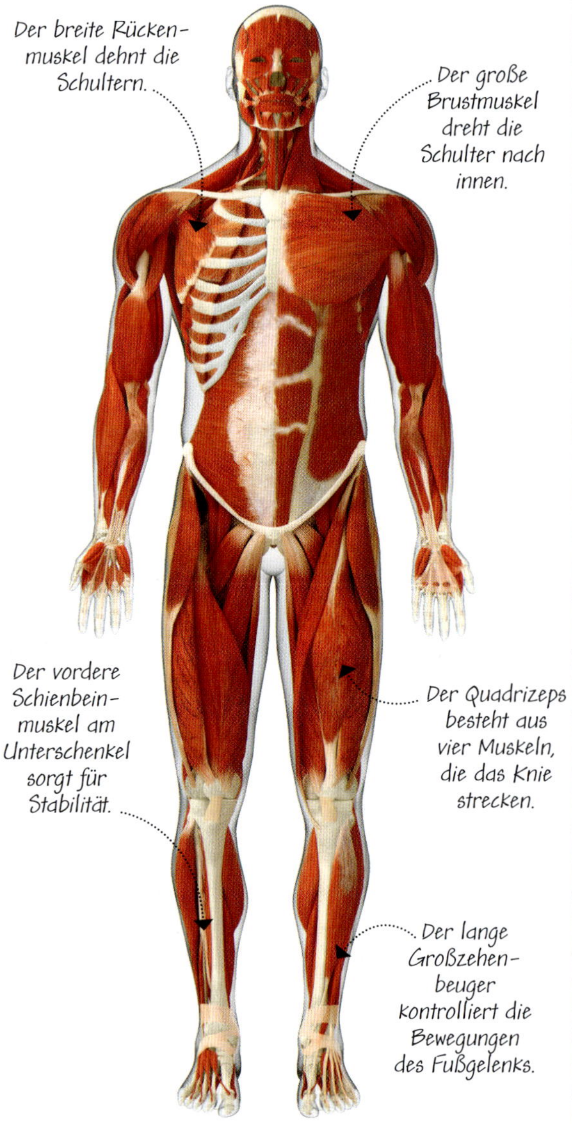

Viele Muskeln arbeiten paarweise, indem sie einander ausgleichen oder ergänzen. So ist der Bizeps z. B. der Gegenspieler des Trizeps und die Rückenstrecker sind die Gegenspieler von Beugern.

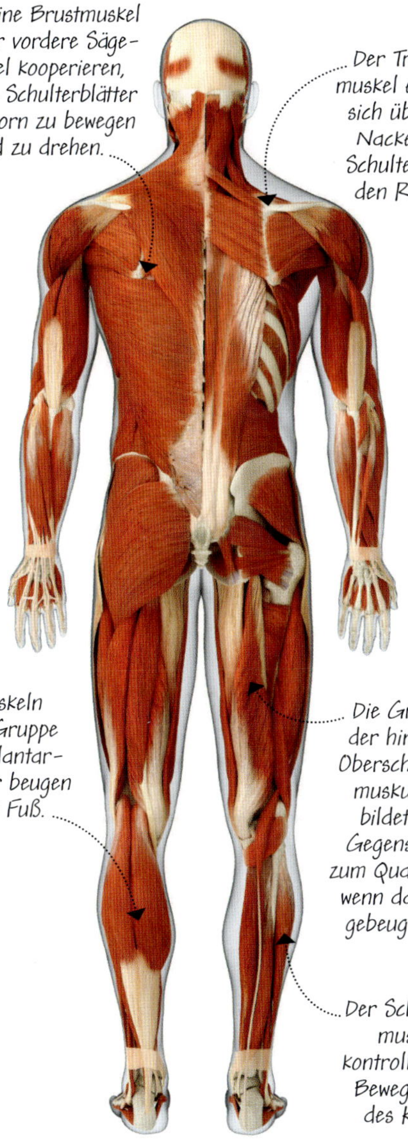

Vorbeuge im Stehen

In dieser Haltung (siehe S. 52–53) hat der Quadrizeps die Rolle des Agonisten und die hintere Oberschenkelmuskulatur die Rolle des Antagonisten. Der Atem spielt hier eine wichtige Rolle. Begeben Sie sich mit jedem Atemzug bewusst tiefer in die Haltung. Mit Konzentration können Sie den Quadrizeps noch stärker anspannen. Er übermittelt der hinteren Oberschenkelmuskulatur ein Nervensignal, sich noch stärker zu entspannen. Auch die Rückenstrecker sind an dieser Dehnung beteiligt, da der ganze Rücken gestreckt wird. Weil beide Beine gleich trainiert werden, wird das muskuläre Gleichgewicht wiederhergestellt.

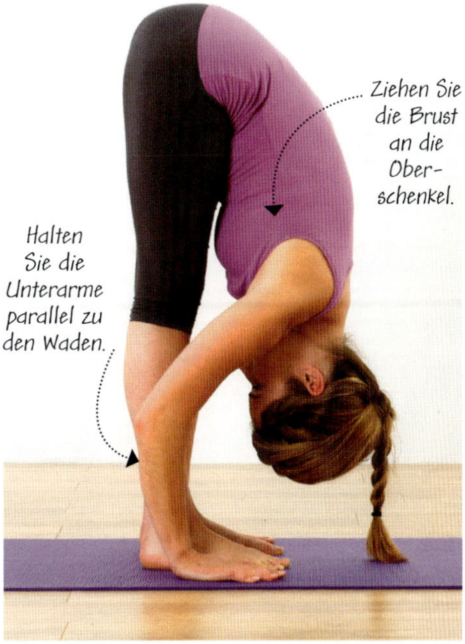
Machen Sie die Rückseiten der Beine lang, indem Sie das Steißbein nach oben ziehen.
Ziehen Sie die Brust an die Oberschenkel.
Halten Sie die Unterarme parallel zu den Waden.

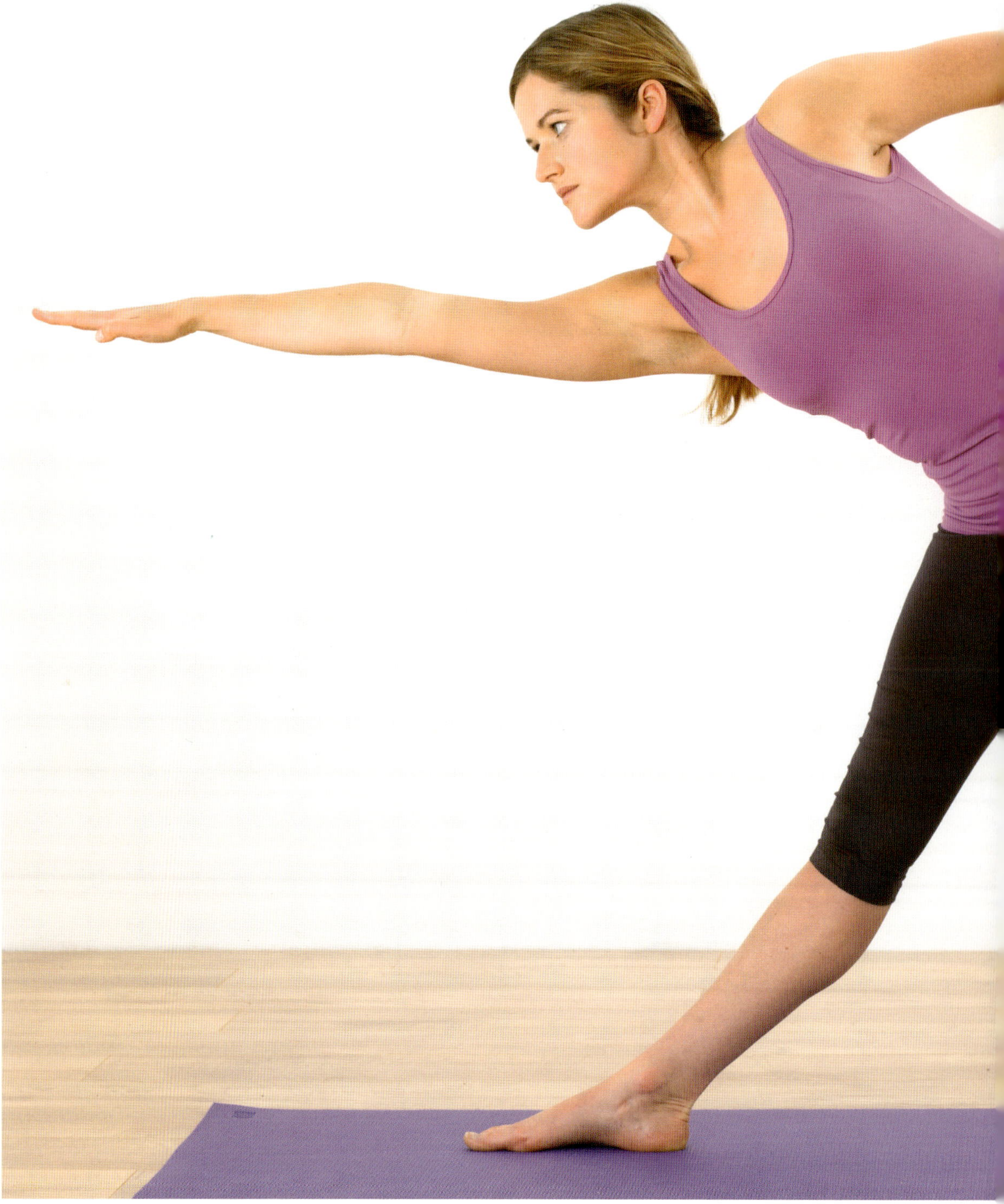

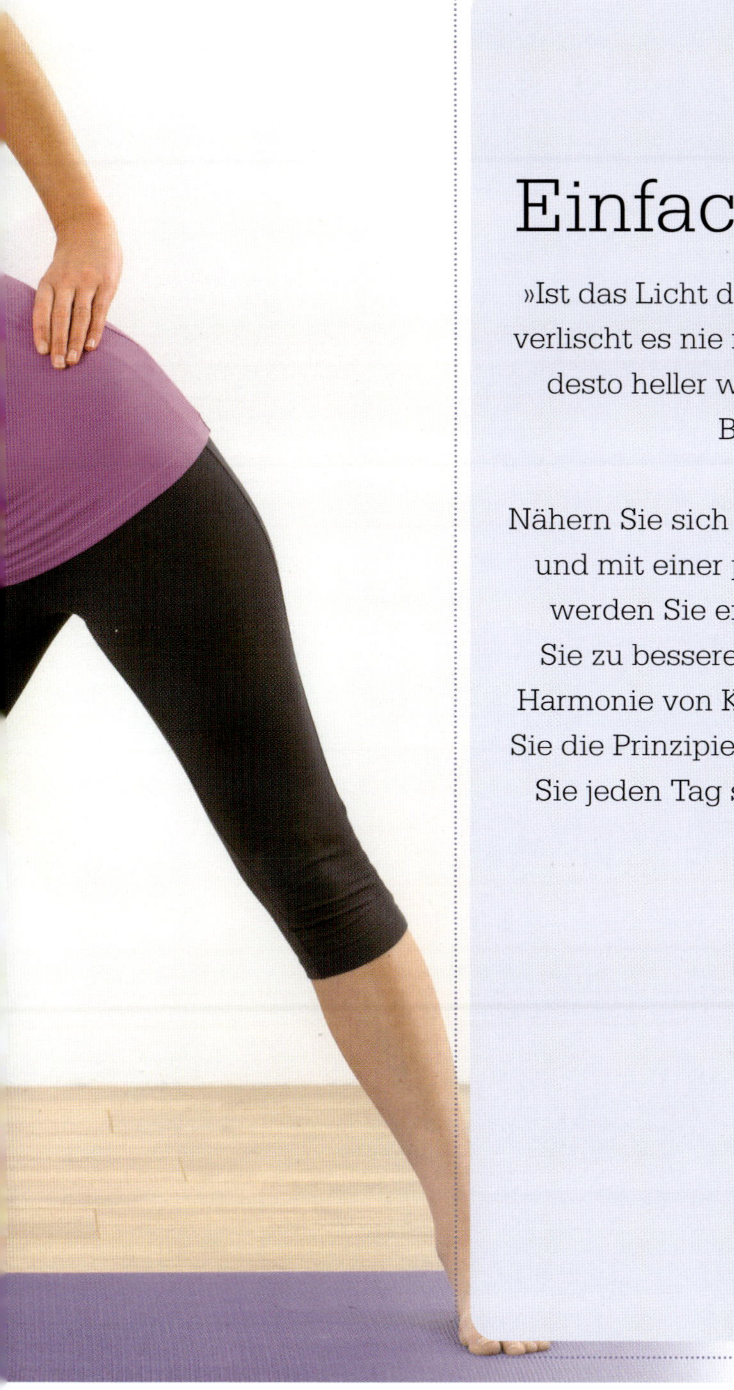

1

Einfach beginnen

»Ist das Licht des Yoga einmal angezündet, verlischt es nie mehr. Je intensiver Sie üben, desto heller wird die Flamme leuchten.«
B. K. S. Iyengar

Nähern Sie sich Ihrem Yoga-Training maßvoll und mit einer positiven Einstellung, dann werden Sie einen Weg beschreiten, der Sie zu besserer Gesundheit und größerer Harmonie von Körper und Geist führt. Wenn Sie die Prinzipien des Yoga befolgen, werden Sie jeden Tag spüren, wie Yoga Ihr Leben bereichert.

Planen Sie Ihren Kurs

Die fünf Prinzipien des Yoga (siehe S. 8–11) sind eine gute Grundlage und ein solider Ausgangspunkt, um ein regelmäßiges Yoga-Training zu beginnen. Haben Sie erst die Konzepte hinter diesen Prinzipien verinnerlicht, können Sie in zunehmendem Maße Elemente davon in Ihrem Alltag anwenden. Das wird Ihnen auf Ihrem Weg Schwung geben – und ihn bewahren.

1. Den Kurs planen

Überlegen Sie zunächst, wie, wann und wo Sie Yoga üben möchten. Dazu sollten Sie einige Entscheidungen treffen. Überlegen Sie, welchen Verpflichtungen Sie nachkommen müssen und wann Sie Zeit für Yoga einräumen können. Eine solche sorgfältige Planung ermöglicht Ihnen vorherzusehen, welche Probleme Sie eventuell davon abhalten könnten, effektiv Yoga zu üben.

Wenn Sie sich im Klaren darüber sind, was Sie mit Yoga erreichen wollen, wird Sie das motivieren und Ihren Geist fokussieren. Schreiben Sie Ihre Ziele auf und halten Sie sich diese immer wieder vor Augen.

Wenn Sie Ihre Erfahrungen mit Yoga schriftlich, z. B. in einem Tagebuch, festhalten, wird Ihnen das langfristig eine wertvolle Hilfe sein. Beschreiben Sie nicht nur Ihr körperliches, sondern auch Ihr emotionales Befinden vor und nach dem Üben. Der Vergleich Ihrer Gedanken und Gefühle in verschiedenen Stadien Ihres Trainings wird Ihnen ermöglichen, Ihre Fortschritte zu messen.

2. Den Fortschritt messen

Sich selbst einzuschätzen kann schwierig sein, insbesondere, wenn man mit dem Training auf sich allein gestellt ist. Daher finden Sie in diesem Buch Tipps (siehe S. 88–89), wie Sie sich erfolgreich selbst bewerten. Jeder, der eine Disziplin ausübt, sollte seine Fortschritte messen können.

Auf seinen Körper zu hören – also ein gutes Körperbewusstsein – ist eine der Voraussetzungen für eine effektive Selbsteinschätzung. Doch das setzt sorgsames Training und hohe Konzentration voraus. Indem Sie sich in Ihre Körperrhythmen einschwingen, lernen Sie zu ermessen, ob Sie alle Früchte eines korrekten Yoga-Trainings ernten.

Schriftlich festgehaltene Ziele ermöglichen Ihnen, Ihre Fortschritte zu messen. Ihre Erfolge werden sichtbar und Sie können Problembereiche identifizieren, die mehr Aufmerksamkeit erfordern.

Überprüfen Sie Ihre Ziele regelmäßig. Dann werden Sie feststellen, ob Sie auf dem richtigen Weg sind, das, was Sie sich vorgenommen haben auch im festgesetzten Zeitrahmen zu erreichen.

Checkliste: Haben Sie ...

- **sich Ihre Ziele gesetzt** und festgelegt, was Sie genau erreichen möchten?
- **entschieden, wann und wo** Sie üben?
- **sich die richtige Ausrüstung** für Ihr Training besorgt?
- **entschieden, wie Sie** Ihr Yoga-Training neben bestehenden Verpflichtungen einplanen?
- **gesundheitliche Probleme** berücksichtigt?
- **sich einen Termin gesetzt**, um Ihre Ziele zu überprüfen?

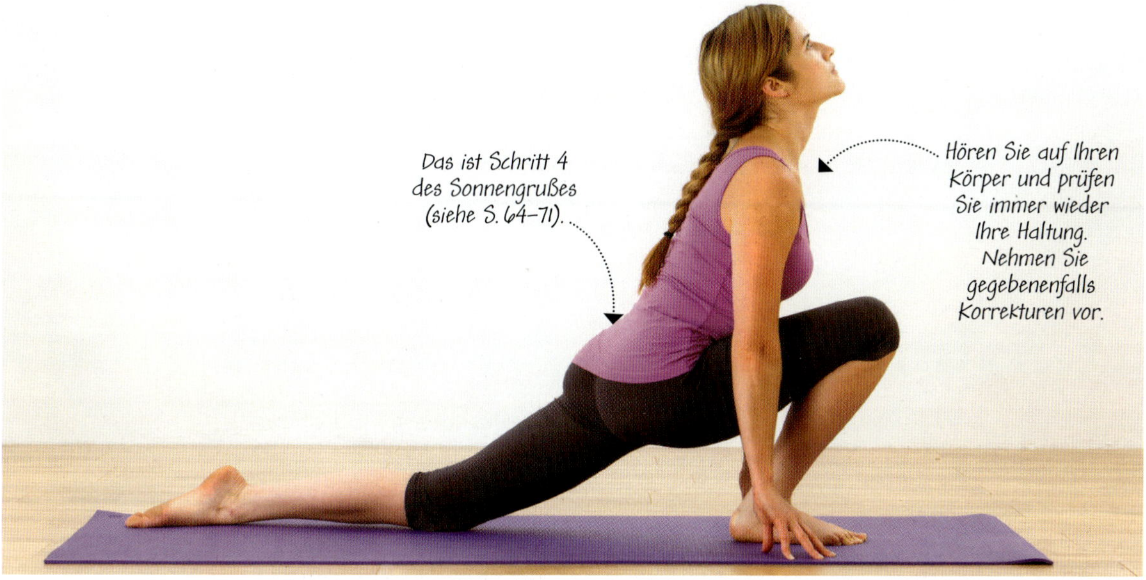
Das ist Schritt 4 des Sonnengrußes (siehe S. 64–71).
Hören Sie auf Ihren Körper und prüfen Sie immer wieder Ihre Haltung. Nehmen Sie gegebenenfalls Korrekturen vor.

3. Übungsfolgen anstreben

Eine Übungsfolge besteht aus mehreren Haltungen, die in fließender Abfolge ausgeführt werden. Weil viele Übungsfolgen lang und recht komplex sind, können sie für Anfänger eine große Herausforderung darstellen.

Es gibt verschiedene Möglichkeiten, sich auf Übungsfolgen vorzubereiten. Nehmen Sie sich Zeit, um sich mit den einzelnen Haltungen zu beschäftigen und zu lernen, welche Rolle sie in den Abfolgen spielen. So können Sie die einzelnen Bewegungen leichter behalten und üben.

Der Atmung und dem Üben der Atemtechniken besondere Bedeutung zu widmen, ist für ein erfolgreiches Yoga-Training unverzichtbar.

Unterteilen Sie die Haltungen in einzelne Schritte und passen Sie diese dann an Ihre Bedürfnisse an. So lernen Sie Ihre Stärken und Schwächen besser kennen und nutzen, wo erforderlich, die richtigen Hilfsmittel.

4. Ziele identifizieren

Setzen Sie sich übergreifende Ziele, die Sie auch wirklich für erreichbar halten.

Überlegen Sie sich einen Übungsplan und halten Sie sich daran. Wenn Sie sich bestimmte Zeiten für Yoga reservieren, schaffen Sie sich eine Struktur, die Ihnen hilft, Ihre regelmäßigen Yoga-Übungen einzuhalten und nicht neu hinzukommenden Verpflichtungen zu opfern. So entsteht für Sie und andere Kontinuität. Wenn Sie jedes Mal in Ihren Kalender eintragen, wann Sie Yoga geübt haben, können Sie sehen, wie erfolgreich Sie Ihren Zeitplan einhalten.

Versuchen Sie, Ihre Gesundheit generell zu verbessern, indem Sie Ihrem Körper und seinen Bedürfnissen mehr Aufmerksamkeit widmen – z. B. indem Sie mehr trainieren und sich gesund und bewusst ernähren.

Schon allein durch Ihren Entschluss, eine positive Einstellung zur Besserung Ihres Wohlbefindens zu haben, baut Ihr zukünftiges Training auf ein solides Fundament. Es ist wichtig, dass Sie Ihrem Yoga-Training positiv gegenüberstehen.

Die Grundtechniken zum **Aufwärmen**

Bevor Sie mit dem Yoga beginnen, müssen Sie sich gründlich aufwärmen. Sie sollten sich auch Zeit nehmen, die Atemtechnik zu üben. Wenn Sie den Atem durch Yoga kontrollieren und intensivieren können, sind Sie nicht nur in der Lage, die Haltungen korrekt einzunehmen, sondern können sie auch länger halten.

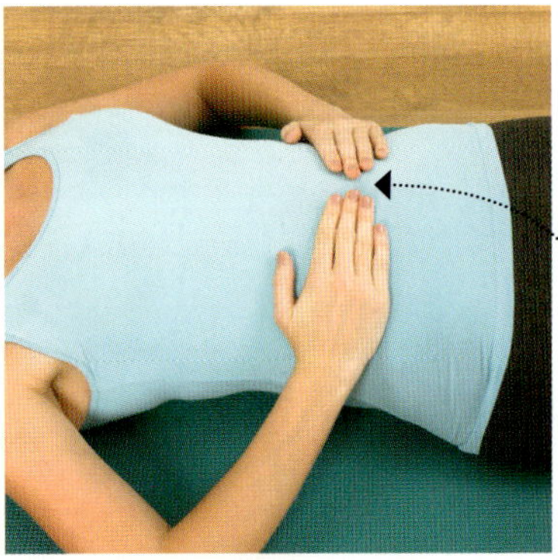

Einatmen

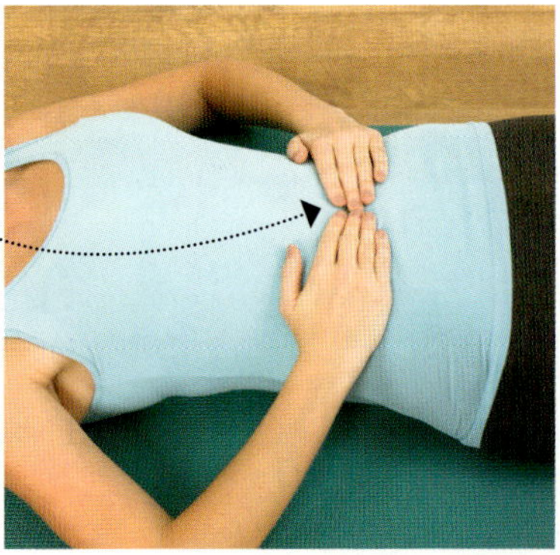

Ausatmen

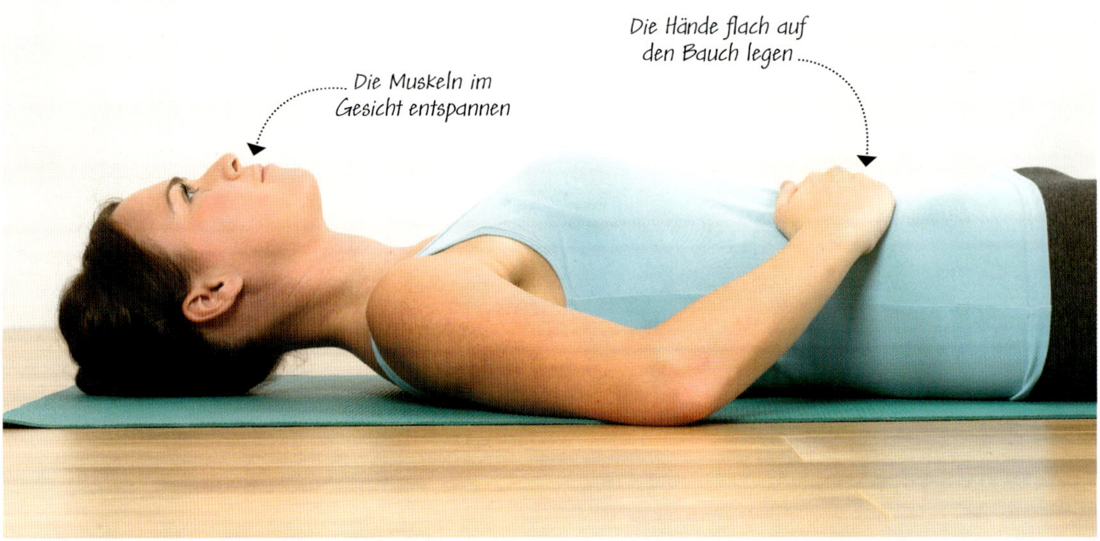
Die Hände flach auf den Bauch legen
Die Muskeln im Gesicht entspannen

Bauchatmung

Legen Sie in Rückenlage Ihre Hände rechts und links vom Nabel auf den Bauch. Der Bauch soll sich beim Einatmen ausdehnen, sodass sich die Finger voneinander entfernen. Spüren Sie beim Ausatmen, wie sich der Bauch senkt. Die Finger nähern sich an. Legen Sie die Hände etwas höher und spüren Sie das Zwerchfell. Atmen Sie zwei Minuten lang ein und aus.

Einatmen

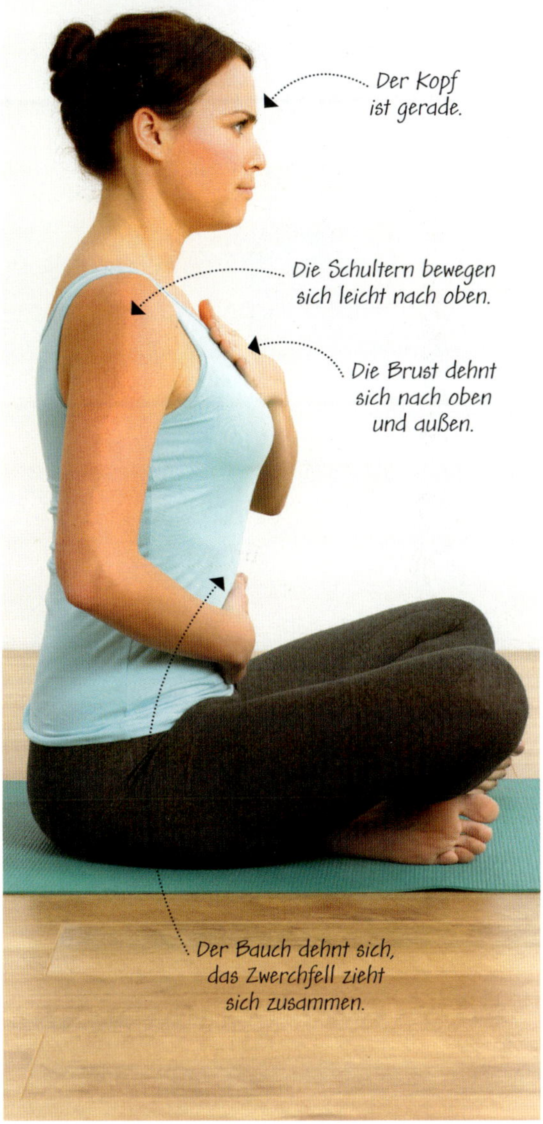

Ausatmen

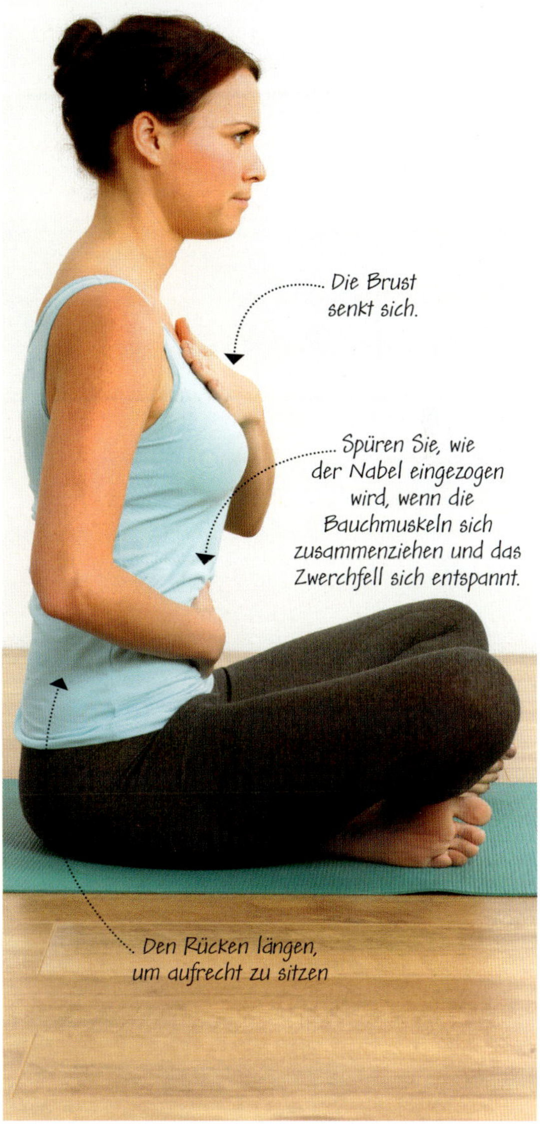
Die Brust senkt sich.
Spüren Sie, wie der Nabel eingezogen wird, wenn die Bauchmuskeln sich zusammenziehen und das Zwerchfell sich entspannt.
Den Rücken längen, um aufrecht zu sitzen

Yoga-Atmung

Atmen Sie langsam ein, weiten Sie den Bauch, den Brustkorb und den Brustbereich am Schlüsselbein. Pausieren Sie kurz. Spüren Sie beim Ausatmen, wie die Luft erst den Bauch verlässt, dann die Brust in der Mitte und dann oben und anschließend den Hals. Kurz pausieren. Wiederholen Sie dieses Ein- und Ausatmen etwa zwei Minuten lang.

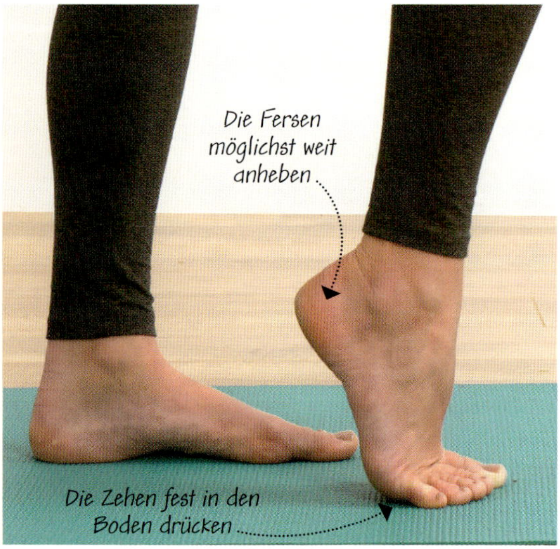

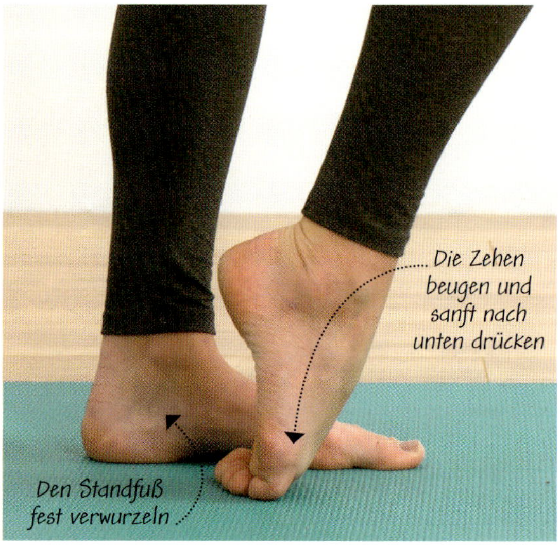
Die Zehen beugen und sanft nach unten drücken
Den Standfuß fest verwurzeln

Die Füße aufwärmen

Dehnen Sie die Fersen mehrmals, indem Sie sie möglichst hoch anheben und senken (links). Gehen Sie auf die Fußspitze, rollen Sie die Zehen nach unten und üben Sie sanften Druck auf sie aus (rechts). Zwei bis drei Atemzüge lang halten. Mit dem anderen Fuß wiederholen.

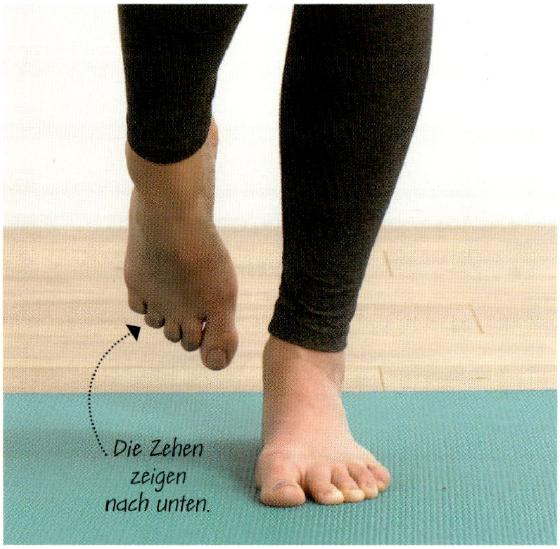
Die Zehen zeigen nach unten.

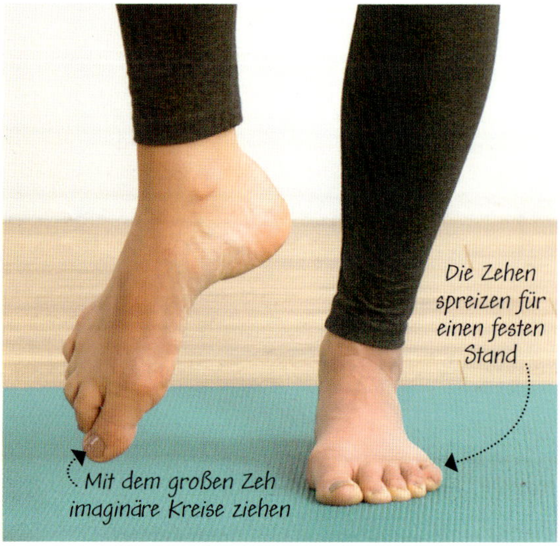
Die Zehen spreizen für einen festen Stand
Mit dem großen Zeh imaginäre Kreise ziehen

Die Fußgelenke aufwärmen

Stabilisieren Sie das linke Bein. Schwingen Sie das rechte Bein mit gesenkten Zehen nach hinten (links). Mehrere Atemzüge lang halten und die Beine wechseln. Dann das rechte Fußgelenk in eine Richtung, dann in die andere sanft drehen (rechts). Den Fuß wechseln.

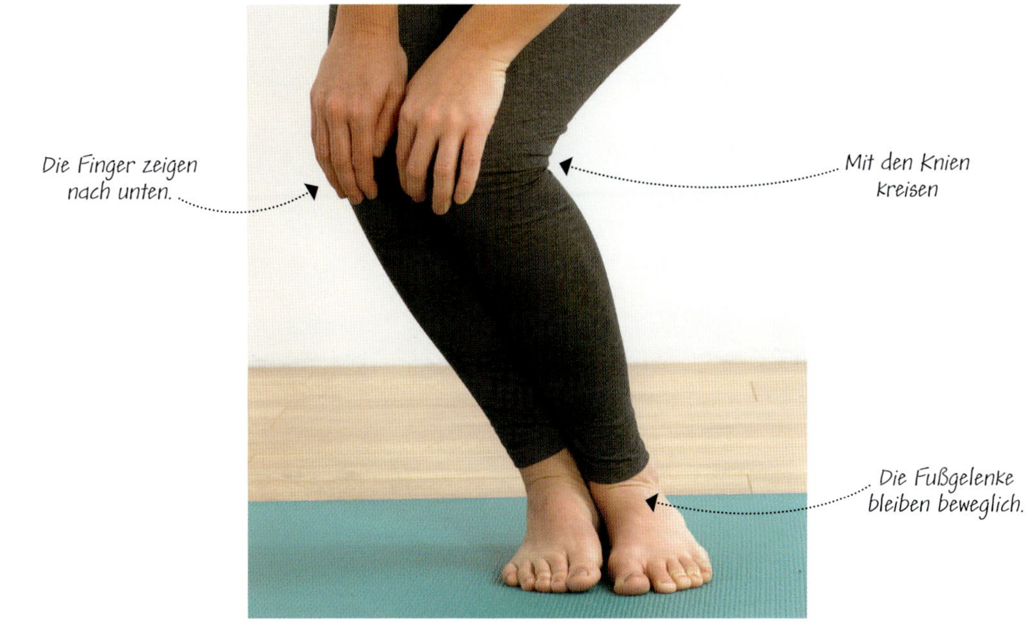

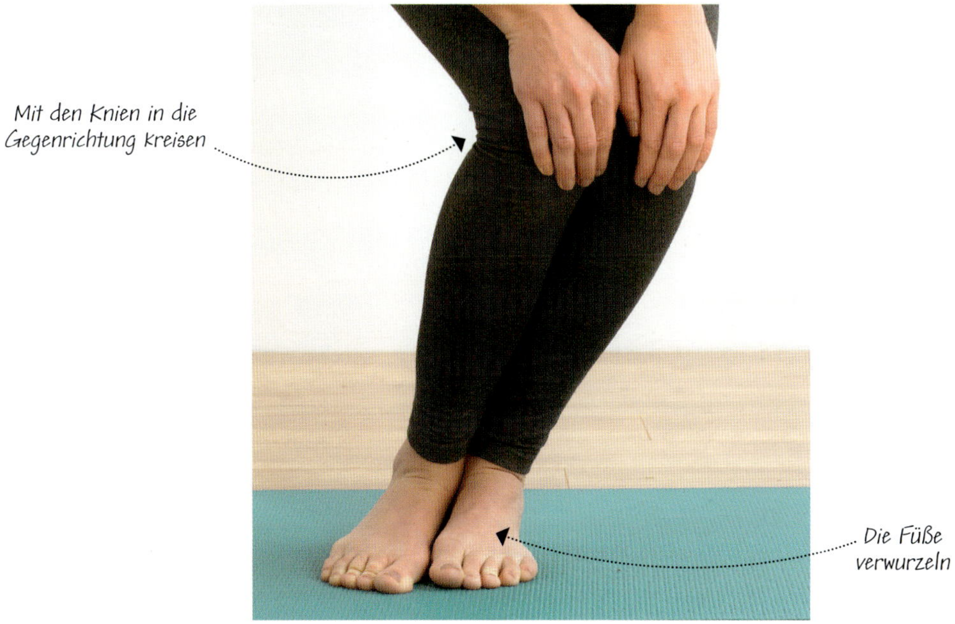
Mit den Knien in die Gegenrichtung kreisen
Die Füße verwurzeln

Die Knie aufwärmen

Halten Sie im aufrechten Stand die Füße geschlossen. Die Knie leicht beugen und die Hände auf die Kniescheiben legen, die Finger zeigen nach unten. Nun mit den Knien sanft kreisen, zehnmal in jede Richtung. Die Füße sind fest im Boden verankert.

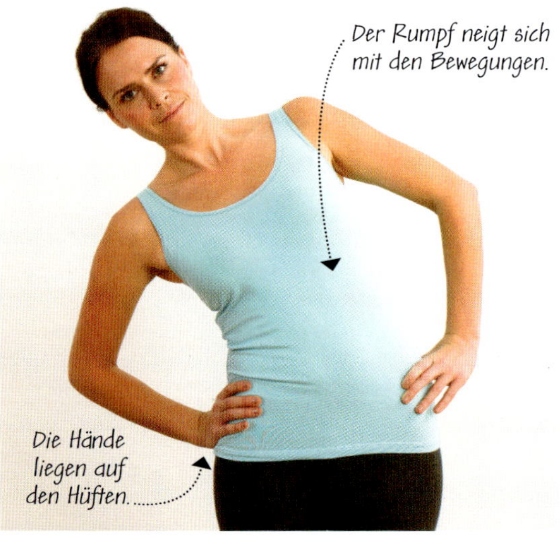

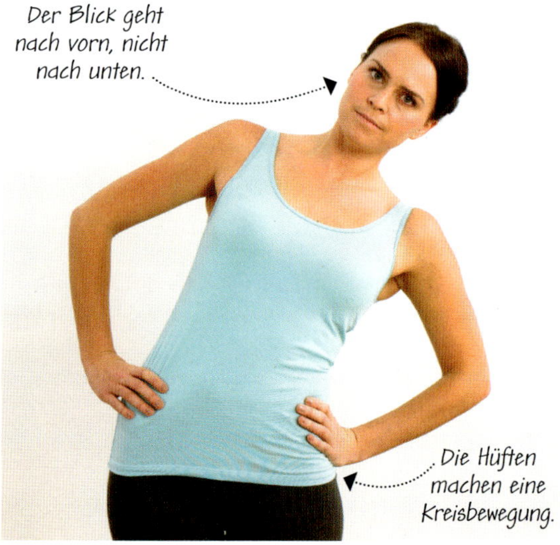

Die Hüften aufwärmen

Stehen Sie aufrecht, die Füße stehen hüftbreit, die Hände liegen auf den Hüften. Kreisen Sie mit den Hüften je zehnmal im und gegen den Uhrzeigersinn. Die Beine sind gestreckt, die Kniescheiben hochgezogen. Hüften und Oberkörper sind an der Kreisbewegung beteiligt.

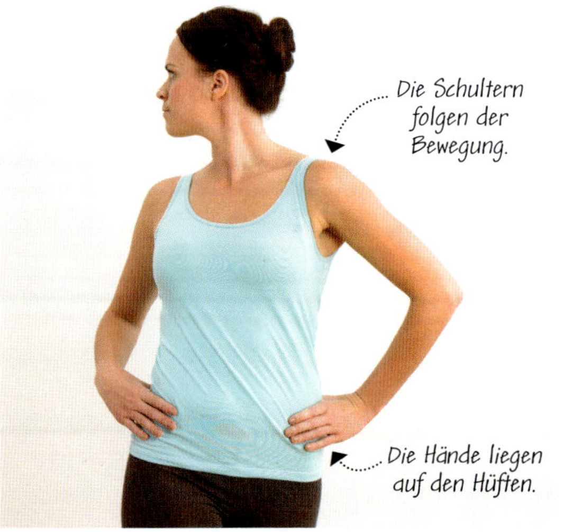

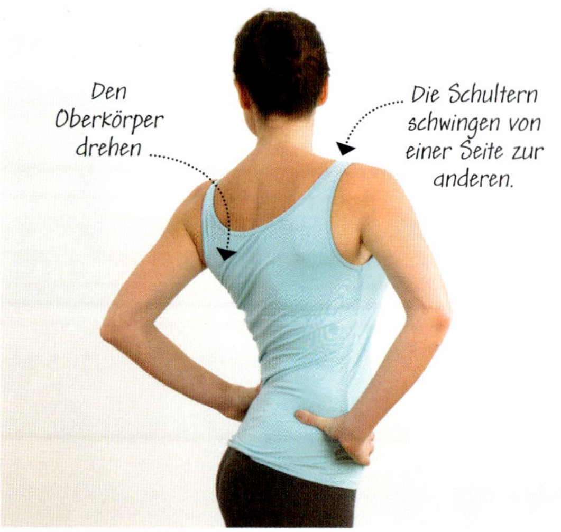

Den Rumpf aufwärmen

Stehen Sie mit hüftbreit geöffneten Füßen, die Hände liegen auf den Hüften. Drehen Sie den Oberkörper in einem sanften Rhythmus hin und her und bewegen Sie Hüften, Taille und Wirbelsäule. Zu jeder Seite zehnmal drehen. Kopf und Schultern folgen der Bewegung.

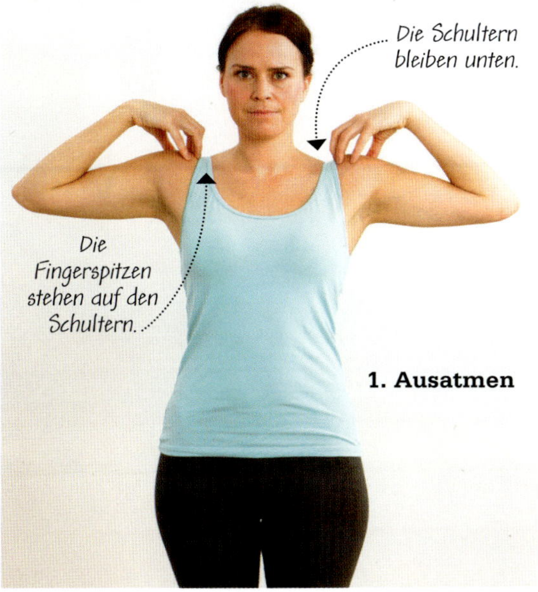
Die Schultern bleiben unten.
Die Fingerspitzen stehen auf den Schultern.
1. Ausatmen

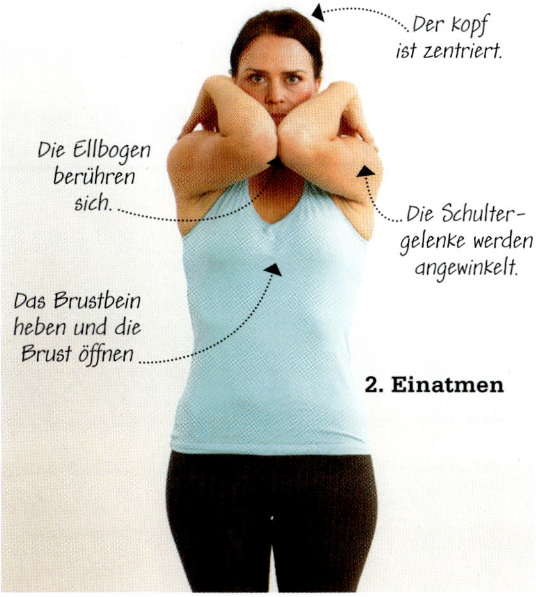
Der Kopf ist zentriert.
Die Ellbogen berühren sich.
Die Schultergelenke werden angewinkelt.
Das Brustbein heben und die Brust öffnen
2. Einatmen

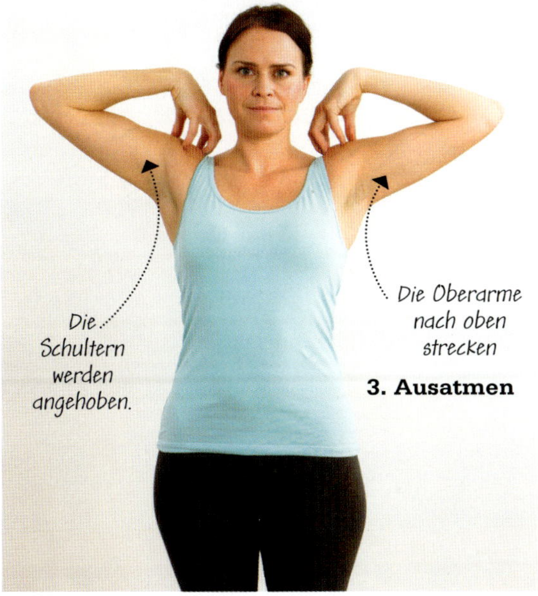
Die Schultern werden angehoben.
Die Oberarme nach oben strecken
3. Ausatmen

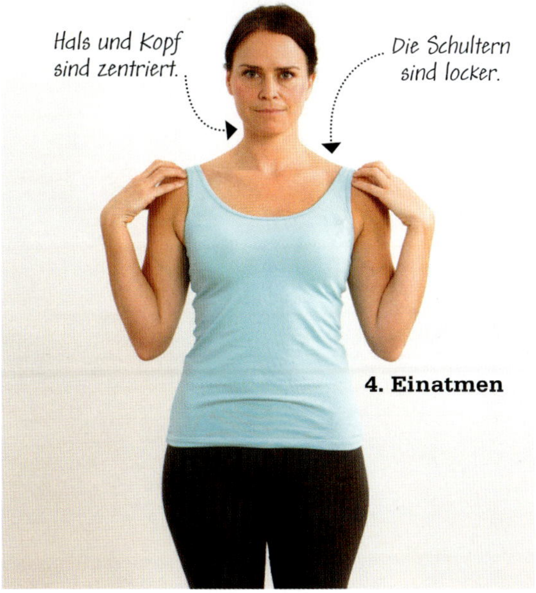
Hals und Kopf sind zentriert.
Die Schultern sind locker.
4. Einatmen

Die Schultern aufwärmen

Stehen Sie aufrecht und setzen Sie die Fingerspitzen auf die Schultern. Atmen Sie ein und bringen Sie die Ellbogen vorn zusammen, bis sie sich berühren. Ausatmen, die Ellbogen heben und öffnen. Anschließend die Ellbogen wieder senken. Zehnmal wiederholen.

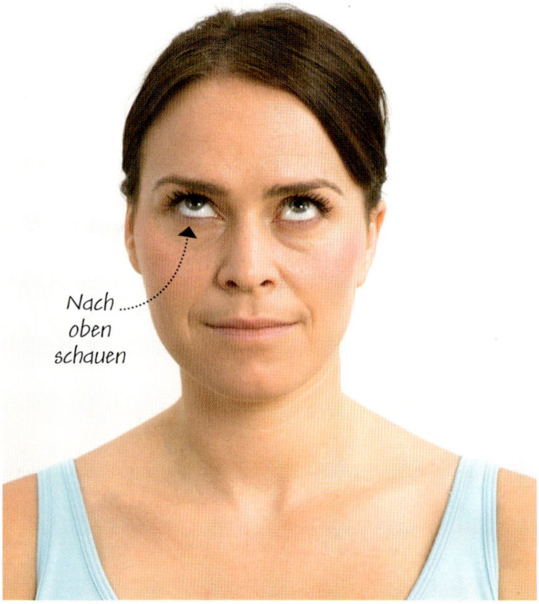

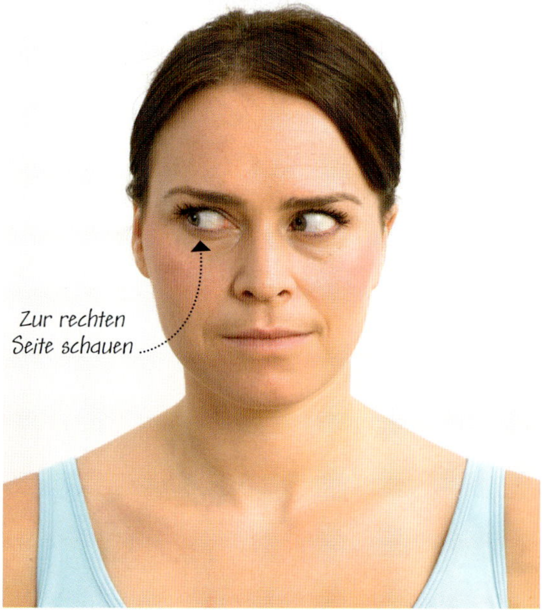

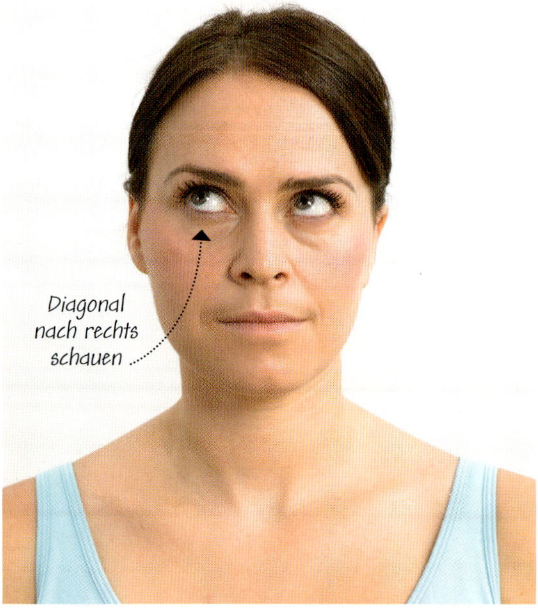

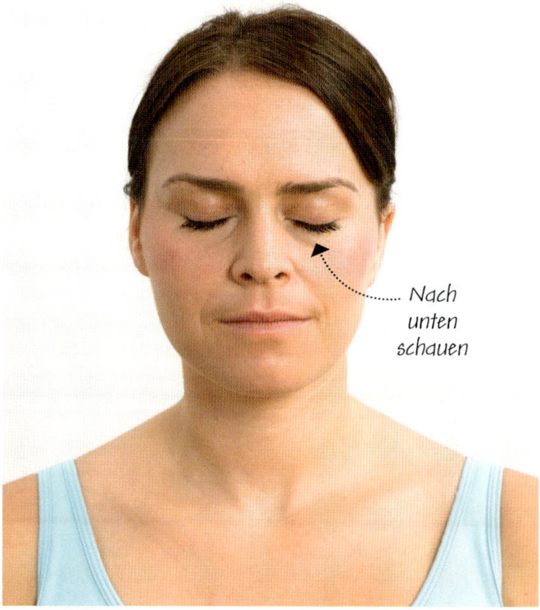

Die Augen aufwärmen

Bewegen Sie bei den folgenden Augenübungen nicht den Kopf oder den Hals. Schauen Sie nach oben (ganz oben links), dann nach rechts (ganz oben rechts), dann diagonal nach rechts (oben links) und nach unten (oben rechts). Halten Sie jede Position mehrere Sekunden lang.

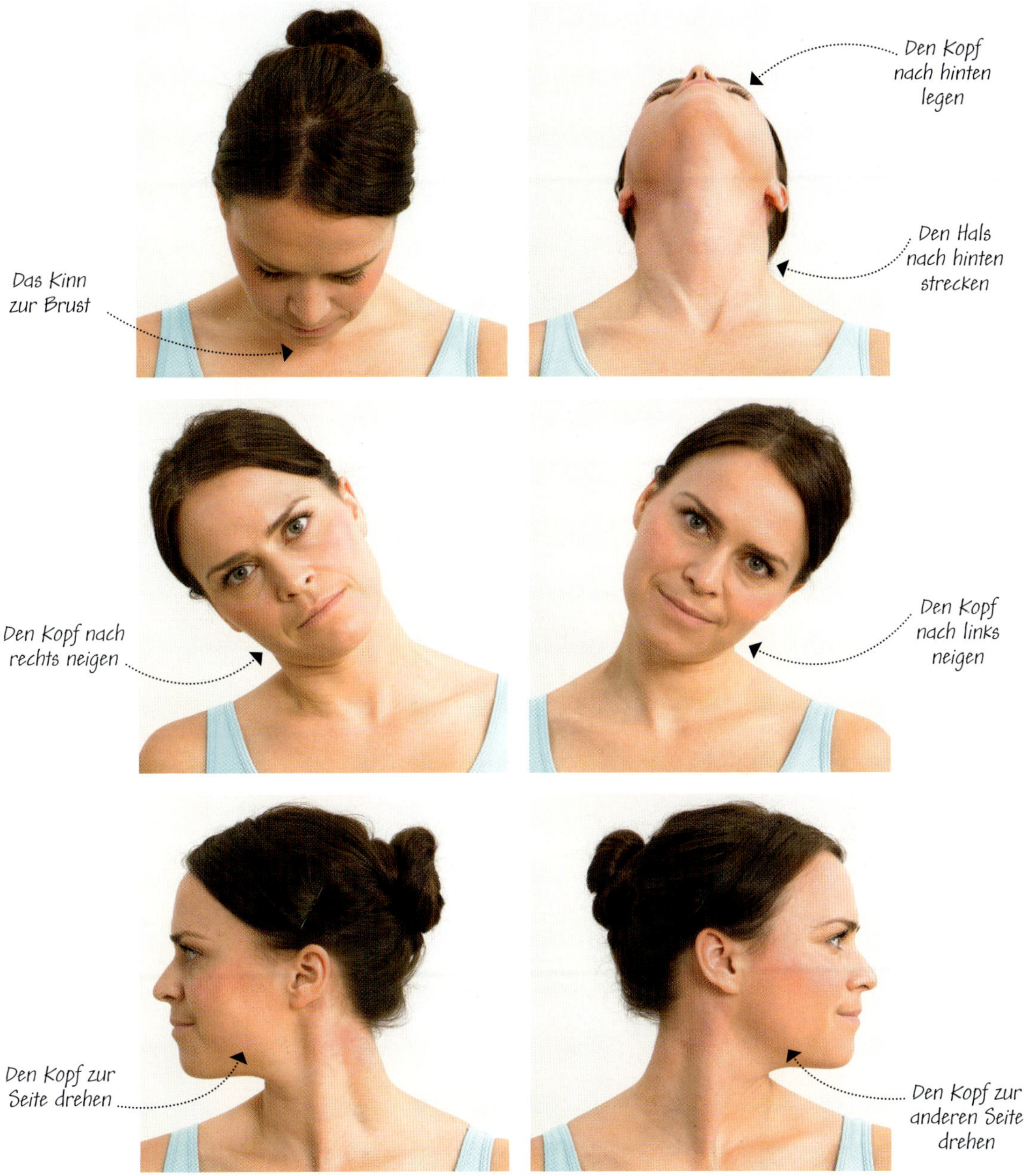

Den Nacken aufwärmen

Sitzen Sie aufrecht, der Rücken ist gerade. Neigen Sie langsam den Kopf vor und zurück. Neigen Sie ihn dann zur rechten und zur linken Seite. Drehen Sie Ihren Kopf 90 Grad nach rechts und nach links. Halten Sie jede Position mehrere Sekunden lang.

Üben ohne Verletzungsrisiko

Zum Yoga-Training gehört es, dass Sie Ihre körperlichen Grenzen respektieren und verstehen, wie und wann Sie Hilfsmittel einsetzen sollten. Suchen Sie vorsichtshalber einen Arzt auf, falls Sie Unannehmlichkeiten wie Schwindel oder Schmerzen spüren – es kann ein gesundheitliches Problem vorliegen, für das Ihr Training nicht geeignet ist.

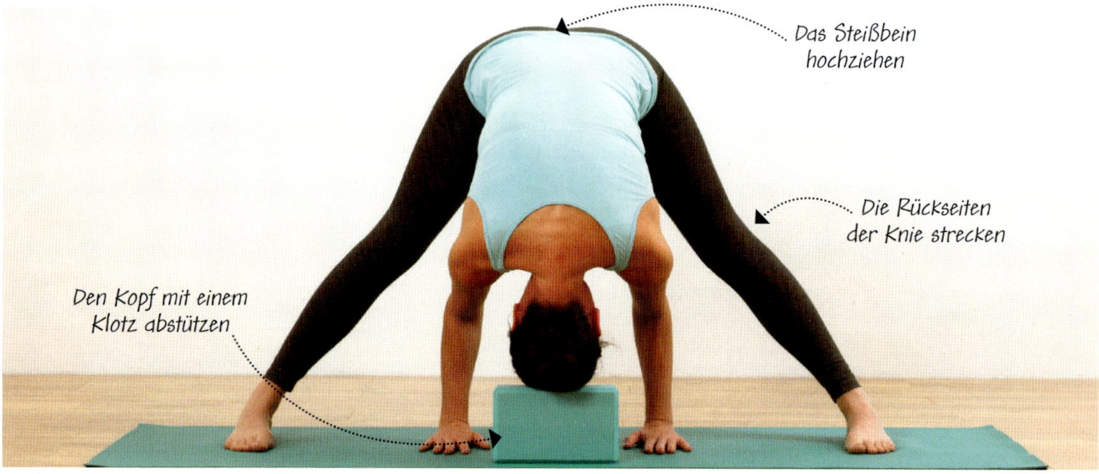
Das Steißbein hochziehen
Die Rückseiten der Knie strecken
Den Kopf mit einem Klotz abstützen

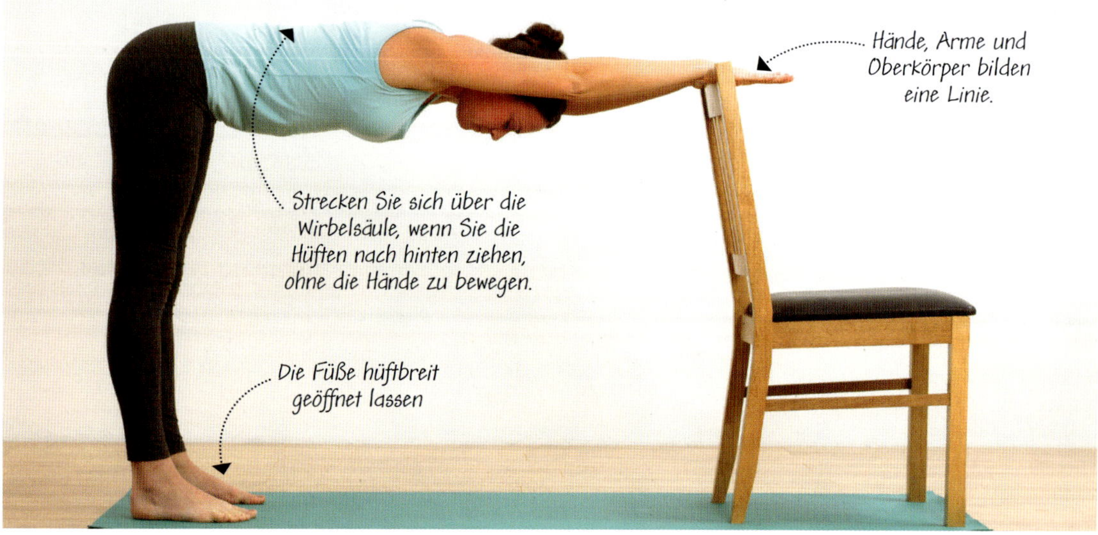
Hände, Arme und Oberkörper bilden eine Linie.
Strecken Sie sich über die Wirbelsäule, wenn Sie die Hüften nach hinten ziehen, ohne die Hände zu bewegen.
Die Füße hüftbreit geöffnet lassen

Hilfsmittel für Standhaltungen

Standhaltungen wie z. B. Vorbeugen erscheinen beim ersten Versuch vielleicht unausführbar. Mithilfe von Klötzen oder anderen Stützen, z. B. Stühlen, können Sie Ihre Haltung so modifizieren, dass Sie Ihre Beweglichkeit allmählich steigern, ohne eine Verletzung zu riskieren.

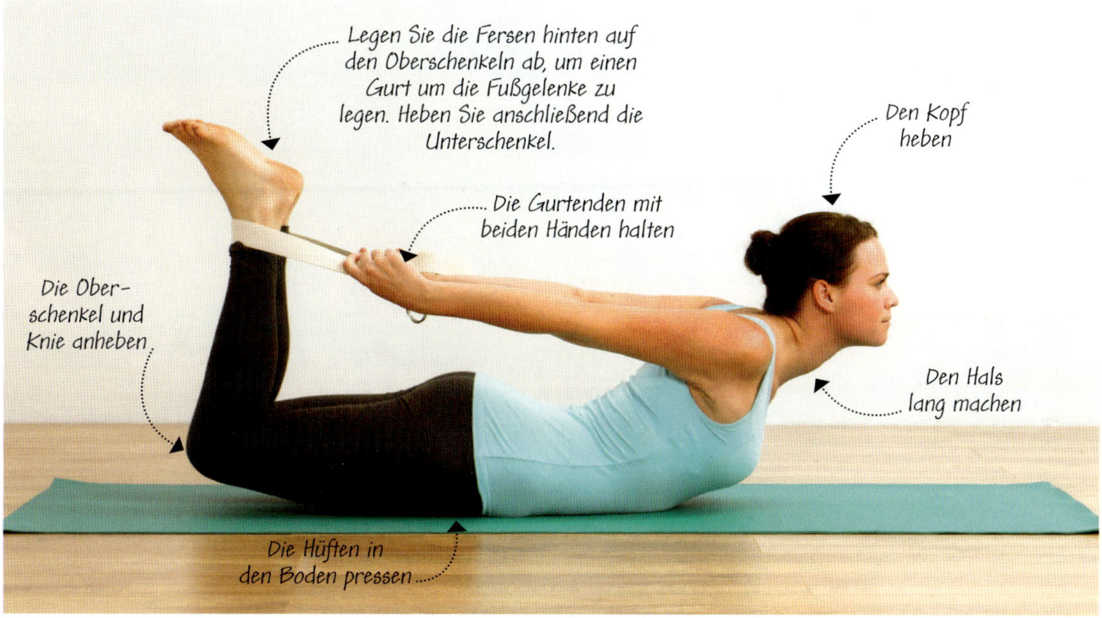
Legen Sie die Fersen hinten auf den Oberschenkeln ab, um einen Gurt um die Fußgelenke zu legen. Heben Sie anschließend die Unterschenkel.
Den Kopf heben
Die Gurtenden mit beiden Händen halten
Die Oberschenkel und Knie anheben
Den Hals lang machen
Die Hüften in den Boden pressen

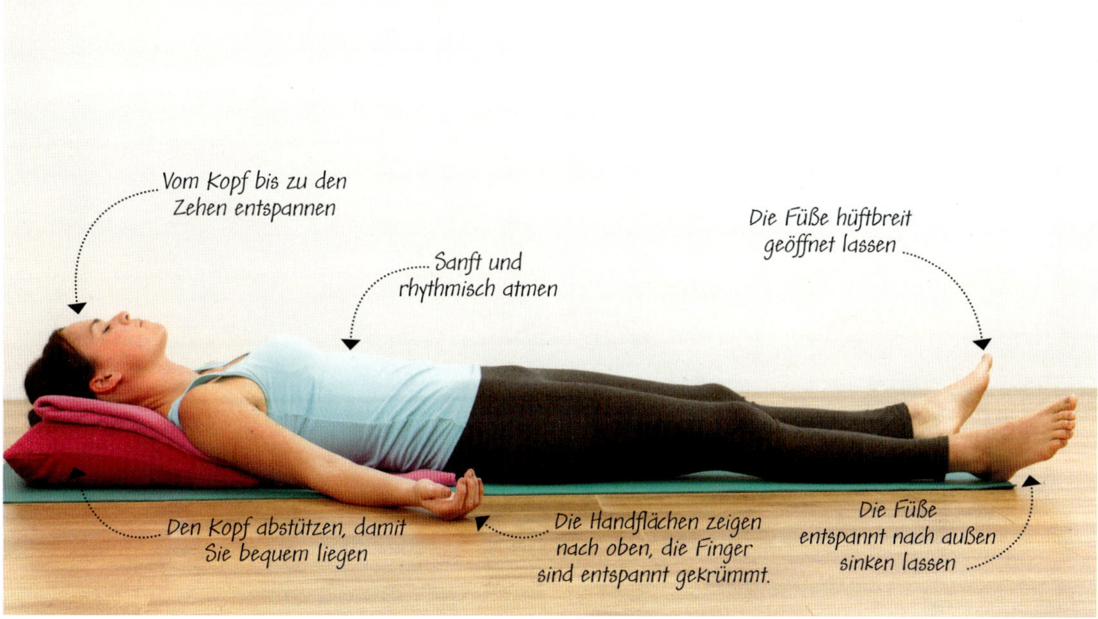
Vom Kopf bis zu den Zehen entspannen
Die Füße hüftbreit geöffnet lassen
Sanft und rhythmisch atmen
Den Kopf abstützen, damit Sie bequem liegen
Die Handflächen zeigen nach oben, die Finger sind entspannt gekrümmt.
Die Füße entspannt nach außen sinken lassen

Hilfsmittel für Liegehaltungen

Der Einsatz eines Gurts kann Sie in die Lage versetzen, eine Haltung auszuführen, die Ihnen zu Anfang vielleicht unmöglich erscheint. Handtücher oder Polster bieten Ihnen die Bequemlichkeit, die Sie zur vollständigen Entspannung benötigen.

Grundtechniken zum **Entspannen**

Zur Entspannung im Yoga gehört ein bewusstes Erkunden des Selbst. Dieses wird möglich durch Entspannungstechniken, die Stille entstehen lassen, damit Geist und Körper sich miteinander verbinden können. Eine wichtige Rolle spielt bewusstes Atmen in einem sanften Wellenmuster, das ein tiefes Gefühl von Frieden und Leichtigkeit entstehen lässt.

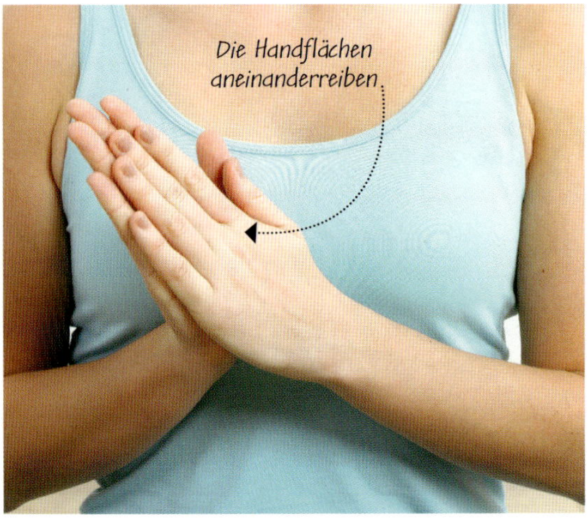

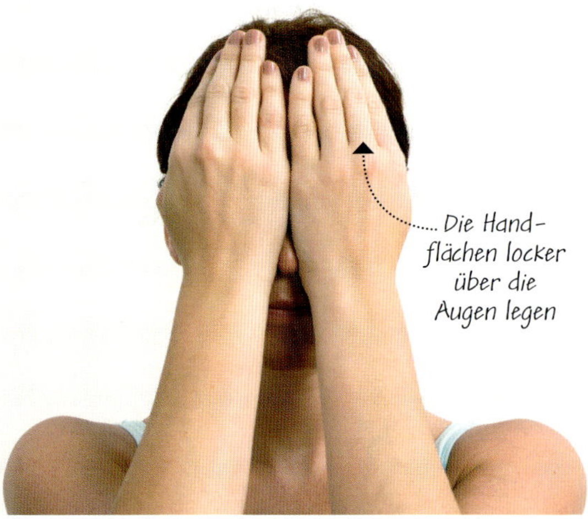

Entspannen Sie die Augen

Sitzen Sie bequem mit geradem Rücken, reiben Sie die Handflächen aneinander, bis sie warm werden. Atmen Sie gleichmäßig, schließen Sie die Augen und bedecken Sie sie sanft mit Ihren Handflächen, sodass Sie tiefe Schwärze sehen. Mehrere Minuten halten.

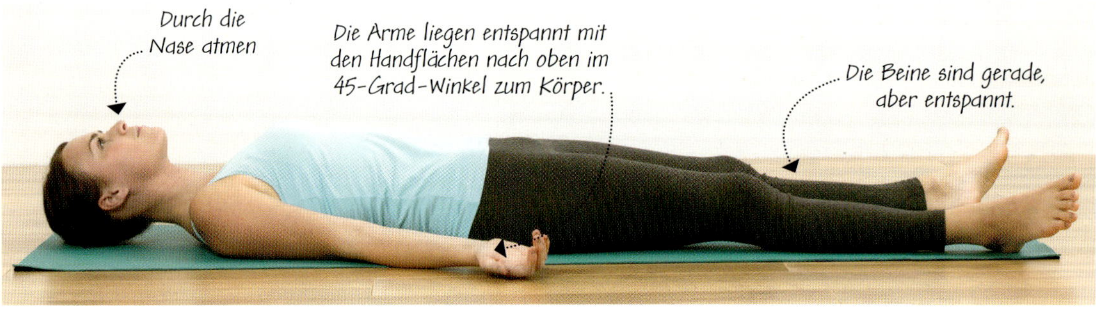

Totenstellung

Legen Sie sich auf den Rücken. Die Füße sind mindestens 60 cm geöffnet. Entspannen und die Füße nach außen sinken lassen. Die Arme liegen mit den Handflächen nach oben im 45-Grad-Winkel zum Körper. Spüren Sie, wie der Bauch sich mit dem Atem hebt und senkt. Mit jedem Ausatmen Anspannung loslassen. Bleiben Sie mindestens fünf Minuten so.

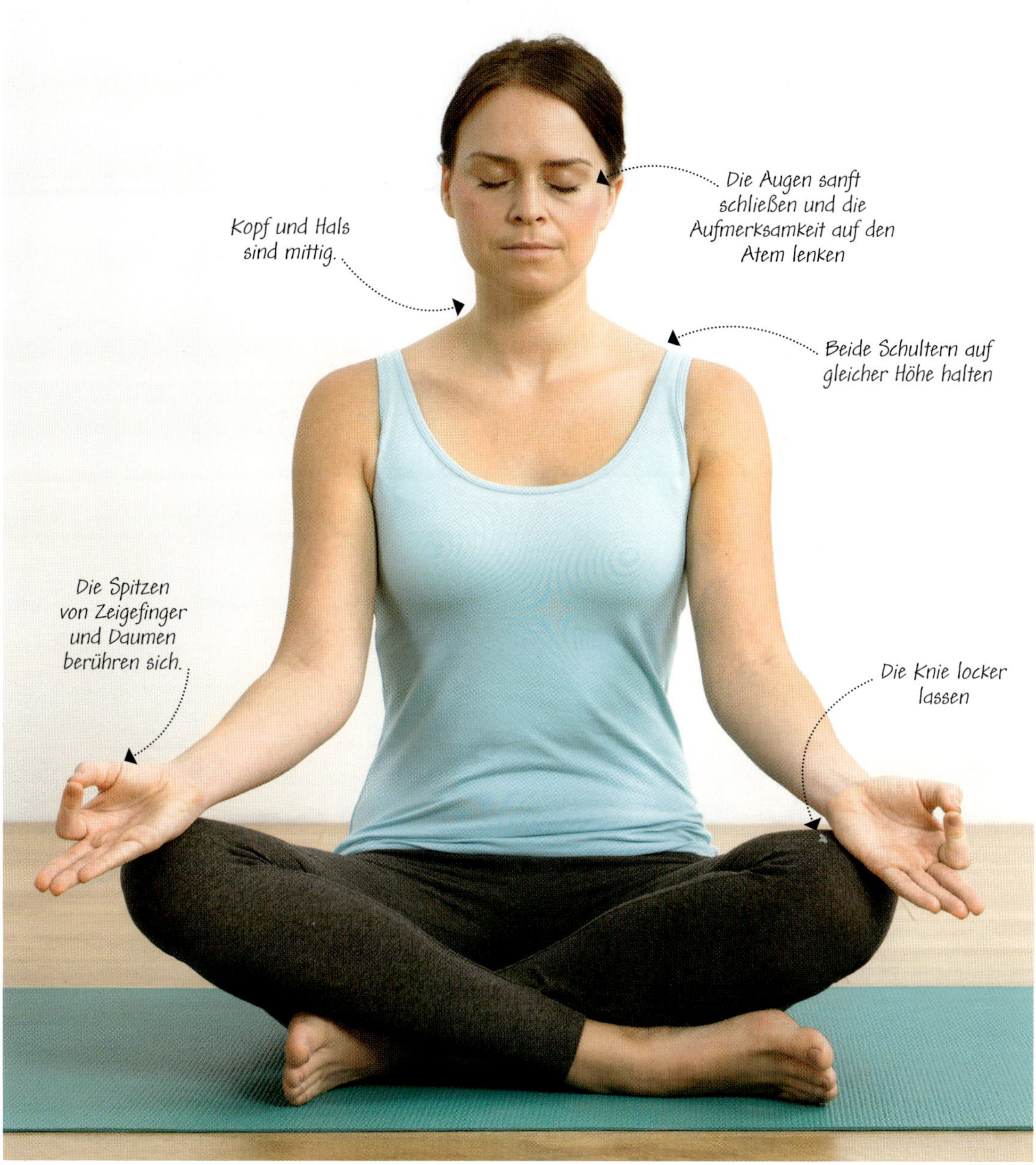
Kopf und Hals sind mittig.
Die Augen sanft schließen und die Aufmerksamkeit auf den Atem lenken
Beide Schultern auf gleicher Höhe halten
Die Spitzen von Zeigefinger und Daumen berühren sich.
Die Knie locker lassen

Schneidersitz

Setzen Sie sich auf eine Matte oder ein Kissen und kreuzen Sie die Beine. Kissen unter den Knien können sie entlasten. Beugen Sie sich bei gerader Wirbelsäule leicht nach vorn. Ihre Hände liegen mit den Handflächen nach oben auf den Knien. Spüren Sie, wie sich Ihre Brust beim Ein- und Ausatmen sanft hebt und senkt. Begrüßen Sie die Stille, wie ein Lotus im Teich.

Berghaltung

Verbessert den Stand • **Richtet** die Wirbelsäule **aus**

Die Berghaltung lehrt Sie, die Wirbelsäule mithilfe Ihres inneren Spiegels korrekt auszurichten. Fokus nach innen und Bewusstsein für die Ausrichtung nützen Ihnen bei allen Haltungen.

1 Stehen Sie aufrecht, die Füße sind hüftbreit geöffnet und die Beine parallel, die Zehen zeigen nach vorn. Die Zehen heben, spreizen und in den Boden pressen. Die Arme liegen seitlich am Körper. Prüfen Sie Ihre Haltung langsam von unten nach oben: Zehen, Fußgelenke, Knie, Becken, Brust, Schultern, Hals und Kopf.

Tipp Verteilen Sie Ihr Körpergewicht gleichmäßig auf beide Füße. Lassen Sie aus Ihren Füßen imaginäre Wurzeln in den Boden wachsen, die Ihnen festen Halt bieten.

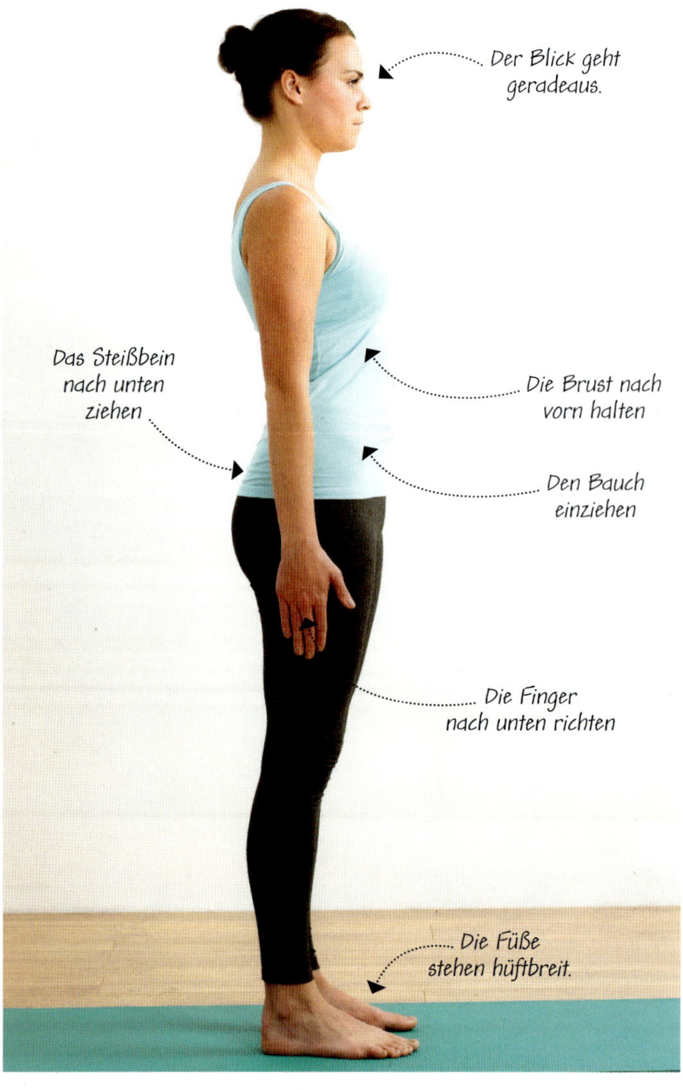
Der Blick geht geradeaus.
Das Steißbein nach unten ziehen
Die Brust nach vorn halten
Den Bauch einziehen
Die Finger nach unten richten
Die Füße stehen hüftbreit.

Geben Sie acht, wenn ...

Hals und Kopf vorstehen Verspannte Schultern oder ein gerundeter oberer Rücken (Kyphose) können bewirken, dass Sie Ihren Hals vorstrecken. Das kann sich allmählich bessern, wenn Sie die Brust öffnen, den Hals lang machen und das Kinn im 90-Grad-Winkel zum Boden halten.

sich der Oberkörper zurücklehnt Sind die Beine in Position, kann das Becken nach vorn und der Oberkörper nach hinten kippen. Stellen Sie das Becken auf, indem Sie das Schambein einziehen und das Steißbein strecken.

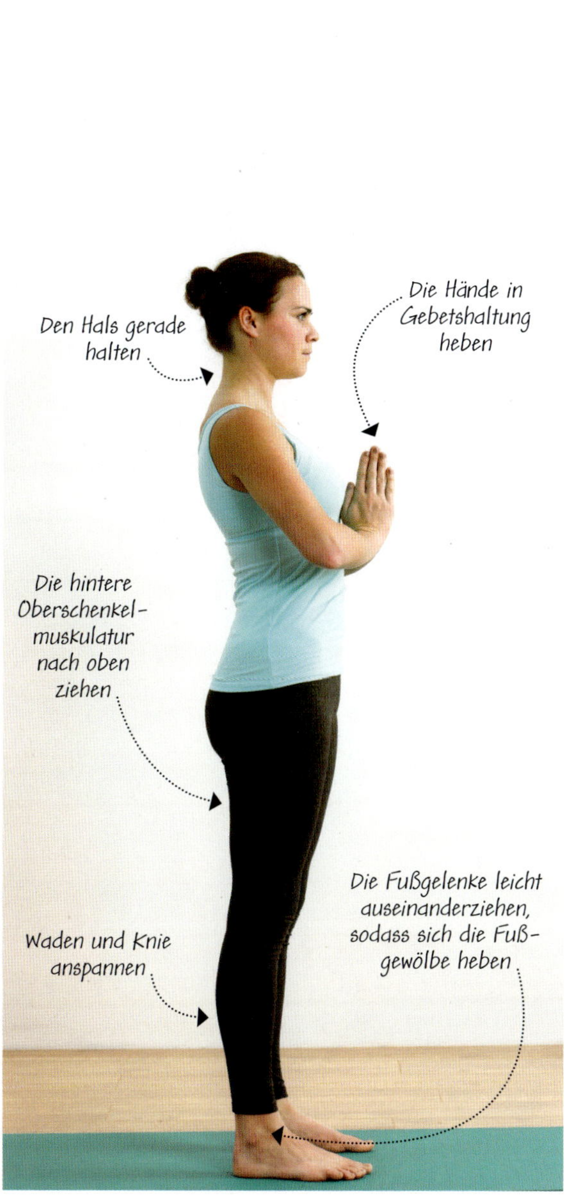

Den Hals gerade halten
Die Hände in Gebetshaltung heben
Die hintere Oberschenkel-muskulatur nach oben ziehen
Waden und Knie anspannen
Die Fußgelenke leicht auseinanderziehen, sodass sich die Fuß-gewölbe heben

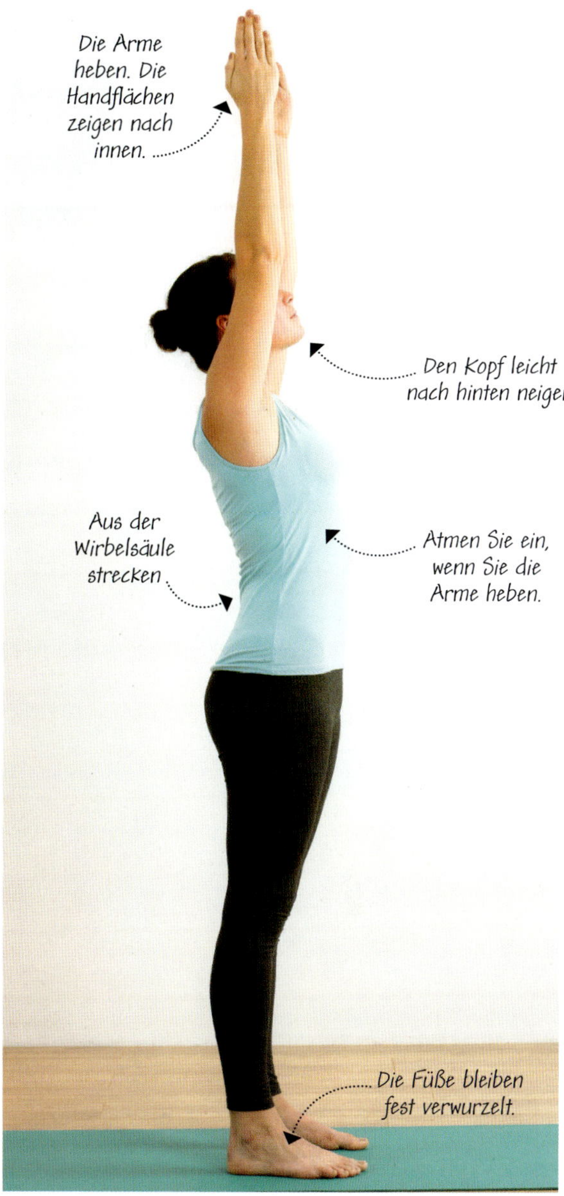

Die Arme heben. Die Handflächen zeigen nach innen.
Den Kopf leicht nach hinten neigen
Aus der Wirbelsäule strecken
Atmen Sie ein, wenn Sie die Arme heben.
Die Füße bleiben fest verwurzelt.

2 Beugen Sie die Ellbogen und legen Sie die Hände vor der Brust in Gebetshaltung zusammen. Machen Sie sich Ihre Wirbelsäulenhaltung bewusst und halten Sie Hals und Kopf gerade. Der Blick geht nach vorn. Atmen Sie bewusst in stetem Rhythmus.

3 Einatmen und die Arme strecken. Die Handflächen zeigen nach innen. Den Kopf leicht zurücklegen und nach oben blicken. Die Rückenmuskeln aktivieren, um die Wirbelsäule zu strecken und so lange minimal korrigieren, bis Sie sich geerdet fühlen.

Armstreckung im Stehen

Harmonisiert den Atem • **Streckt** die Wirbelsäule

Mit dieser Haltung können Sie ausgezeichnet lernen, den Atem mit den Bewegungen zu synchronisieren. Sie bewirkt außerdem eine gute Dehnung in den Schultern und der Wirbelsäule.

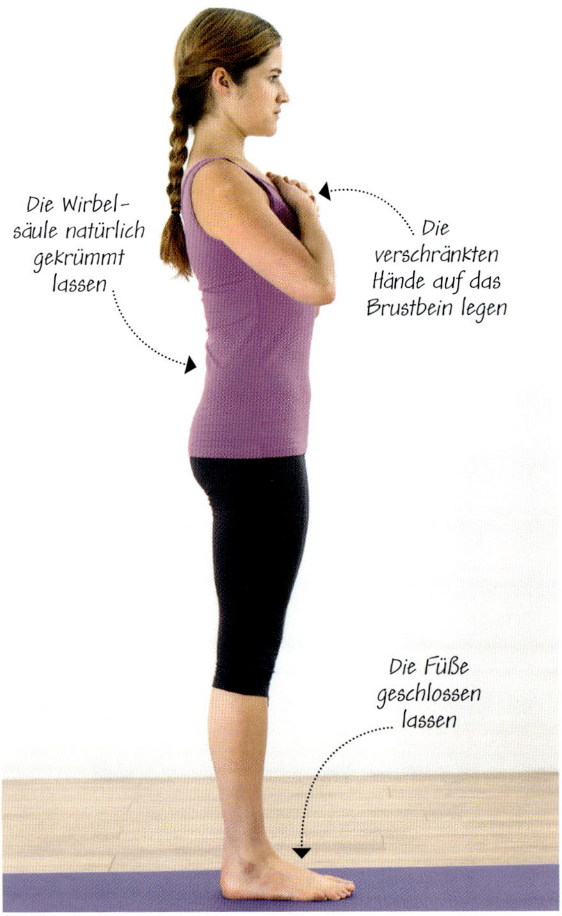
Die Wirbelsäule natürlich gekrümmt lassen
Die verschränkten Hände auf das Brustbein legen
Die Füße geschlossen lassen

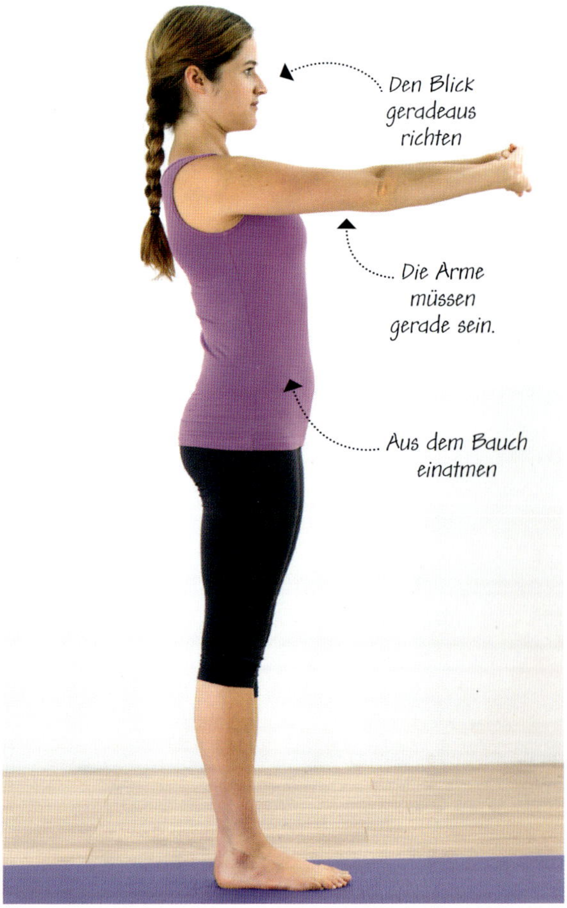
Den Blick geradeaus richten
Die Arme müssen gerade sein.
Aus dem Bauch einatmen

1 Stehen Sie aufrecht, die Füße sind geschlossen. Verschränken Sie die Finger und legen Sie die Hände flach auf die Brust. Konzentrieren Sie sich auf den Atem und spüren Sie, wie sich Ihre Brust mit dem Ein- und Ausatmen hebt und senkt.

2 Mit dem Einatmen strecken Sie die Arme vollständig und drehen die Handflächen nach außen, die Finger bleiben verschränkt. Mit dem Ausatmen bringen Sie Ihre Arme wieder zurück in die Ausgangshaltung.

Geben Sie acht ...

und vermeiden Sie den Fehler, mit dem unteren Rücken (der Lendenwirbelsäule) ins Hohlkreuz zu gehen. Achten Sie bei dieser Streckung auf den Erhalt der natürlichen Wirbelsäulenkrümmung.

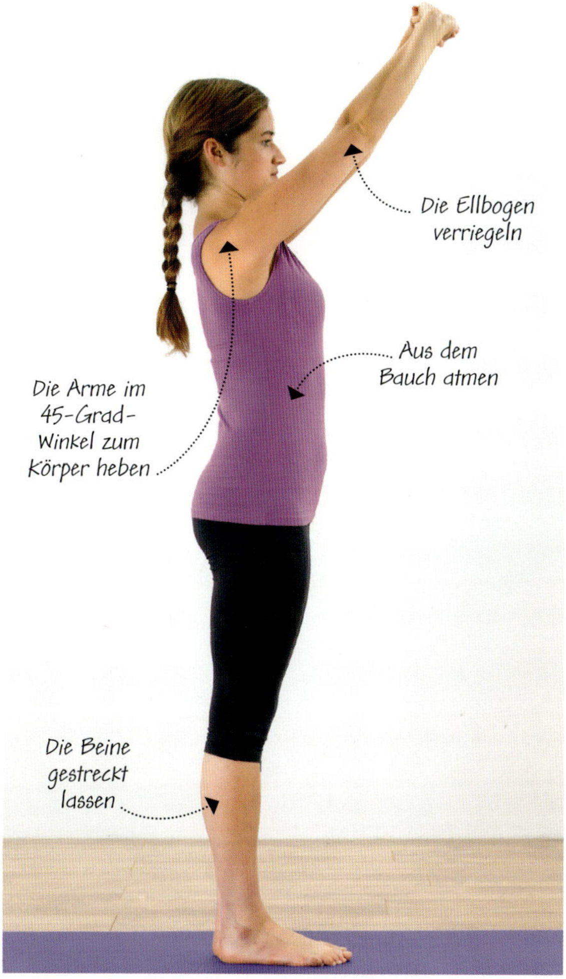
Die Ellbogen verriegeln
Aus dem Bauch atmen
Die Arme im 45-Grad-Winkel zum Körper heben
Die Beine gestreckt lassen

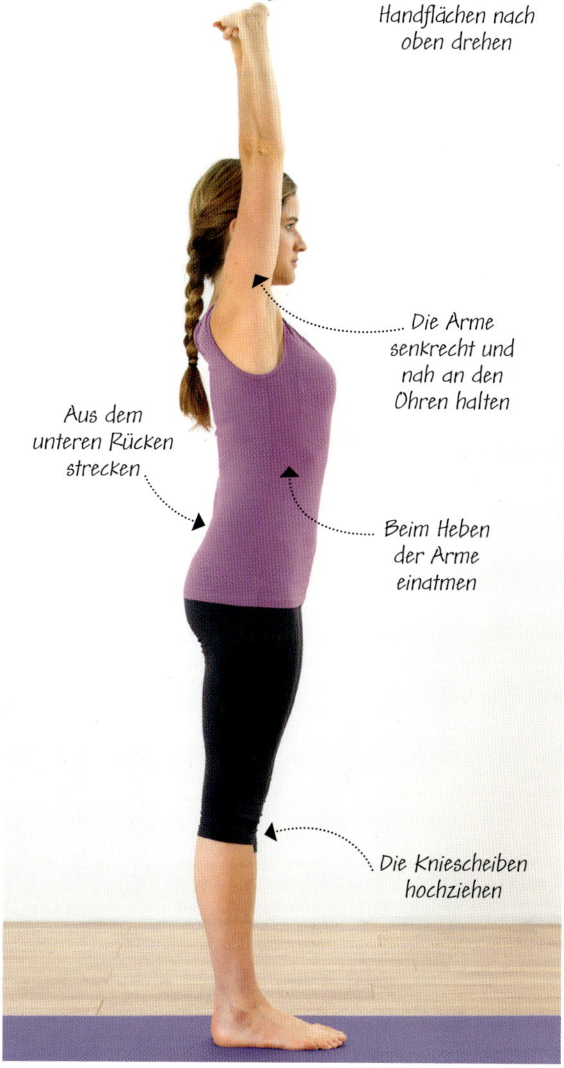
Die Finger verschränken und die Handflächen nach oben drehen
Die Arme senkrecht und nah an den Ohren halten
Aus dem unteren Rücken strecken
Beim Heben der Arme einatmen
Die Kniescheiben hochziehen

3 Führen Sie dieselbe Bewegung wie in Schritt 2 aus, strecken Sie aber nun die Arme im 45-Grad-Winkel gerade nach oben. Atmen Sie stets ein, wenn Sie die Arme heben, und aus, wenn Sie sie wieder in die Ausgangsposition senken.

4 Mit entspannten Schultern Schritt 1 und 2 wiederholen, aber nun die Arme senkrecht strecken und den Rücken längen. Bewegungen und Atem koordinieren. Mit einer Ausatmung in die Ausgangsposition zurückkehren. Mindestens fünfmal wiederholen.

Beinheben 1

Kräftigt die Bauchmuskeln • **Strafft** die Beine

Das Beinheben dehnt die hintere Oberschenkelmuskulatur und die Wadenmuskeln. Diese Haltung entwickelt die Beweglichkeit und die Kraft, die Sie für Vorbeugen brauchen.

1 Legen Sie sich ausgestreckt auf den Rücken. Beine und Füße sind geschlossen. Die Fußspitzen sind leicht gestreckt. Die Arme liegen neben dem Körper, die Handflächen zeigen nach unten.

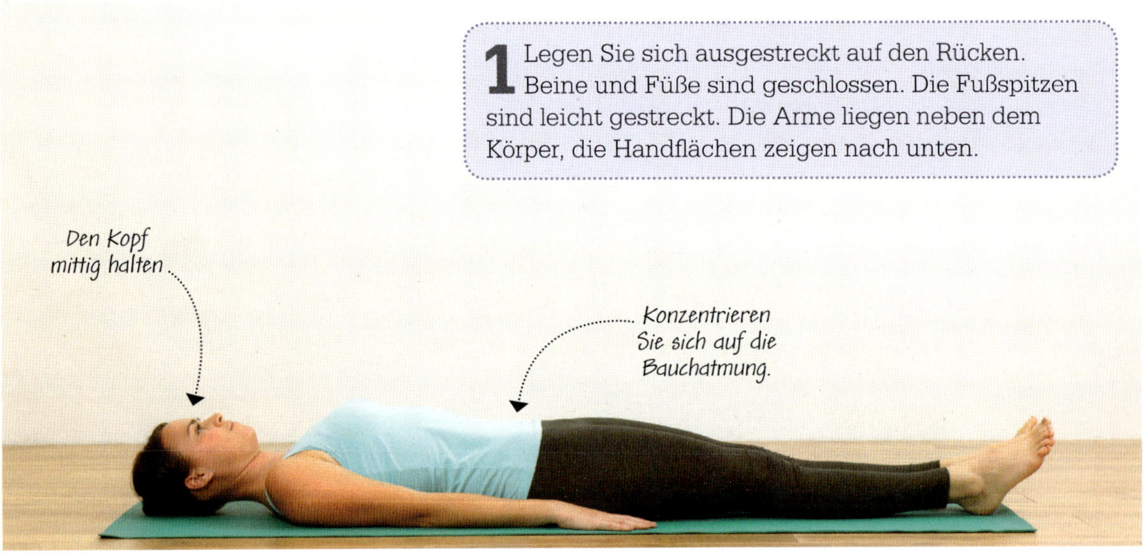
Den Kopf mittig halten
Konzentrieren Sie sich auf die Bauchatmung.

2 Einatmen, das Bein senkrecht heben; ausatmen, langsam senken. Die Beine im Wechsel je fünfmal heben.

Nicht vergessen Die Knie sind gestreckt, die Zehen zeigen nach unten, die Ferse wird nach oben gezogen.

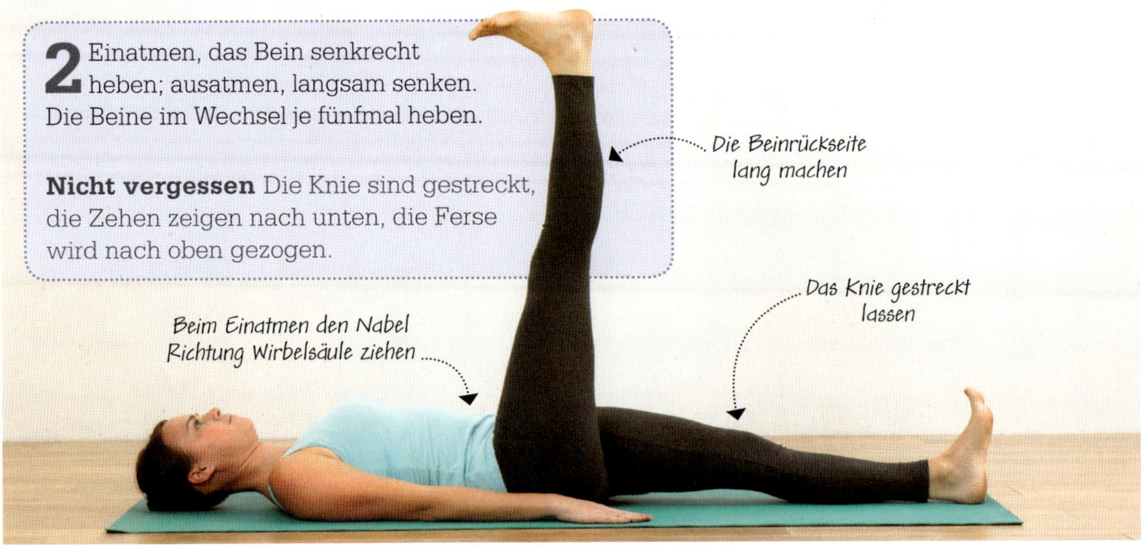
Die Beinrückseite lang machen
Das Knie gestreckt lassen
Beim Einatmen den Nabel Richtung Wirbelsäule ziehen

Beinheben 2

Kräftigt den Hals • **Strafft** die Beine

In dieser Übung bringen Sie den Kopf ans Knie und komprimieren dabei die Bauchmuskulatur. Damit trainiert die Haltung nicht nur Hals und Beine, sondern reinigt auch innerlich.

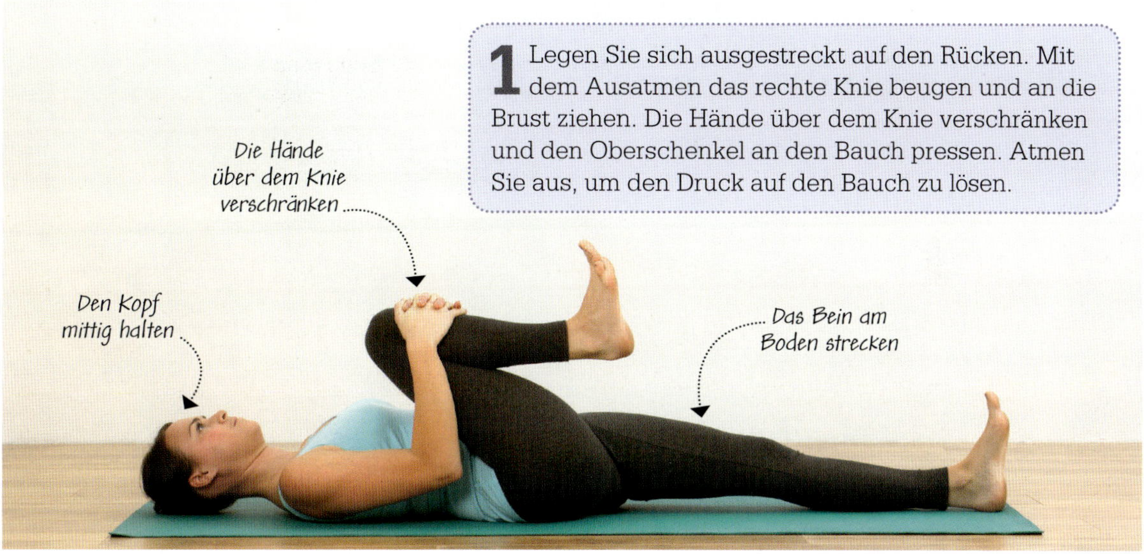

1 Legen Sie sich ausgestreckt auf den Rücken. Mit dem Ausatmen das rechte Knie beugen und an die Brust ziehen. Die Hände über dem Knie verschränken und den Oberschenkel an den Bauch pressen. Atmen Sie aus, um den Druck auf den Bauch zu lösen.

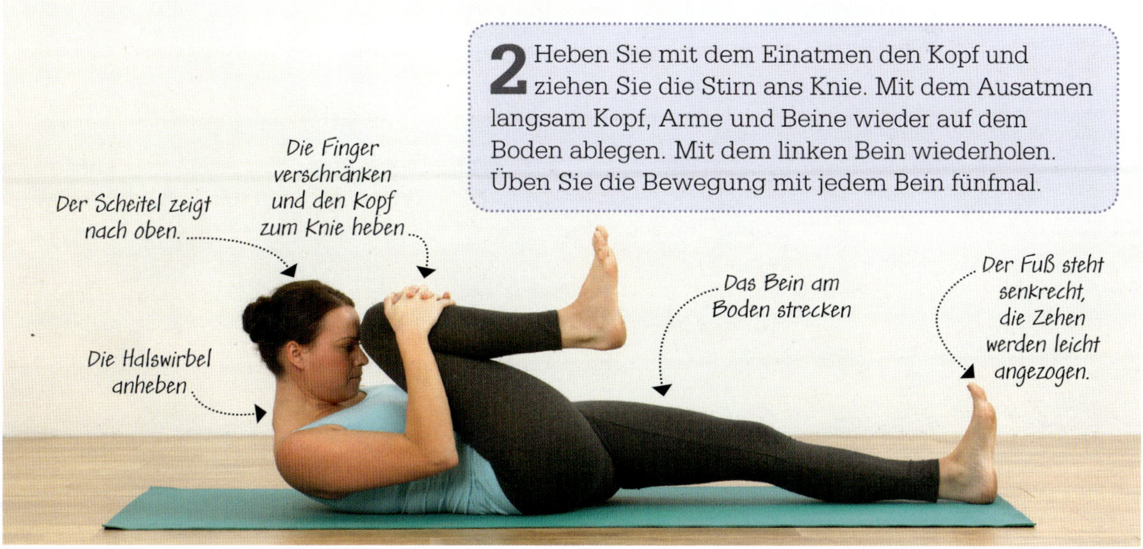

2 Heben Sie mit dem Einatmen den Kopf und ziehen Sie die Stirn ans Knie. Mit dem Ausatmen langsam Kopf, Arme und Beine wieder auf dem Boden ablegen. Mit dem linken Bein wiederholen. Üben Sie die Bewegung mit jedem Bein fünfmal.

Dreieck

Kräftigt den ganzen Körper • **Strafft** die Hüften

Diese Seitbeuge ist eine ausgezeichnete Übung, um den Rücken und die Körpermitte zu kräftigen. Außerdem verbessert sie die Beweglichkeit der Hüftgelenke und öffnet die Brust.

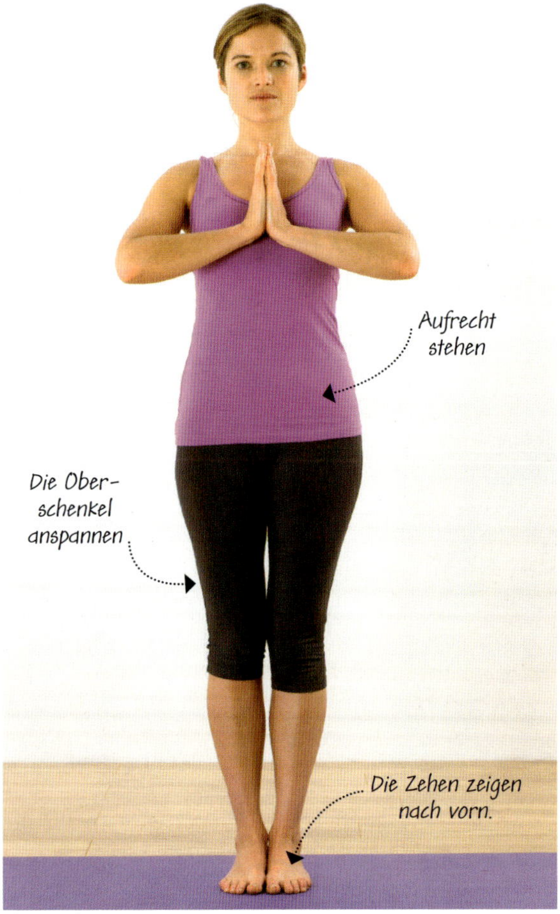
Aufrecht stehen
Die Oberschenkel anspannen
Die Zehen zeigen nach vorn.

1 Stellen Sie sich mit geschlossenen Füßen auf die Mitte der Matte. Atmen Sie bewusst ein und aus, und spüren Sie dabei die Bewegung von Rippen und Zwerchfell.

So wird es leichter

Wenn Sie mit den Fingern nicht auf den Boden kommen, stellen Sie sich einen Klotz hinter den rechten Fuß. Pressen Sie Ihre Hand flach darauf. Die obere Hand bleibt in Verlängerung des Arms geöffnet. Strecken Sie sie noch höher.

Alternativ legen Sie zu Beginn Ihre Hand in einer angenehmen Höhe auf den rechten Unterschenkel (siehe unten). Arbeiten Sie an dieser seitlichen Streckung und schieben Sie die Hand mit dem Ausatmen immer tiefer. Beugen Sie dabei aber nicht Ihren Oberkörper nach vorn.

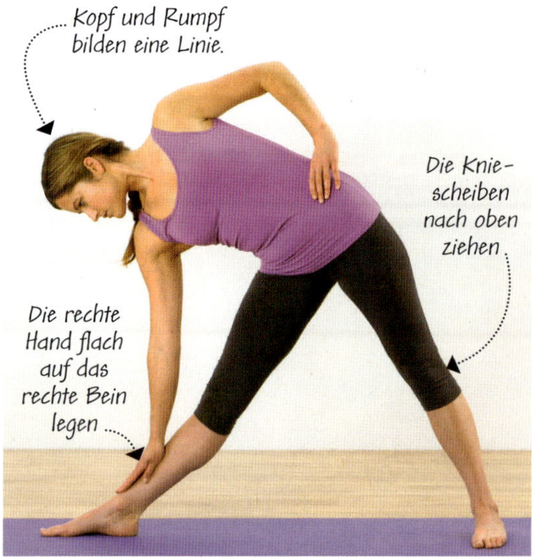
Kopf und Rumpf bilden eine Linie.
Die Kniescheiben nach oben ziehen
Die rechte Hand flach auf das rechte Bein legen

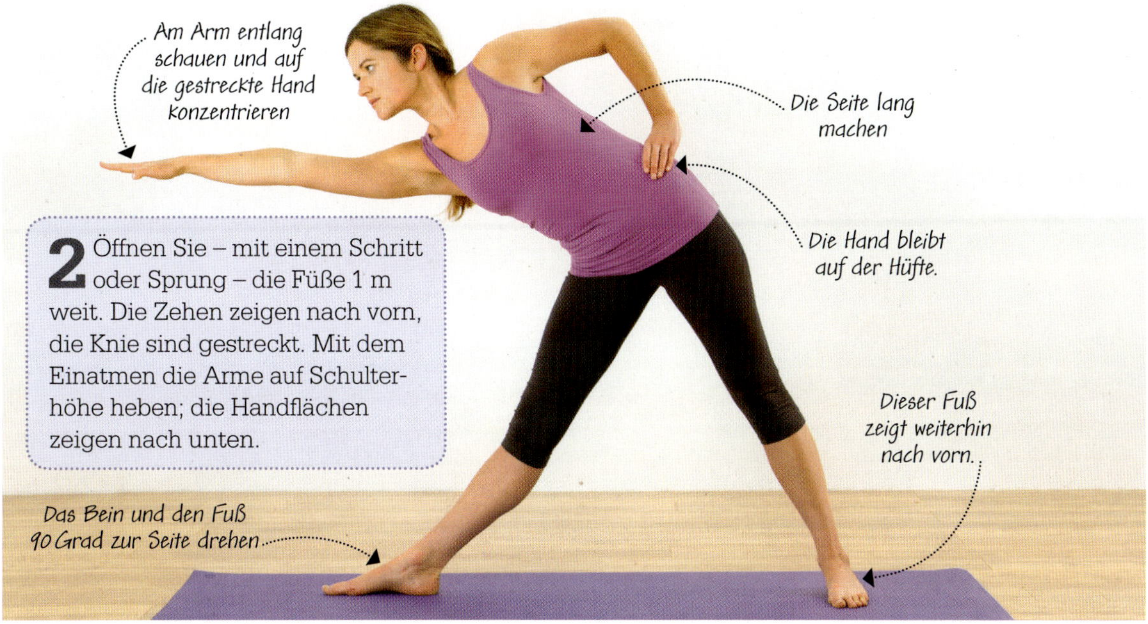
Am Arm entlang schauen und auf die gestreckte Hand konzentrieren
Die Seite lang machen
Die Hand bleibt auf der Hüfte.
Dieser Fuß zeigt weiterhin nach vorn.
Das Bein und den Fuß 90 Grad zur Seite drehen

2 Öffnen Sie – mit einem Schritt oder Sprung – die Füße 1 m weit. Die Zehen zeigen nach vorn, die Knie sind gestreckt. Mit dem Einatmen die Arme auf Schulterhöhe heben; die Handflächen zeigen nach unten.

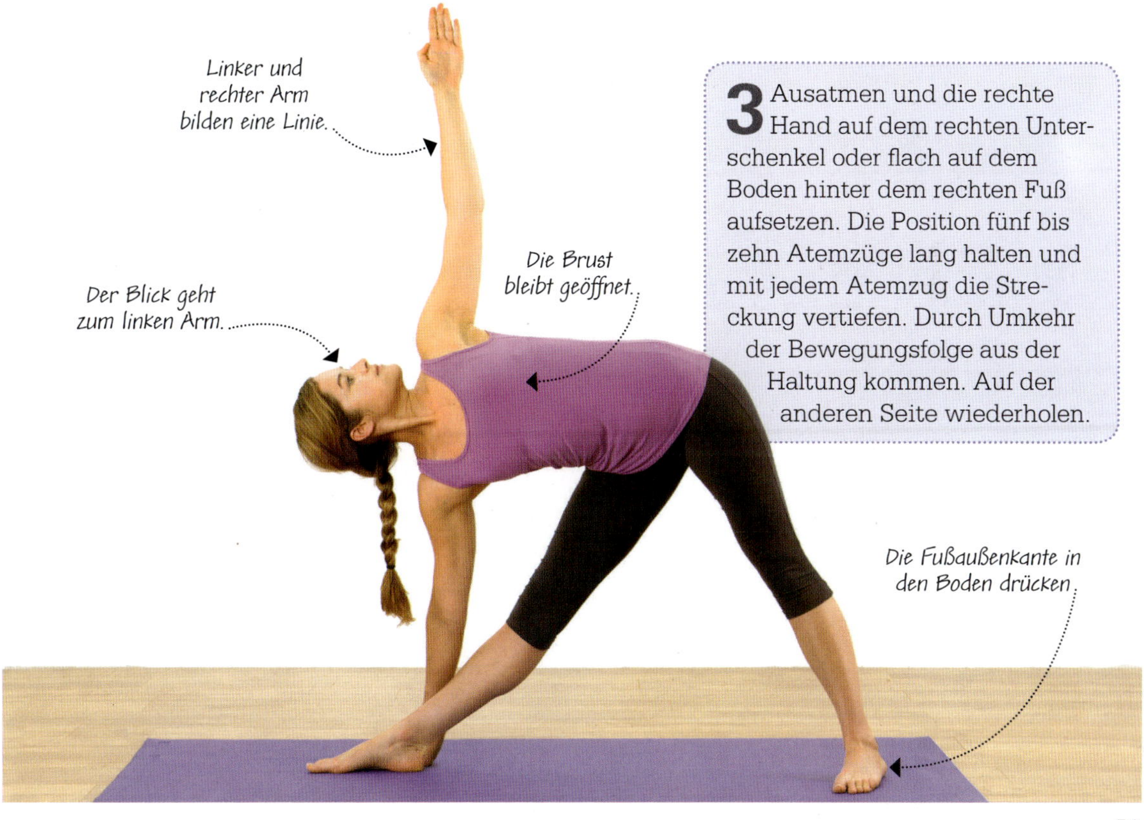
Linker und rechter Arm bilden eine Linie.
Die Brust bleibt geöffnet.
Der Blick geht zum linken Arm.
Die Fußaußenkante in den Boden drücken.

3 Ausatmen und die rechte Hand auf dem rechten Unterschenkel oder flach auf dem Boden hinter dem rechten Fuß aufsetzen. Die Position fünf bis zehn Atemzüge lang halten und mit jedem Atemzug die Streckung vertiefen. Durch Umkehr der Bewegungsfolge aus der Haltung kommen. Auf der anderen Seite wiederholen.

Vorbeuge im Stehen

Strafft die Beine • **Erfrischt** den Geist

Diese Haltung dehnt Sie intensiv von der Rückenmitte abwärts über die ganze Länge der Beine bis hinunter zu den Fersen. Sie ist auch als Ausgleichshaltung zu den Rückbeugen sinnvoll.

1 Stellen Sie sich in die Berghaltung. Die Füße stehen hüftbreit, die Hände liegen an den Seiten, die Finger zeigen nach unten. Zentrieren Sie sich und achten Sie auf Ihren Atem, während Sie sich verwurzeln.

2 Atmen Sie tief ein, verriegeln Sie die Ellbogen, und heben Sie mit schulterbreitem Abstand langsam die Arme. Den Kopf in den Nacken legen und zu den Händen hochblicken.

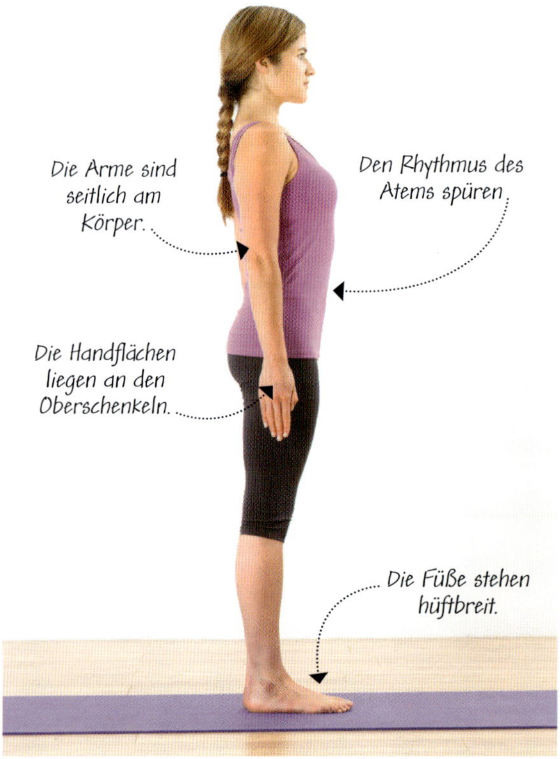
Die Arme sind seitlich am Körper.
Den Rhythmus des Atems spüren
Die Handflächen liegen an den Oberschenkeln.
Die Füße stehen hüftbreit.

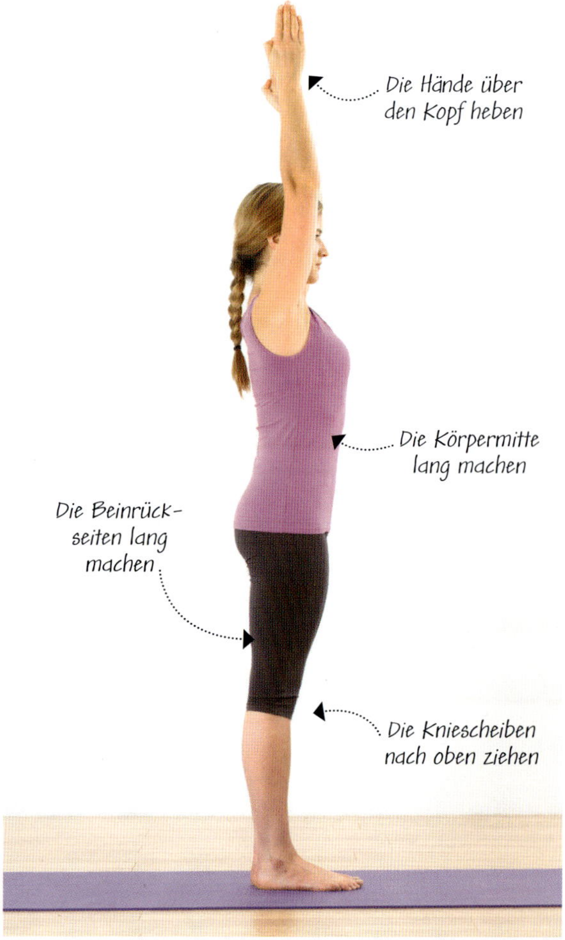
Die Hände über den Kopf heben
Die Körpermitte lang machen
Die Beinrückseiten lang machen
Die Kniescheiben nach oben ziehen

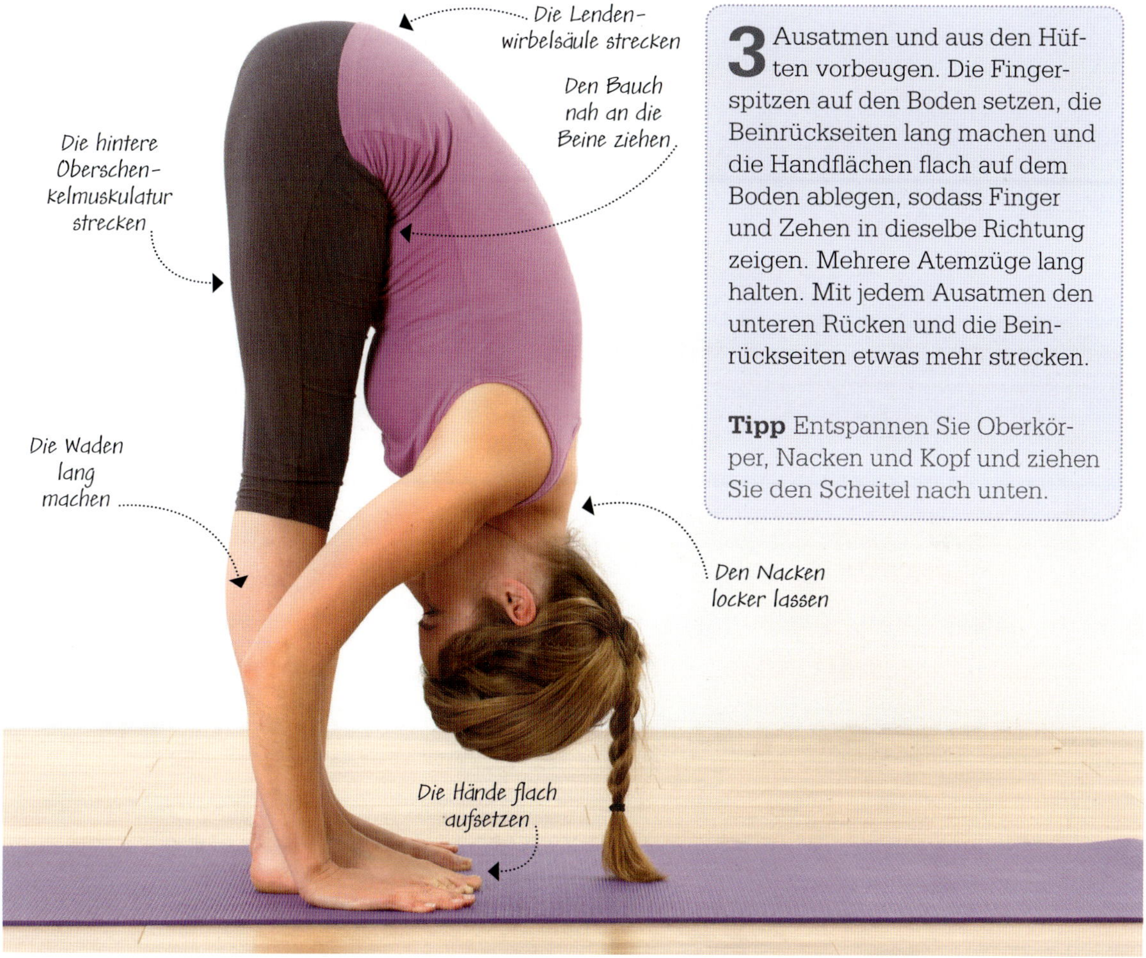
Die Lendenwirbelsäule strecken
Den Bauch nah an die Beine ziehen
Die hintere Oberschenkelmuskulatur strecken
Die Waden lang machen
Den Nacken locker lassen
Die Hände flach aufsetzen

3 Ausatmen und aus den Hüften vorbeugen. Die Fingerspitzen auf den Boden setzen, die Beinrückseiten lang machen und die Handflächen flach auf dem Boden ablegen, sodass Finger und Zehen in dieselbe Richtung zeigen. Mehrere Atemzüge lang halten. Mit jedem Ausatmen den unteren Rücken und die Beinrückseiten etwas mehr strecken.

Tipp Entspannen Sie Oberkörper, Nacken und Kopf und ziehen Sie den Scheitel nach unten.

So wird es leichter

Beugen Sie Ihre Knie leicht, damit Sie Ihre Handflächen auf den Boden setzen können.

Setzen Sie Ihre Hände auf einen Klotz, sodass die Handflächen flach aufliegen.

Machen Sie eine halbe Vorbeuge mit den Händen auf einer Stuhllehne, sodass Arme und Schultern eine Linie bilden und die Hüften um 90 Grad gebeugt sind (siehe S. 40).

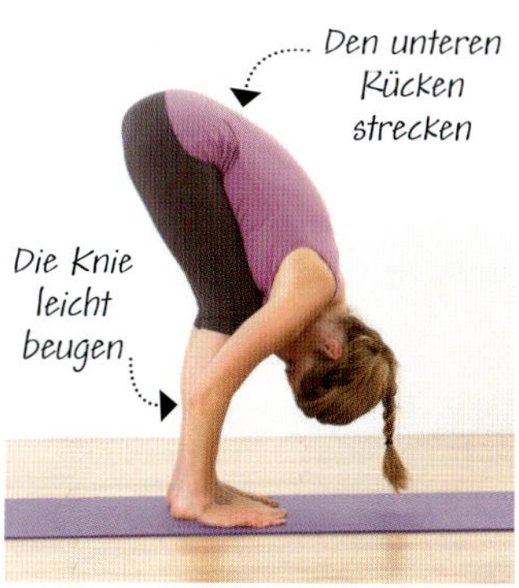
Den unteren Rücken strecken
Die Knie leicht beugen

Beugen Sie die Knie.

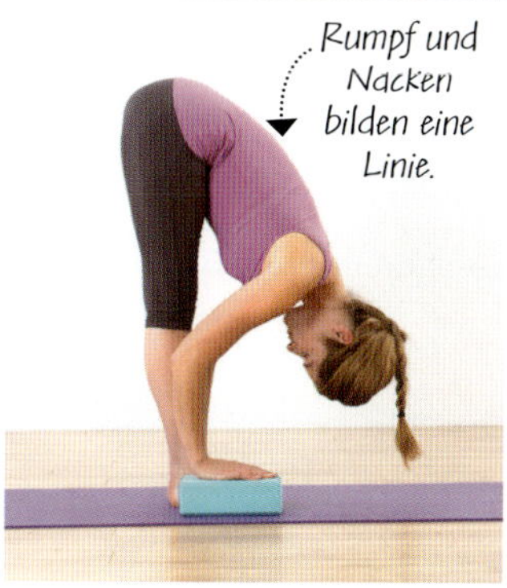
Rumpf und Nacken bilden eine Linie.

Benutzen Sie einen Klotz.

Brett

Kräftigt Arme und Oberkörper
Entwickelt Körperbewusstsein

Das Brett ist eine Haltung, die den gesamten Körper kräftigt. Zudem löst sie Verspannungen im Nacken und sorgt dafür, dass die Wirbelsäule gestreckt wird.

1 Setzen Sie sich auf die Unterschenkel, die Zehen zeigen nach hinten. Die Hände liegen auf den Oberschenkeln, die Finger zeigen nach vorn. Nacken und Rücken bilden eine Linie, das Kinn ist waagerecht. Den Atem ein- und ausströmen lassen.

Tipp Lockern Sie die Schultern durch kleine Kreisbewegungen in beide Richtungen.

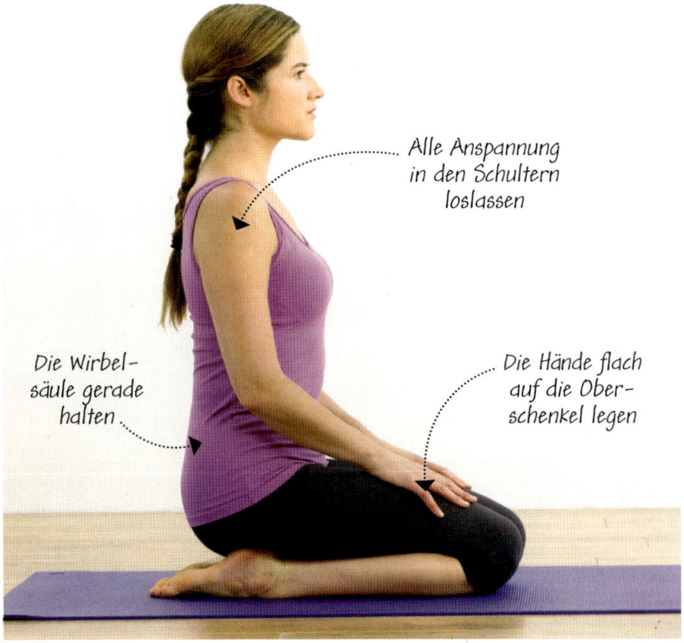
Alle Anspannung in den Schultern loslassen
Die Wirbelsäule gerade halten
Die Hände flach auf die Oberschenkel legen

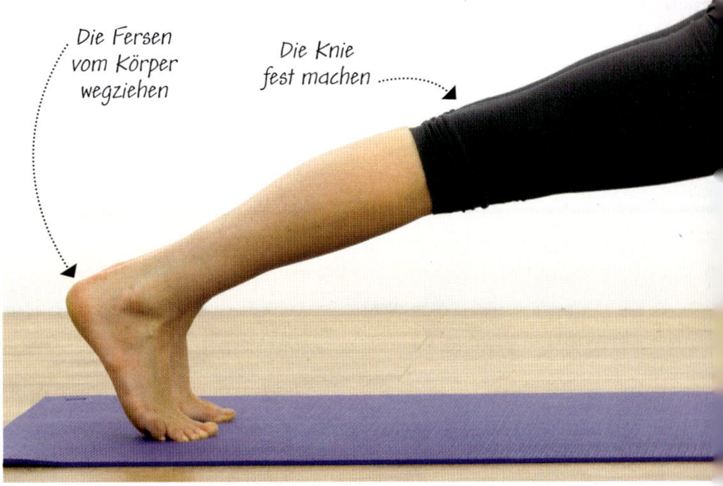
Die Fersen vom Körper wegziehen
Die Knie fest machen

Geben Sie acht ...

Häufig wird der Fehler gemacht, dass in der Bretthaltung die Körpermitte durchhängt. Prüfen Sie, ob Ihr Körper eine Gerade bildet, indem Sie an der Unterseite Ihres Körpers entlangschauen.

Die Hände falsch aufzusetzen strapaziert die Handgelenke. Stellen Sie die Arme im rechten Winkel zur Matte auf, damit Ihr Körpergewicht die Gelenke nicht überlastet.

2 Gehen Sie in den Vierfüßlerstand. Schultern, Knie und Hüften bilden eine Linie. Den Bauch Richtung Wirbelsäule ziehen, den Rücken flach machen.

Tipp Stellen Sie sich vor, dass ein quadratischer Karton zwischen Arme und Beine unter Ihren Rumpf passt.

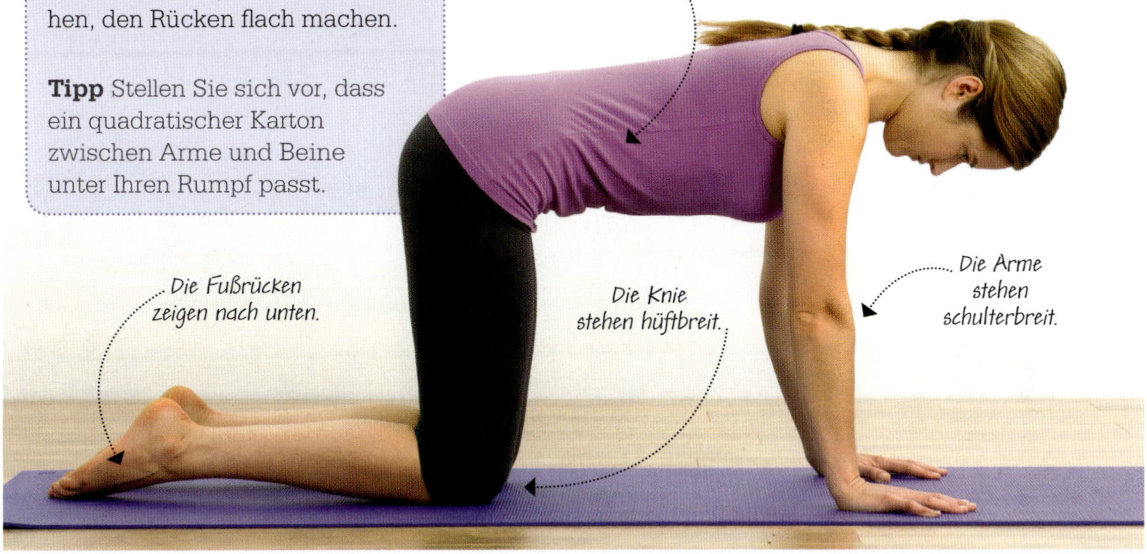
Den Bauchnabel Richtung Wirbelsäule ziehen
Die Fußrücken zeigen nach unten.
Die Knie stehen hüftbreit.
Die Arme stehen schulterbreit.

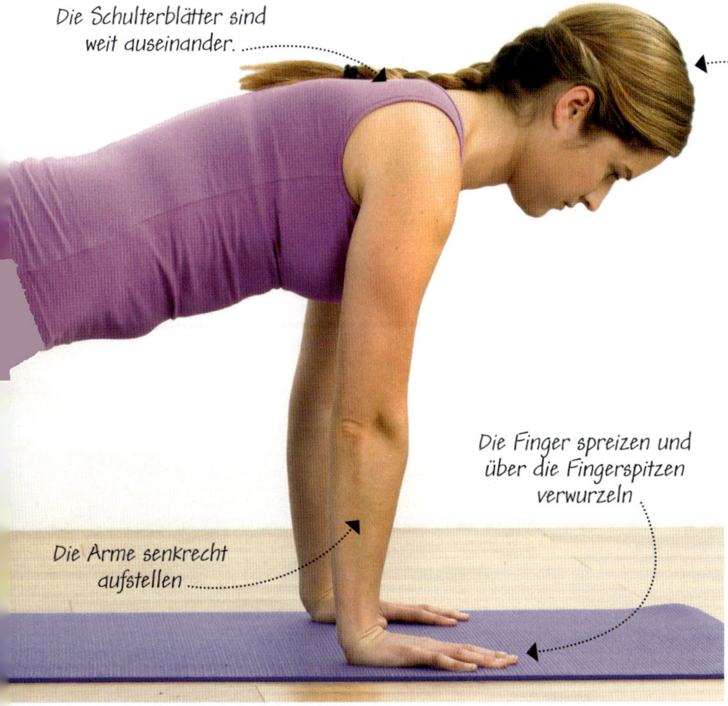
Die Schulterblätter sind weit auseinander.
Kopf und Körper bilden eine Gerade.
Die Finger spreizen und über die Fingerspitzen verwurzeln
Die Arme senkrecht aufstellen

3 Einatmen und die Beine strecken. Knie und Ellbogen fest machen und den Körper möglichst gerade halten. Stabilisieren Sie sich mit den Zehen und schieben Sie die Fersen nach hinten.

Tipp Ziehen Sie beim Einatmen den Bauch ein und »pumpen« Sie den unteren Rücken auf, damit Ihre Körpermitte nicht durchhängt.

Herabschauender Hund

Streckt Rücken und Beine • **Belebt** den Körper

Diese Haltung schenkt dem ganzen Körper Energie, beruhigt den Geist und dehnt Schultern, Oberschenkelrückseiten und Waden intensiv.

1 Beginnen Sie im Vierfüßlerstand. Die Hände stehen schulterbreit, die Knie hüftbreit. Schieben Sie die Hände leicht vor die Schultern und spreizen Sie die Finger. Ihre Mittelfinger zeigen direkt nach vorn.

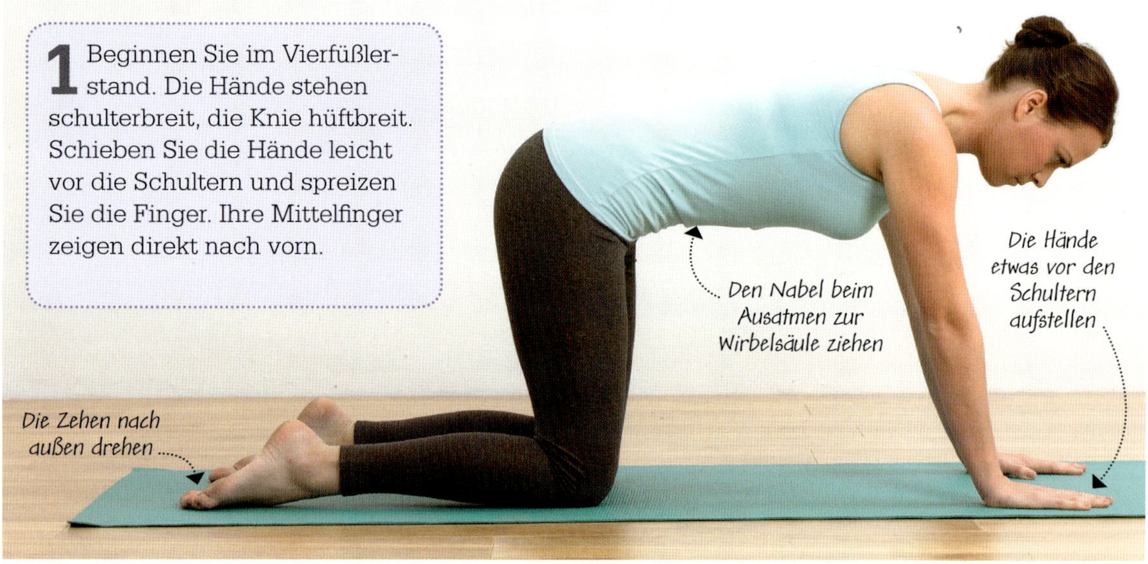
Den Nabel beim Ausatmen zur Wirbelsäule ziehen
Die Hände etwas vor den Schultern aufstellen
Die Zehen nach außen drehen

2 Die Zehen nach innen drehen, die Fersen bleiben senkrecht zum Boden. Ziehen Sie die Hüften nach hinten Richtung Füße.

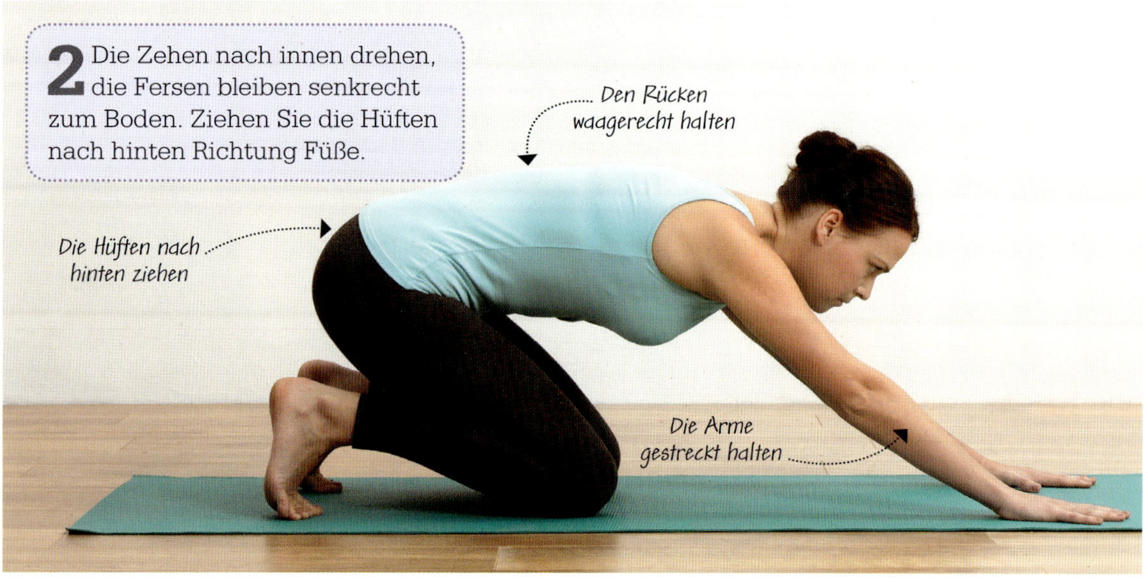
Den Rücken waagerecht halten
Die Hüften nach hinten ziehen
Die Arme gestreckt halten

3 Ausatmen und die Knie heben. Das Steißbein nach oben ziehen. Die Knie leicht gebeugt lassen und die Fersen anheben. Die Zehen spreizen und mit den Zehenspitzen im Boden verwurzeln.

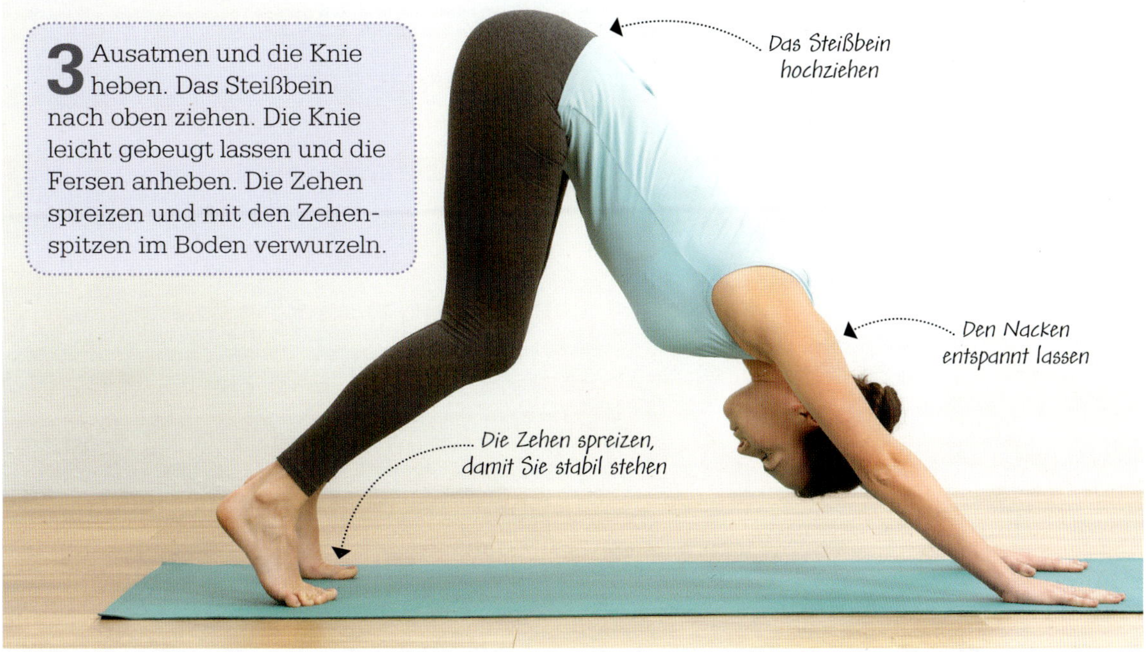
Das Steißbein hochziehen
Den Nacken entspannt lassen
Die Zehen spreizen, damit Sie stabil stehen

4 Arme und Beine schnell strecken und nach hinten auf die Fersen drücken. Den Nacken entspannen; gleichmäßig weiteratmen. Mit jedem Ausatmen die Wirbelsäule stärker strecken.

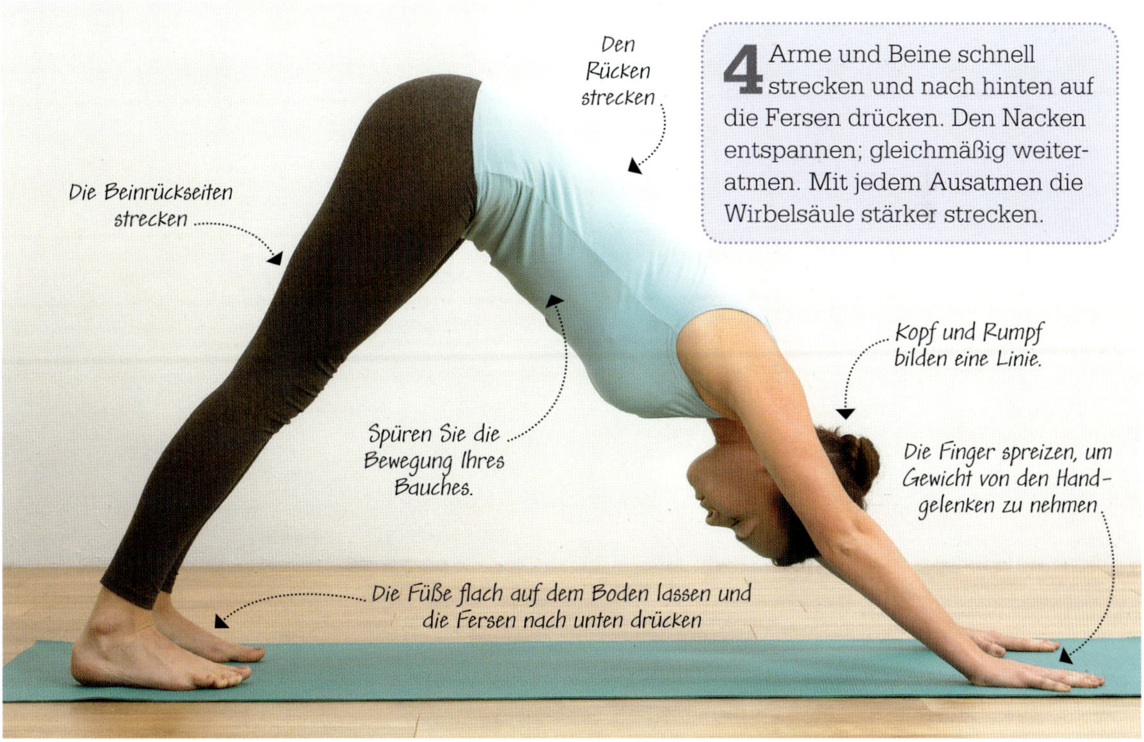
Den Rücken strecken
Die Beinrückseiten strecken
Kopf und Rumpf bilden eine Linie.
Spüren Sie die Bewegung Ihres Bauches.
Die Finger spreizen, um Gewicht von den Handgelenken zu nehmen
Die Füße flach auf dem Boden lassen und die Fersen nach unten drücken

Diagonale Dehnung

Kräftigt die Körpermitte • **Löst** Verspannung

Diese sanfte Dehnung in Bauchlage steigert schonend die Beweglichkeit der Wirbelsäule und der Rückenmuskeln. Der ausgeglichene Energiefluss durch die Wirbelsäule belebt den ganzen Körper.

1 Legen Sie sich auf den Bauch. Die Arme liegen neben dem Körper, der Kopf ist auf eine Seite gedreht, die Füße sind locker, und die großen Zehen berühren sich. Entspannen Sie sich und hören Sie auf Ihren Atem.

Tipp Spannen Sie Ihre Glieder von den Füßen beginnend an und entspannen Sie sie wieder, um vollkommen loszulassen.

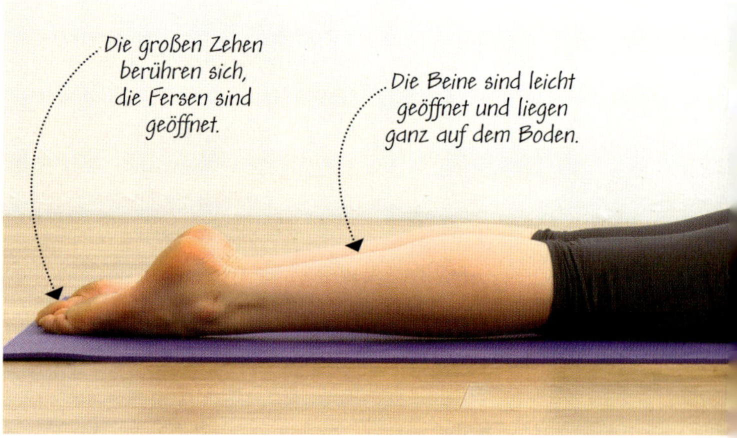
Die großen Zehen berühren sich, die Fersen sind geöffnet.
Die Beine sind leicht geöffnet und liegen ganz auf dem Boden.

2 Strecken Sie zunächst beide Arme gerade nach vorn. Einatmen und den rechten Arm und den Oberkörper anheben. Gleichzeitig das linke Bein genauso hoch und im gleichen Winkel wie den rechten Arm heben. Fünf oder zehn Atemzüge lang halten. Ausatmen und die Glieder wieder ablegen. Mit dem linken Arm und dem rechten Bein wiederholen.

Tipp Stellen Sie sich eine diagonale Linie von Ihrer rechten Hand zum linken Fuß vor. Verlängern Sie diese Linie, wenn Sie die beiden Gliedmaßen anheben.

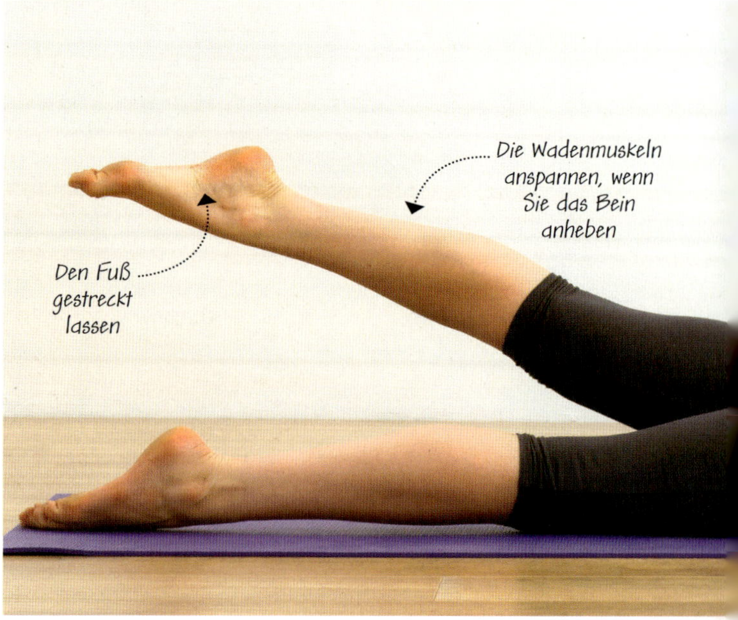
Die Wadenmuskeln anspannen, wenn Sie das Bein anheben
Den Fuß gestreckt lassen

So wird es leichter

Strecken Sie in Schritt 1 beide Arme gerade nach vorn. Halten Sie den rechten Arm gerade, beugen Sie den linken, legen Sie die Hand flach auf die Matte und die Stirn auf diese Hand. Pressen Sie diesen Arm in die Matte, um sich zu stabilisieren, wenn Sie die Glieder diagonal anheben. Mit der anderen Seite wiederholen.

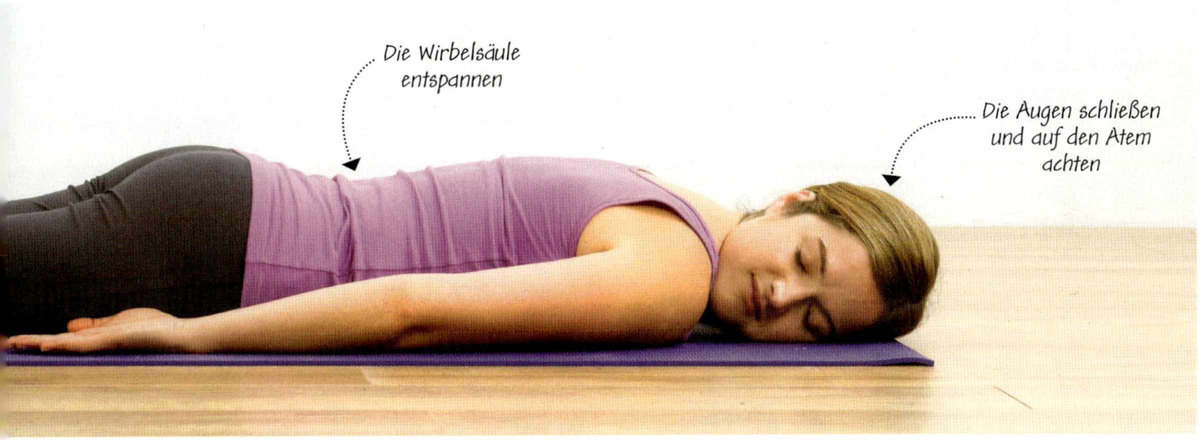
Die Wirbelsäule entspannen
Die Augen schließen und auf den Atem achten

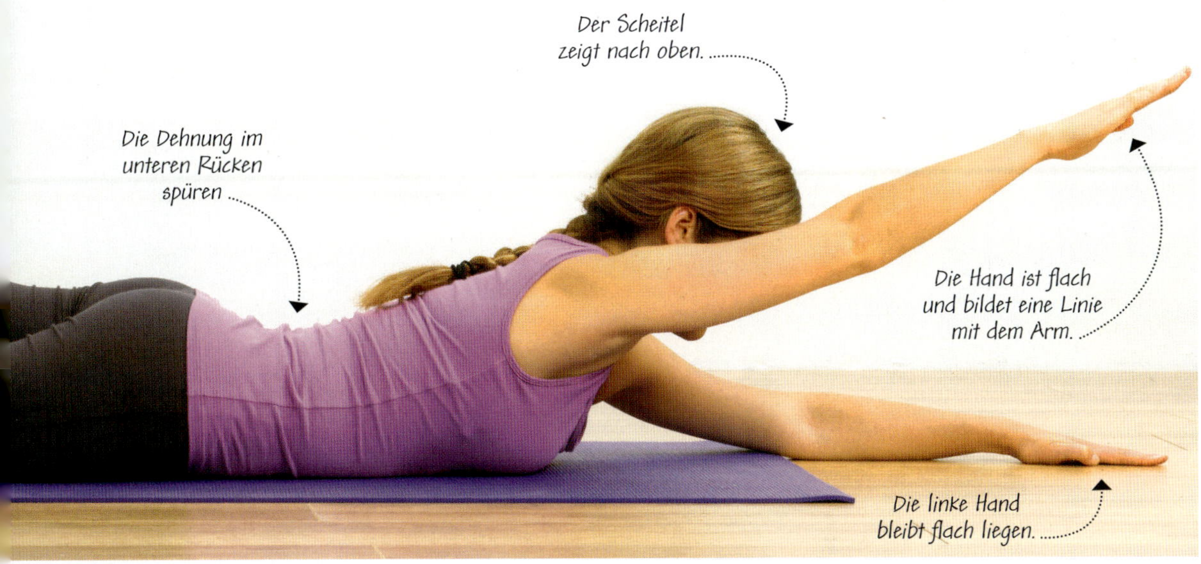
Der Scheitel zeigt nach oben.
Die Dehnung im unteren Rücken spüren
Die Hand ist flach und bildet eine Linie mit dem Arm.
Die linke Hand bleibt flach liegen.

Kobra

Kräftigt die Wirbelsäule • **Vitalisiert** den Körper

Bei dieser Haltung wird der Oberkörper mithilfe der Arme angehoben. Sie kräftigt also die Arme und Handgelenke. Die Rückbeuge erhöht die Beweglichkeit der Wirbelsäule.

1 Legen Sie sich in Bauchlage auf die Matte. Die Stirn ruht auf der Matte, die Arme liegen gestreckt neben dem Körper, die Handflächen zeigen nach oben. Strecken Sie die Beine. Die Fußrücken sind flach am Boden.

Tipp Spannen Sie die Beinmuskulatur an und pressen Sie Schambein, Oberschenkel und Fußrücken fest in die Matte.

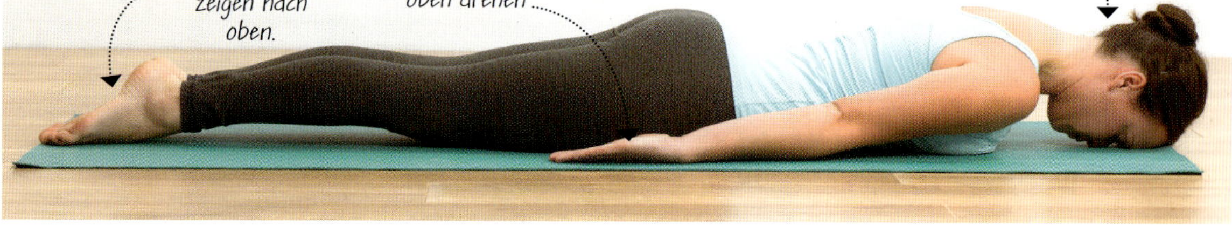

2 Ihr Kopf bleibt nach unten geneigt und die Stirn auf dem Boden. Beugen Sie die Arme und setzen Sie die Hände flach auf, ungefähr auf Brusthöhe.

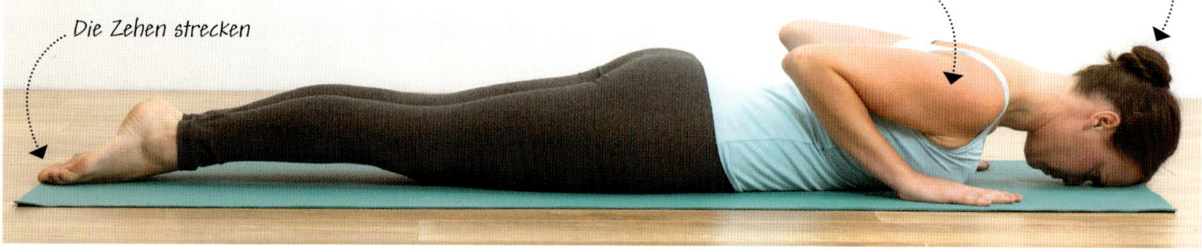
Den Kopf nach unten neigen, sodass die Stirn den Boden berührt.
Ellbogen und Schultern bilden eine Linie.
Die Zehen strecken

3 Tief einatmen und Kopf und Brust heben, dabei den Rücken nach hinten wölben und die Schulterblätter zusammenziehen. Fünf bis zehn Atemzüge lang halten, dann sanft in die Ausgangsposition zurückkehren.

Tipp Ziehen Sie den unteren Bauch von der Matte weg, um die Wölbung der Wirbelsäule auszugleichen.

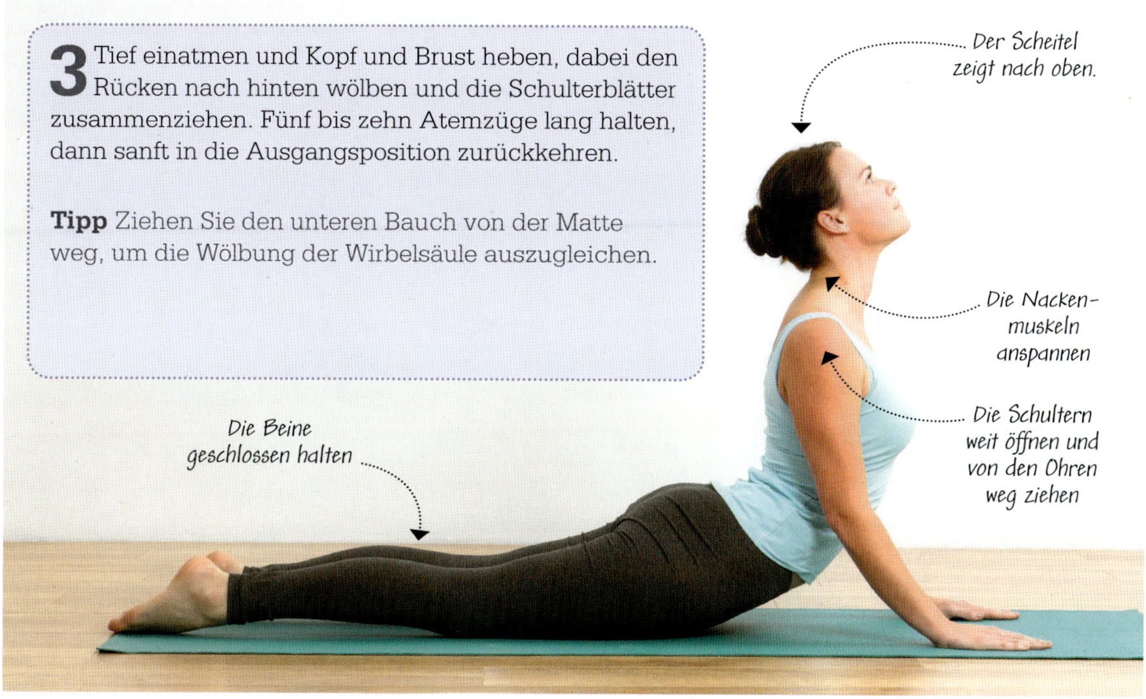
Der Scheitel zeigt nach oben.
Die Nackenmuskeln anspannen
Die Schultern weit öffnen und von den Ohren weg ziehen
Die Beine geschlossen halten

Geben Sie acht ...

Drücken Sie nicht die Arme durch, um den Kopf anzuheben. Das ist ein häufiger Fehler. Lassen Sie die Arme gebeugt. Arbeiten Sie daran, die Dehnung mit der Zeit schonend zu vertiefen.

Ziehen Sie die Schultern nicht zu den Ohren, da das die Halswirbel belastet.

Überdehnen Sie nicht den Rücken. Heben Sie den Rumpf nur so weit an, wie es angenehm ist.

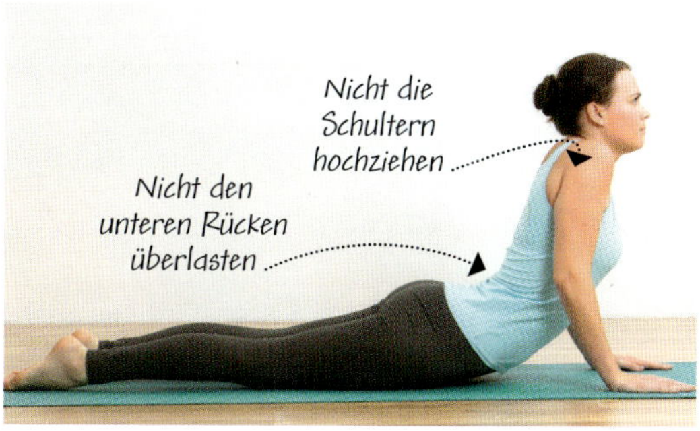
Nicht die Schultern hochziehen
Nicht den unteren Rücken überlasten

So wird es leichter

Machen Sie die »Sphinx«: Legen Sie die Unterarme flach auf die Matte, die Ellbogen sind unter den Schultern. Einatmen und Brust, Schultern und Kopf heben. Geradeaus blicken und fünf bis zehn Atemzüge lang halten.

Zum Lockern eines verspannten Nackens einatmen und den Kopf um 90 Grad drehen. Nach ein bis zwei Atemzügen zur anderen Seite drehen.

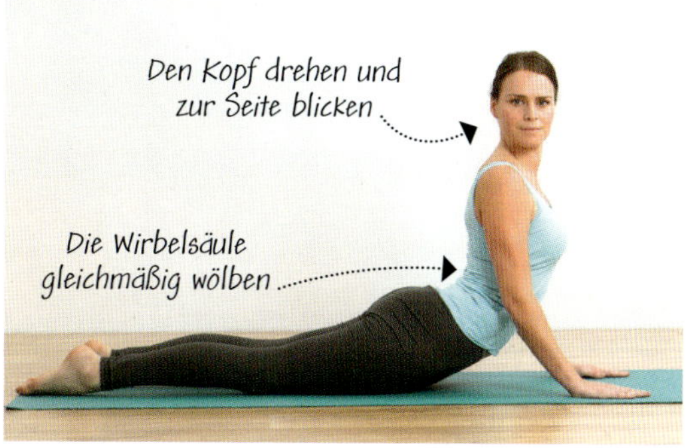
Den Kopf drehen und zur Seite blicken
Die Wirbelsäule gleichmäßig wölben

1 2 3

Kindhaltung

Beruhigt den Geist • **Entspannt** Nacken und Rücken

Diese Entspannungshaltung ist ein Ausgleich zu Rückbeugen. Nach Umkehrhaltungen normalisiert sie die Durchblutung und gibt den Muskeln neue Kraft. Sie können damit andere Haltungen vorbereiten oder sich von ihnen erholen.

1 Knien Sie sich auf den Boden. Die großen Zehen berühren sich dabei. Auf den Fersen sitzen, die Knie hüftbreit öffnen und die Wirbelsäule aufrichten. Eine Hand umfasst das andere Handgelenk.

Tipp Entspannen Sie Ihre Gesichtsmuskeln und den Schultergürtel.

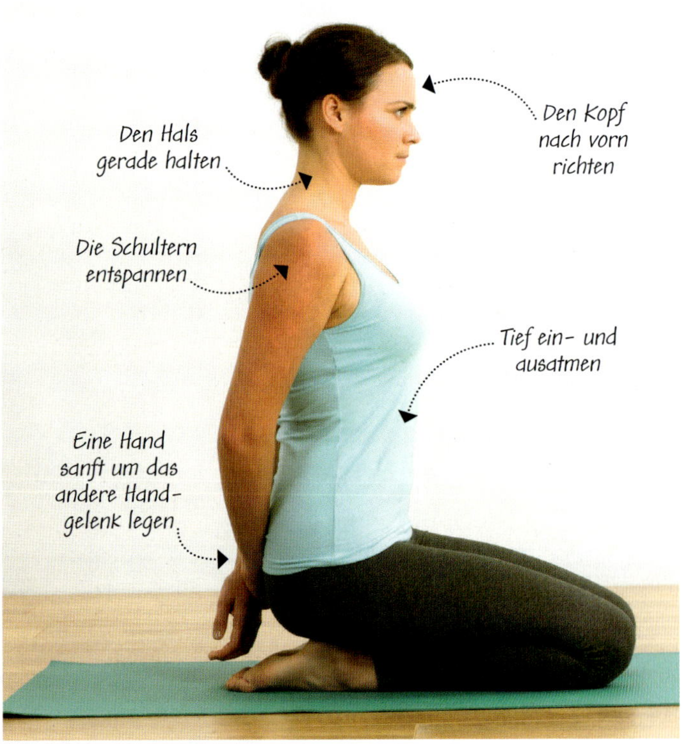
Den Hals gerade halten
Den Kopf nach vorn richten
Die Schultern entspannen
Tief ein- und ausatmen
Eine Hand sanft um das andere Handgelenk legen

So wird es leichter

Wenn Sie Ihre Stirn nicht bis zur Matte senken können, legen Sie sich ein Kissen unter (siehe rechts). Pressen Sie Ihre Nase nicht in das Kissen, da das Ihre Atmung behindern würde.

Wenn Sie einen unangenehmen Druck auf den Bauch verspüren, öffnen Sie Ihre Knie und Füße 5–10 cm weit, um ihn zu reduzieren.

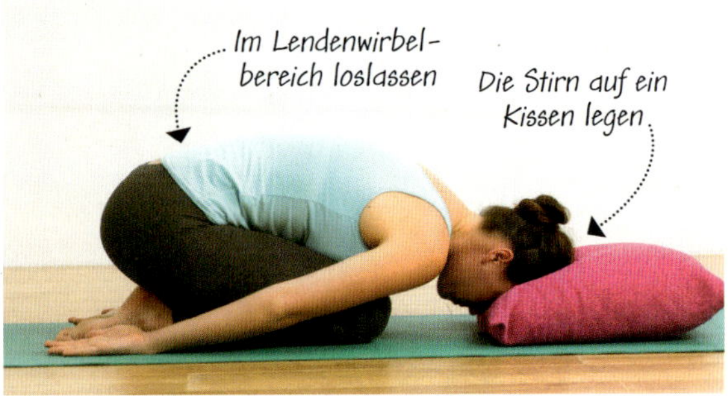
Im Lendenwirbelbereich loslassen
Die Stirn auf ein Kissen legen

2 Atmen Sie tief aus und senken Sie langsam Hände, Kopf und Brust so tief Sie können. Beugen Sie sich aus der Hüfte vor, bis Ihre Stirn die Matte berührt.

Tipp Weiten Sie das Kreuzbein, dann die Schulterblätter, um Brust und Bauch an die Oberschenkel zu schmiegen.

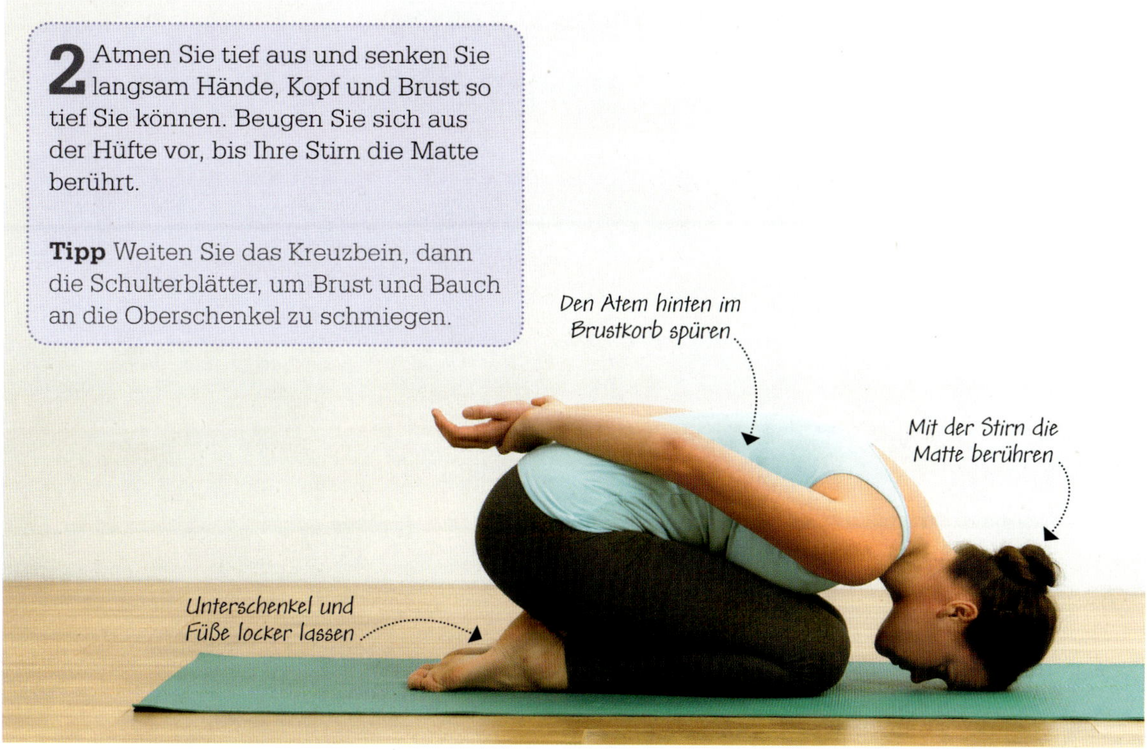
Den Atem hinten im Brustkorb spüren
Mit der Stirn die Matte berühren
Unterschenkel und Füße locker lassen

3 Lösen Sie Ihre Hände voneinander und legen Sie die Handrücken auf den Boden. Auf den Atem achten. Sie können diese Position mehrere Minuten halten.

Tipp Entspannen Sie Ihre Wirbelsäule in einer sanften Rundung.

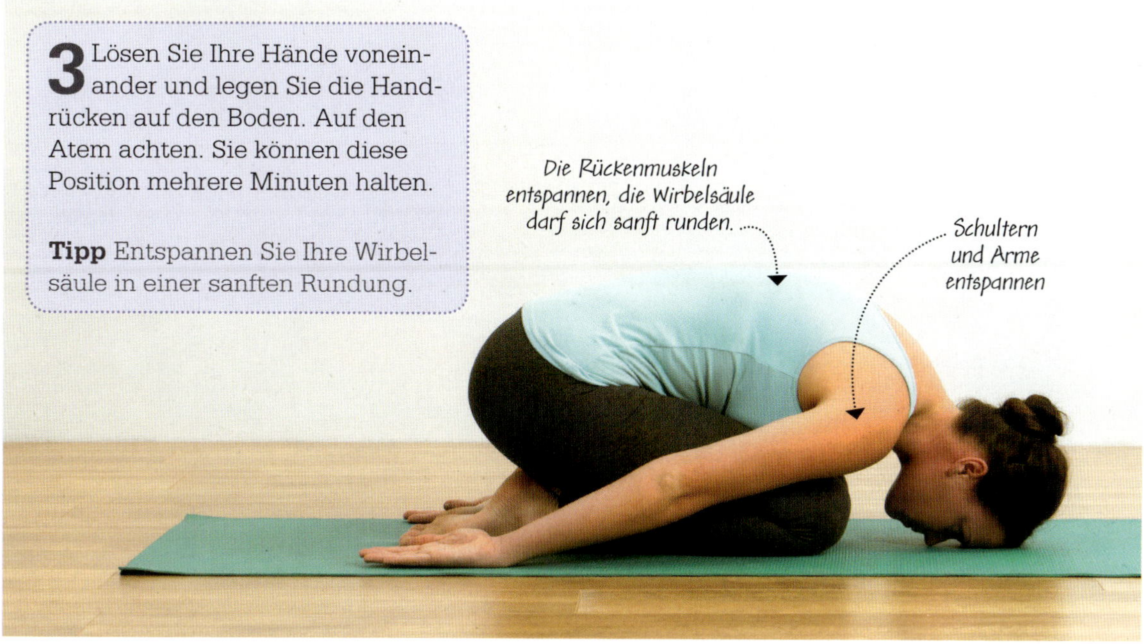
Die Rückenmuskeln entspannen, die Wirbelsäule darf sich sanft runden.
Schultern und Arme entspannen

Sonnengruß

Erhöht Kraft und Beweglichkeit • **Steigert** die Harmonie

Mit diesem fließenden Zyklus von Haltungen wird traditionell die aufgehende Sonne begrüßt. Er wärmt die Muskeln, bewegt die Wirbelsäule und synchronisiert Atem und Bewegungen.

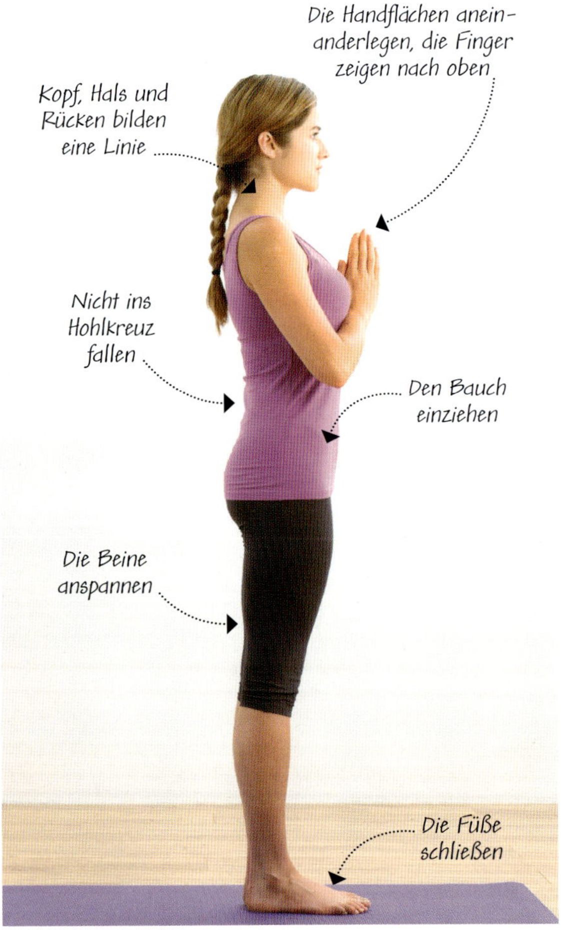
Die Handflächen aneinanderlegen, die Finger zeigen nach oben
Kopf, Hals und Rücken bilden eine Linie
Nicht ins Hohlkreuz fallen
Den Bauch einziehen
Die Beine anspannen
Die Füße schließen

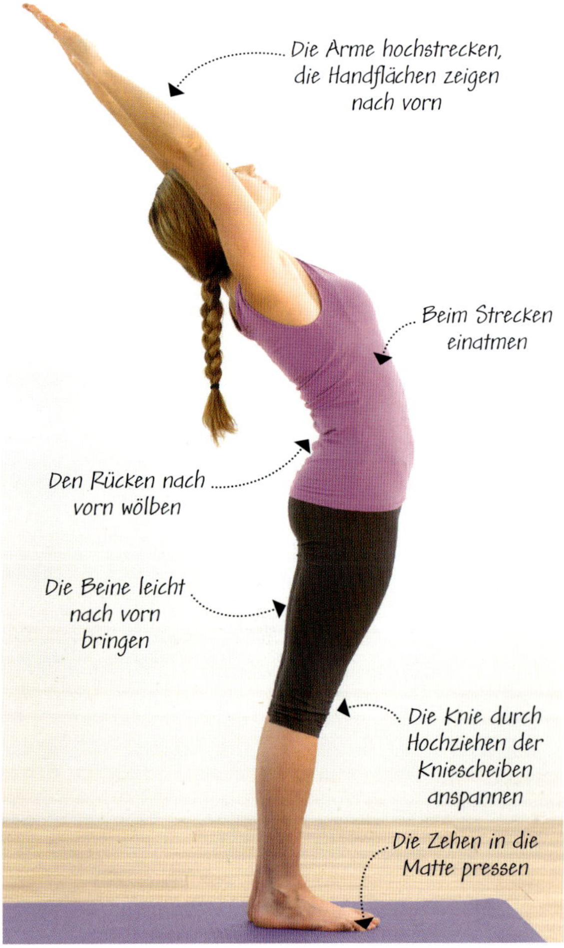
Die Arme hochstrecken, die Handflächen zeigen nach vorn
Beim Strecken einatmen
Den Rücken nach vorn wölben
Die Beine leicht nach vorn bringen
Die Knie durch Hochziehen der Kniescheiben anspannen
Die Zehen in die Matte pressen

1 Beginnen Sie in der Berghaltung (siehe S. 44–45). Blicken Sie geradeaus und konzentrieren Sie sich auf Ihre Haltung und die Atmung. Mit dem Ausatmen die Hände vor der Brust in Gebetshaltung bringen. Die Beine anspannen und die Füße verwurzeln.

2 Atmen Sie tief ein. Die Arme heben, die Handflächen zeigen nach vorn. Aus der Taille nach hinten beugen, die Hüften nach vorn schieben und die Beine gestreckt lassen. Die Schultern entspannt und die Arme geöffnet lassen, wenn Sie die Hände heben.

3 Atmen Sie aus, beugen Sie sich aus den Hüften vor und setzen Sie die Hände flach neben den Füßen auf. Positionieren Sie sie schon für die nächsten sieben Schritte korrekt. Die Beinmuskeln bleiben angespannt, um die Beugung des Oberkörpers zu unterstützen.

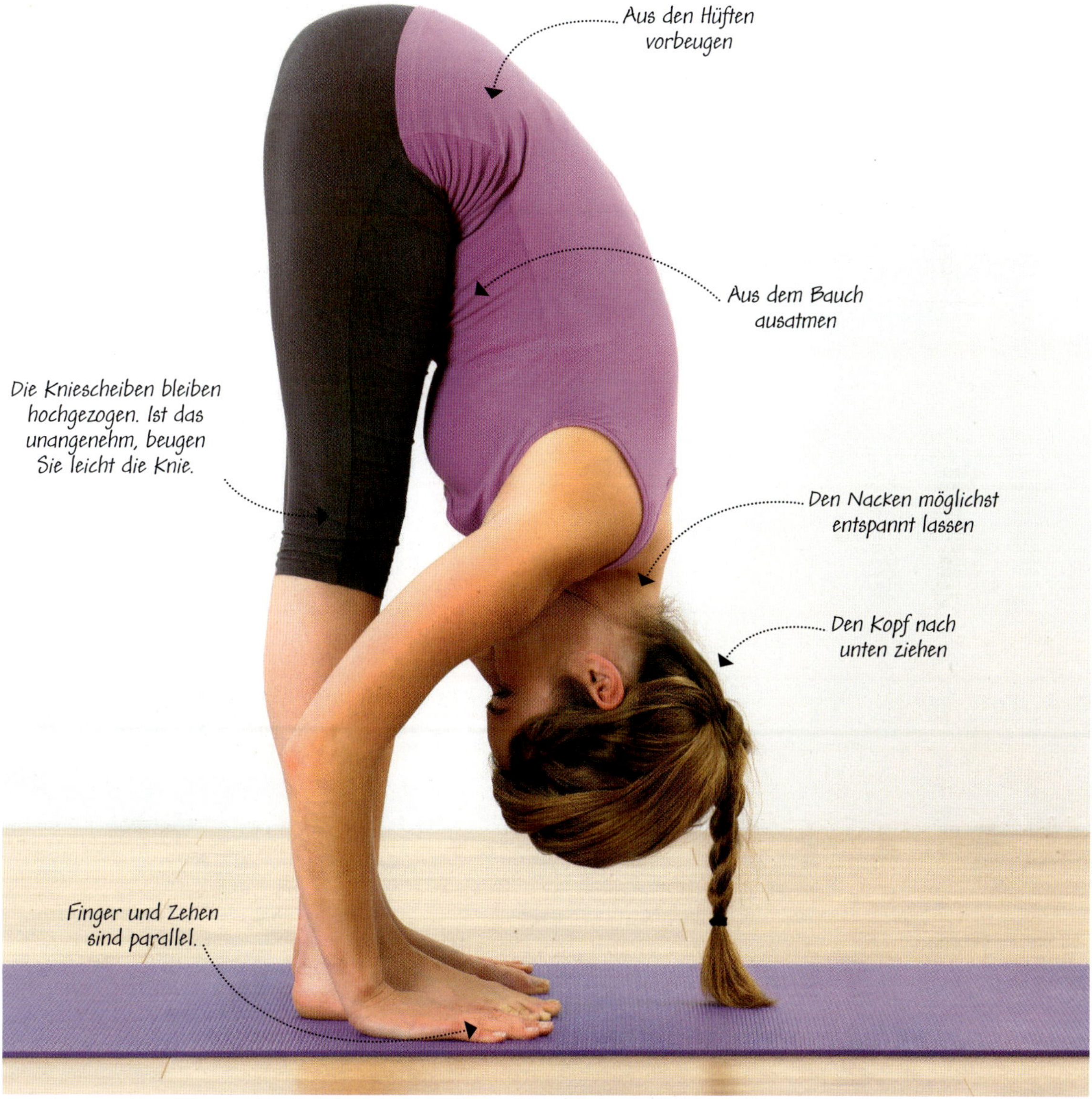
Aus den Hüften vorbeugen
Aus dem Bauch ausatmen
Die Kniescheiben bleiben hochgezogen. Ist das unangenehm, beugen Sie leicht die Knie.
Den Nacken möglichst entspannt lassen
Den Kopf nach unten ziehen
Finger und Zehen sind parallel.

4 Atmen Sie ein, beugen Sie das linke Bein und strecken Sie das rechte nach hinten, das Knie bleibt auf dem Boden. Ziehen Sie die Schulterblätter zusammen und pressen Sie die Fingerspitzen in die Matte, um die Arme zu stabilisieren. Heben Sie das Gesicht Richtung Decke, um den Körper zu einem Halbrund zu wölben.

Tipp Beugen Sie das rechte Knie leicht, bevor Sie einen Schritt nach hinten machen.

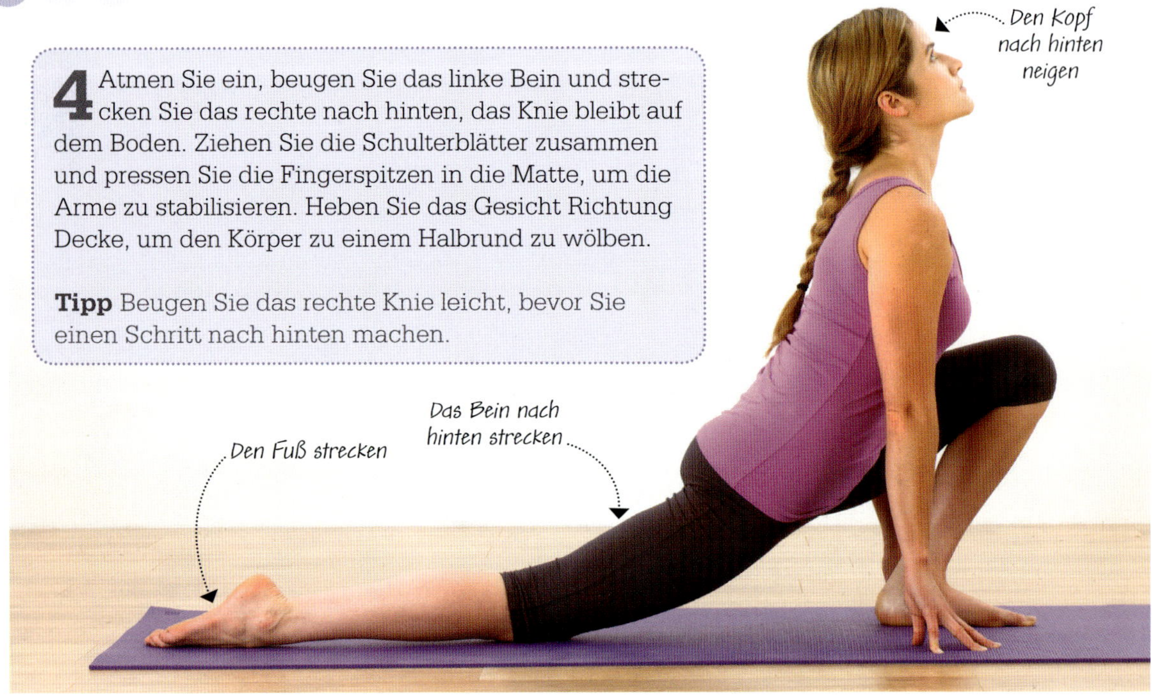
Den Kopf nach hinten neigen
Das Bein nach hinten strecken
Den Fuß strecken

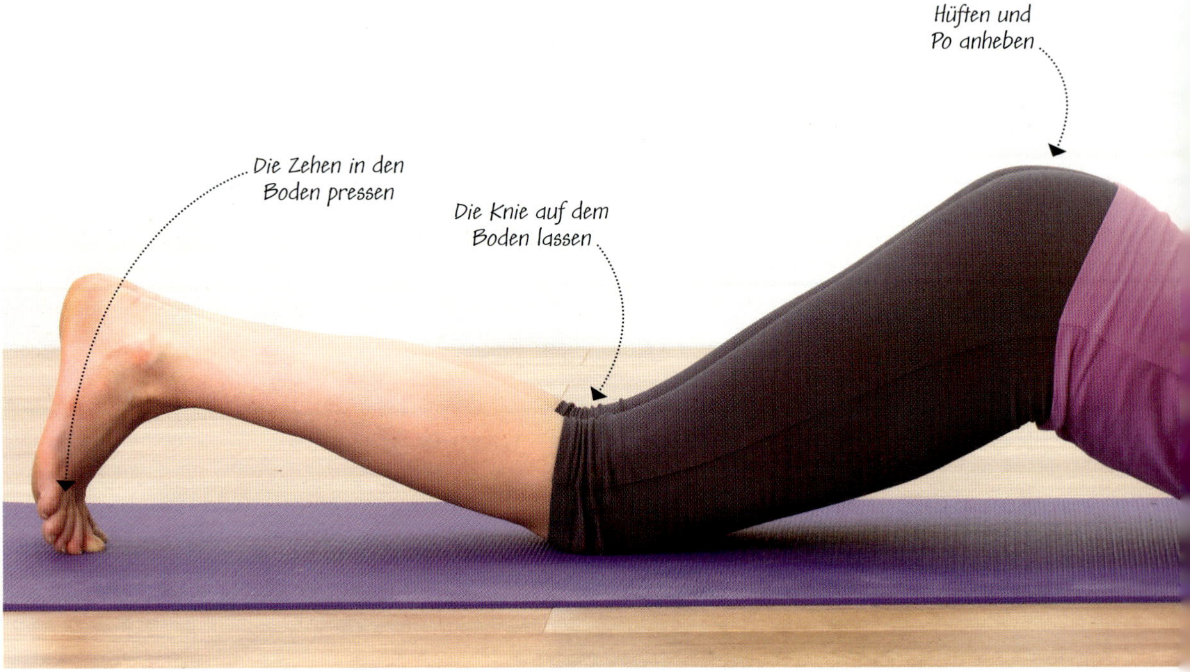
Hüften und Po anheben
Die Zehen in den Boden pressen
Die Knie auf dem Boden lassen

5 Halten Sie den Atem an und setzen Sie den anderen Fuß nach hinten. Kopf, Hals, Rücken und Beine bilden eine schräge Ebene.

Tipp Setzen Sie die Handflächen schulterbreit und die Füße hüftbreit auf.

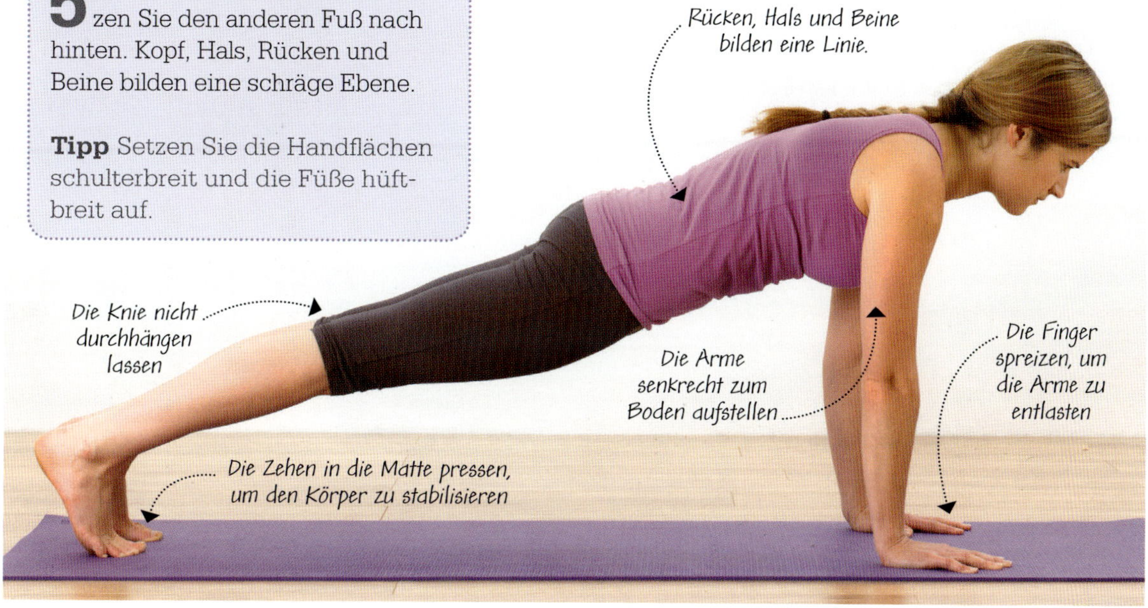
Rücken, Hals und Beine bilden eine Linie.
Die Knie nicht durchhängen lassen
Die Arme senkrecht zum Boden aufstellen
Die Finger spreizen, um die Arme zu entlasten
Die Zehen in die Matte pressen, um den Körper zu stabilisieren

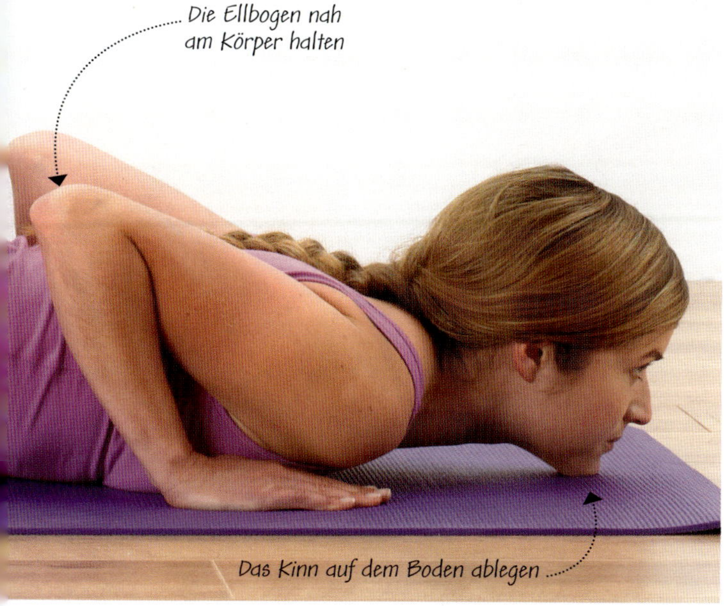
Die Ellbogen nah am Körper halten
Das Kinn auf dem Boden ablegen

6 Atmen Sie aus und nähern Sie die Knie dem Boden. Schultern und Fingerspitzen bilden eine Linie. Mit aufgestellten Zehen Kinn und Brust Richtung Boden bringen, bis sie die Matte berühren. Hüften und Po bleiben angehoben.

Tipp Halten Sie die Ellbogen nah am Körper.

So wird es leichter

Es ist zu Anfang nicht einfach, Atem und Bewegung zu synchronisieren. Können Sie Haltung und geforderte Ein- bzw. Ausatmung nicht koordinieren, halten Sie eine Position einen Atemzug lang und gehen dann zur nächsten Haltung über.

7 Einatmen, die Hüften senken und die Beine nach hinten strecken. Den Oberkörper mithilfe der Arme anheben und die Wirbelsäule so wölben, dass Sie nach oben blicken. Bauch und Beine entspannt lassen.

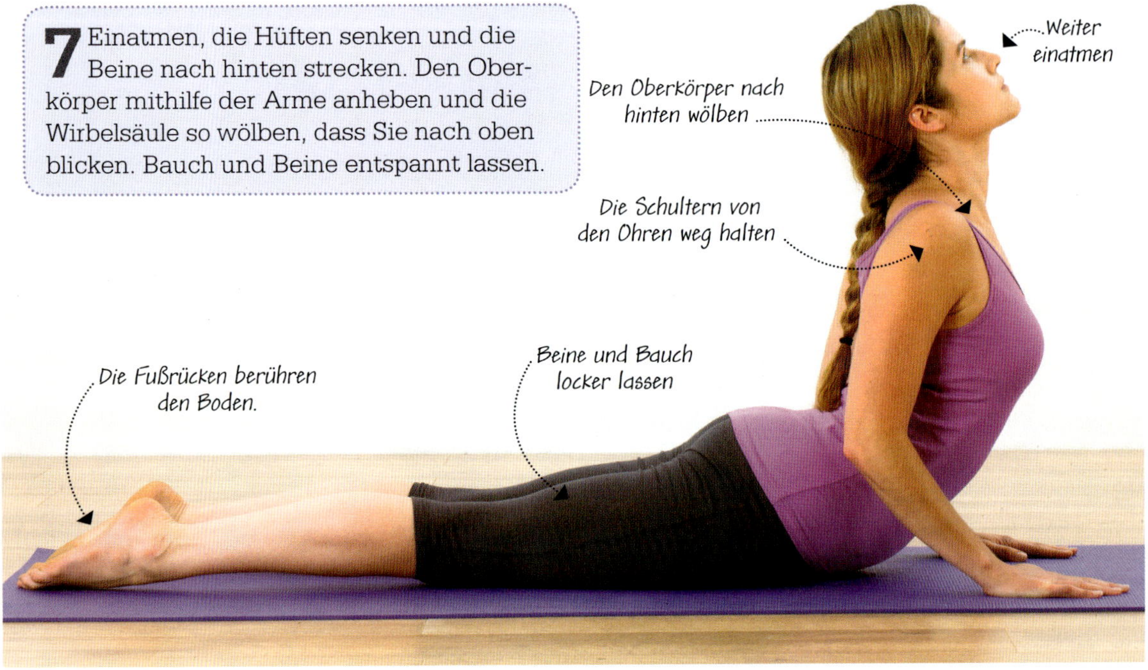
Weiter einatmen
Den Oberkörper nach hinten wölben
Die Schultern von den Ohren weg halten
Die Fußrücken berühren den Boden.
Beine und Bauch locker lassen

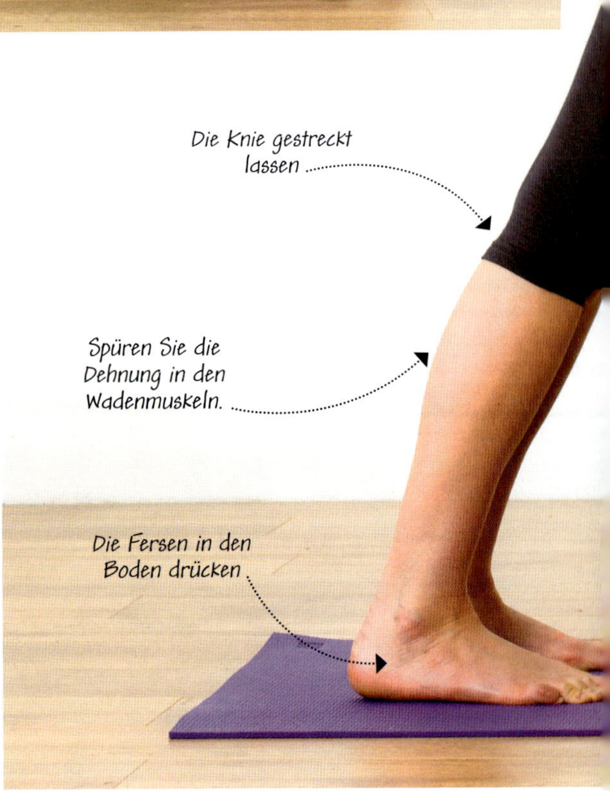
Die Knie gestreckt lassen
Spüren Sie die Dehnung in den Wadenmuskeln.
Die Fersen in den Boden drücken

8 Ausatmen, die Zehen aufstellen, die Hüften heben und ein umgekehrtes V bilden. Schieben Sie die Hüften möglichst weit nach hinten, halten Sie den Rücken gerade, und drücken Sie die Fersen nach unten.

Tipp Wenn Ihre Fersen stark angehoben sind, schieben Sie Ihre Füße nach vorn, um die Fersen dem Boden anzunähern.

Was Sie vermeiden sollten

In Schritt 7 besteht die Gefahr, dass man die Schultern Richtung Ohren zieht und die Halswirbel zu stark komprimiert, weil man den Kopf zu sehr nach hinten neigt. Beugen Sie die Ellbogen etwas, um die Schultern zu senken. Machen Sie sich die Haltung von Hals und Kopf bewusst, und längen Sie den Nacken, um den Kopf zurückzuneigen.

Ein häufiger Fehler ist, dass man in der Bewegungsfolge die Gliedmaßen falsch positioniert und die Ausrichtung verliert. Üben Sie die Haltungen erst einzeln der Reihe nach. Wenn Sie die gesamte Abfolge üben, stehen Ihre Füße zu Beginn am vorderen Mattenende und kehren am Ende (siehe S. 71) in diese Position zurück.

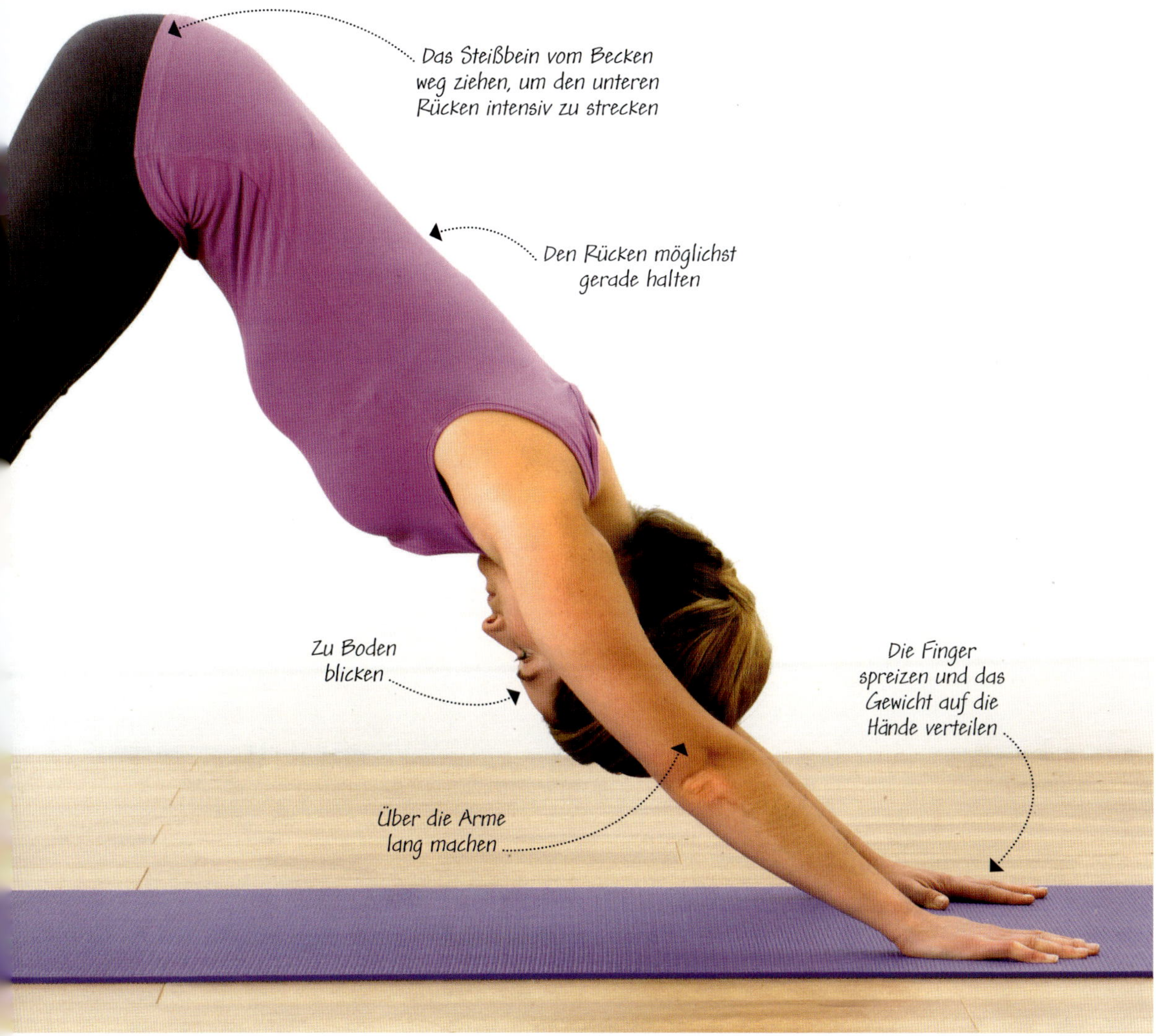
Das Steißbein vom Becken weg ziehen, um den unteren Rücken intensiv zu strecken
Den Rücken möglichst gerade halten
Zu Boden blicken
Die Finger spreizen und das Gewicht auf die Hände verteilen
Über die Arme lang machen

9 Tief einatmen, das rechte Bein nach vorn bringen und die Finger neben den Zehen aufstellen. Das linke Knie auf dem Boden lassen. Den Rücken wölben und nach oben blicken. Die Finger und den rechten Fuß in den Boden pressen, um den Körper zu stabilisieren.

Tipp Entspannen Sie die Hüften und ziehen Sie sie nach vorn. Lehnen Sie sich zum Bein. So bringen Sie Ihren Körper in einen Bogen.

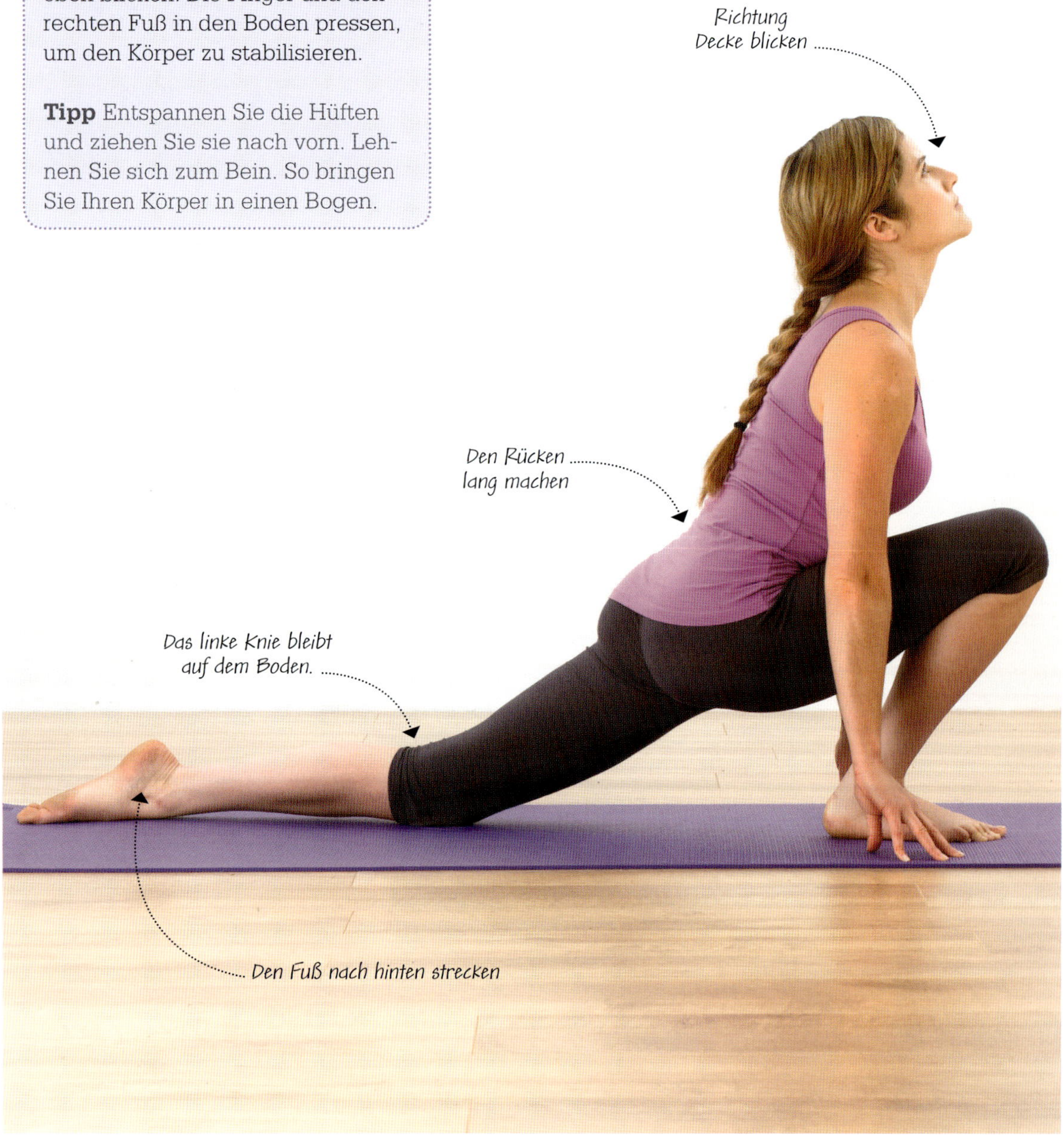
Richtung
Decke blicken
Den Rücken
lang machen
Das linke Knie bleibt
auf dem Boden.
Den Fuß nach hinten strecken

10 Ausatmen und den linken Fuß nach vorn neben den rechten bringen. Die Beine so stark wie möglich strecken. Beugen Sie sich vor und versuchen Sie, mit dem Kopf Ihre Beine zu berühren.

11 Tief einatmen und den Oberkörper aufrichten. Die Arme dabei nach oben ziehen. Beugen Sie sich dann aus der Taille zurück, und schieben Sie die Hüften nach vorn. Die Beine gestreckt lassen.

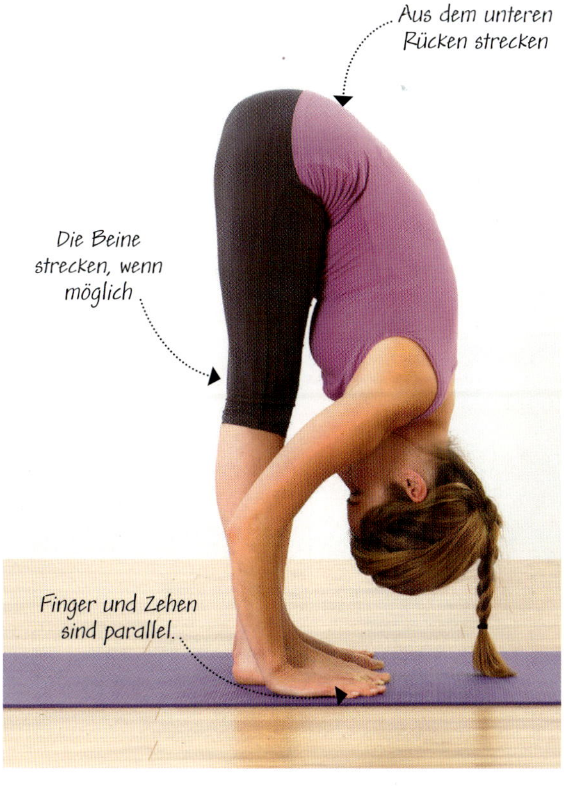
Aus dem unteren Rücken strecken
Die Beine strecken, wenn möglich
Finger und Zehen sind parallel.

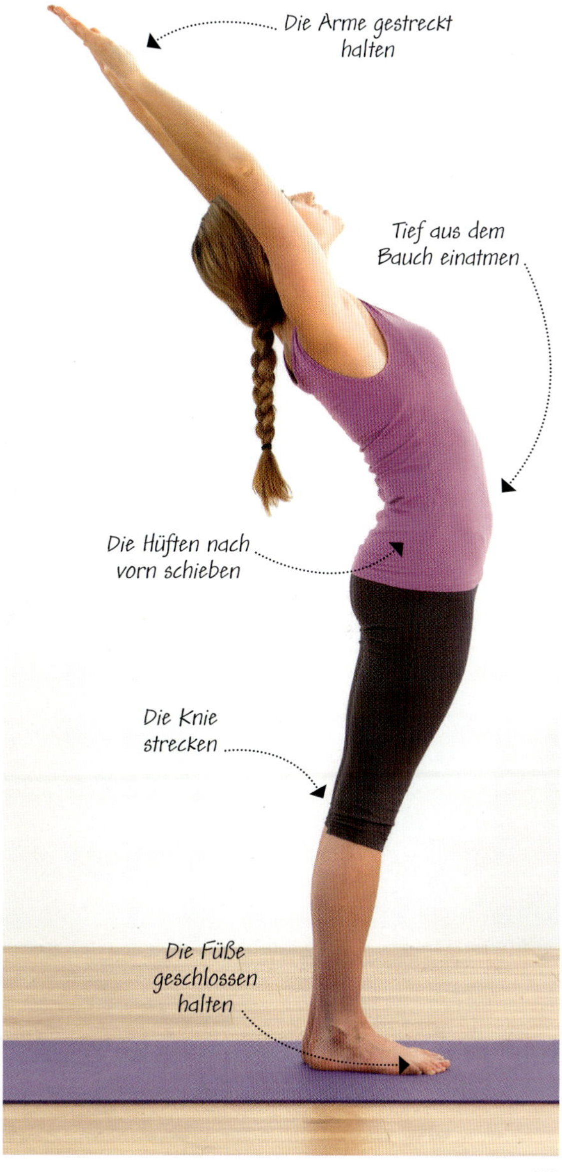
Die Arme gestreckt halten
Tief aus dem Bauch einatmen
Die Hüften nach vorn schieben
Die Knie strecken
Die Füße geschlossen halten

Drehung im Liegen

Löst Verspannungen im Rücken • **Wirkt** entschlackend

Diese belebende Haltung löst Verspannungen, weil sie Wirbelsäule und Beine dehnt und entspannt. Das Drehen des Oberkörpers kräftigt und entgiftet die Organe im Bauchbereich.

1 Beginnen Sie in Rückenlage. Die Schultern sind locker, die Arme vom Körper weg, und die Handflächen zeigen nach oben.

Tipp Atmen Sie alle Anspannung, die Sie im Rücken spüren, aus. So bereiten Sie Ihre Wirbelsäule für die Drehung vor.

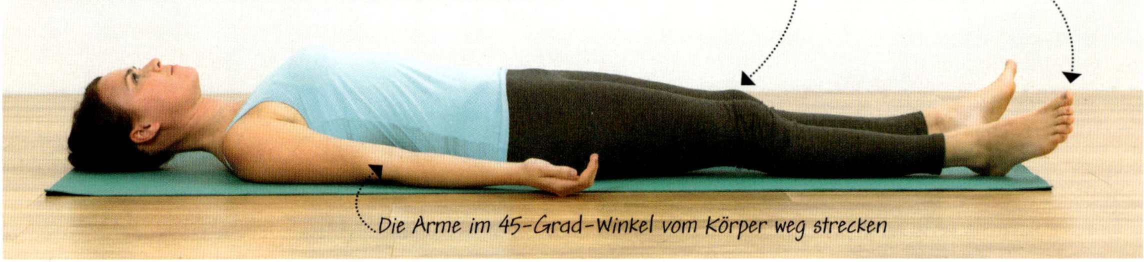
Die Knie sind leicht geöffnet, die Beine locker.
Die Füße entspannen, sodass sie nach außen fallen
Die Arme im 45-Grad-Winkel vom Körper weg strecken

2 Beugen Sie das rechte Knie, bis die Zehen neben dem linken Knie sind. Ausatmen und das rechte Knie mit der linken Hand über das linke Knie führen. Die Zehen an das linke Bein drücken. Den rechten Arm wegstrecken.

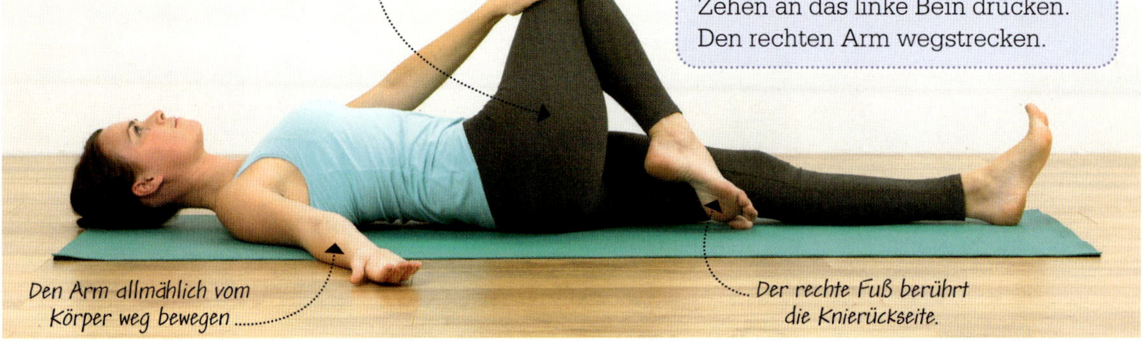
Die rechte Pobacke anheben
Den Arm allmählich vom Körper weg bewegen
Der rechte Fuß berührt die Knierückseite.

3 Atmen Sie erneut aus. Drehen Sie sich weiter, bis das rechte Knie den Boden berührt. Dabei den rechten Arm gerade vom Körper weg strecken und den Kopf in dieselbe Richtung drehen. Fünf bis zehn Atemzüge lang halten. Einatmen, locker lassen und in Position 1 zurückkehren.

Tipp Drücken Sie das rechte Bein sanft mit der linken Hand nach unten, um die unteren Wirbel noch stärker zu drehen, und verwurzeln Sie sich mit der rechten Schulter, um die Drehung nach oben fortzusetzen.

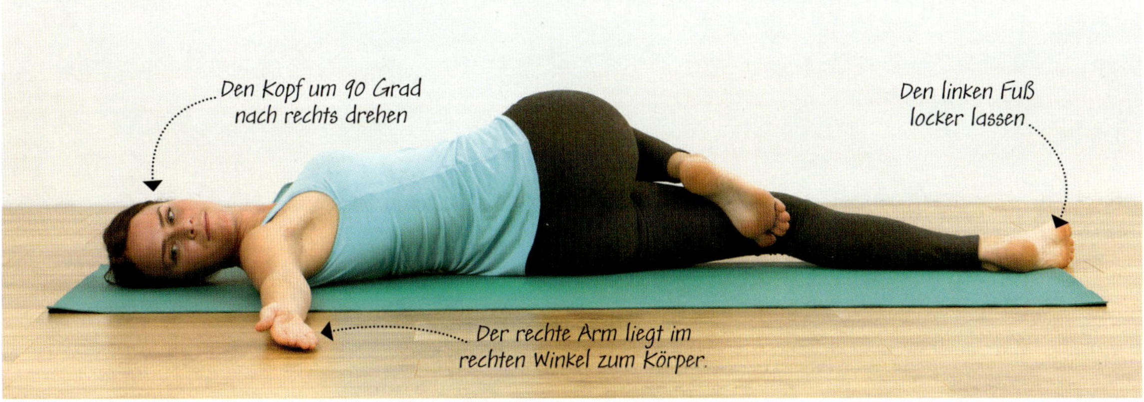
Den Kopf um 90 Grad nach rechts drehen
Den linken Fuß locker lassen
Der rechte Arm liegt im rechten Winkel zum Körper

4 Drehen Sie sich nun in die Gegenrichtung: Rollen Sie das linke Knie zur rechten Seite und strecken Sie den linken Arm im rechten Winkel ab. Fünf bis zehn Atemzüge lang halten. Atmen Sie ein und kehren Sie langsam in die Ausgangsposition zurück.

So wird es leichter

Legen Sie ein Kissen unter das angewinkelte Knie, wenn Sie es nicht bequem auf der Matte ablegen können.

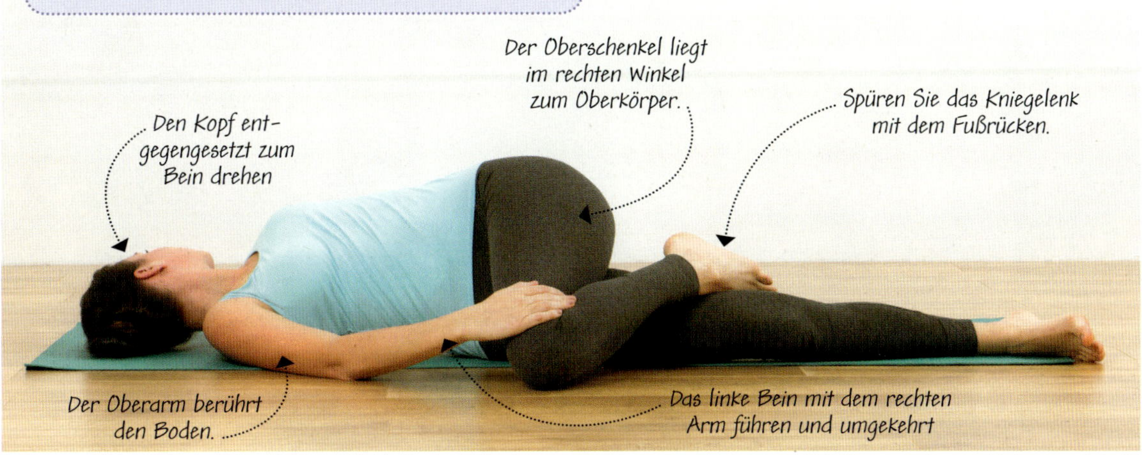
Der Oberschenkel liegt im rechten Winkel zum Oberkörper.
Den Kopf entgegengesetzt zum Bein drehen
Spüren Sie das Kniegelenk mit dem Fußrücken.
Der Oberarm berührt den Boden.
Das linke Bein mit dem rechten Arm führen und umgekehrt

Gebundener Winkel

Kräftigt die Hüften • **Verbessert** die Durchblutung

Diese Haltung öffnet die Hüften und verbessert die Durchblutung. Darüber hinaus löst sie Verspannungen in Hüften, Beinen und unterem Rücken und baut wirksam Stress ab.

1 Setzen Sie sich auf den Boden. Die Beine sind nach vorn gestreckt. Beugen Sie die Knie und pressen Sie die Fußsohlen aneinander. Halten Sie den Rücken gerade.

Tipp Pressen Sie die Finger oder die Handflächen hinter den Oberschenkeln in den Boden und strecken Sie den Rücken. Mit dem Einatmen die Schultern leicht nach hinten ziehen und die Brust öffnen.

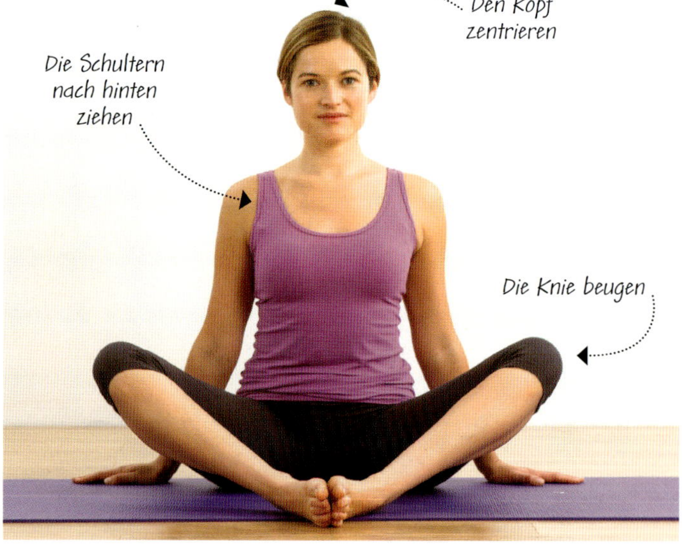
Den Kopf zentrieren
Die Schultern nach hinten ziehen
Die Knie beugen

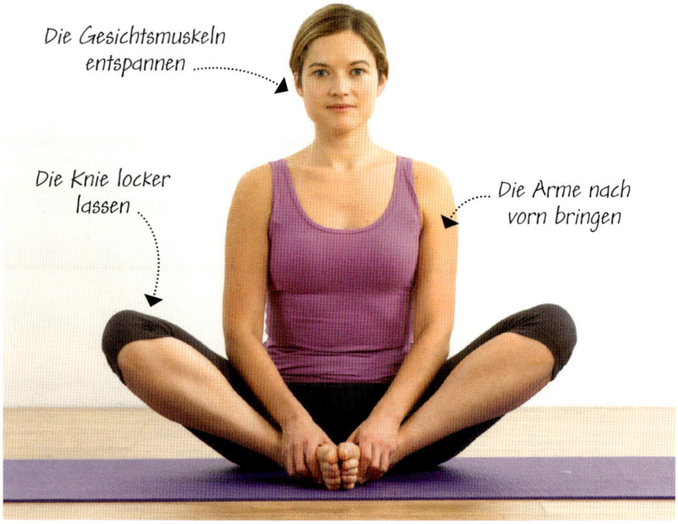
Die Gesichtsmuskeln entspannen
Die Knie locker lassen
Die Arme nach vorn bringen

2 Pressen Sie die Füße fest zusammen. Bringen Sie die Hände nach vorn und fassen Sie die Füße mit festem Griff. Die Wirbelsäule bleibt aufrecht und der Kopf zentriert.

Tipp Legen Sie die Daumen in die Fußgewölbe und die anderen Finger um die Fußrücken, um die Füße mit festem Griff zu fassen.

3 Bewegen Sie mit dem Ausatmen die Knie nach außen und unten, sodass sich die Hüften öffnen. Strecken Sie gleichzeitig die Wirbelsäule.

Tipp Halten Sie die Füße mit festem Griff. So haben Sie einen Anker, von dem aus Sie den Rücken strecken können.

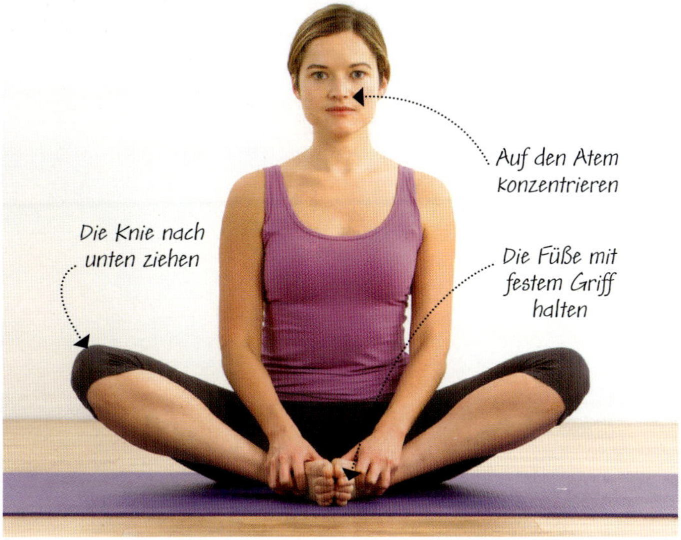
Auf den Atem konzentrieren
Die Knie nach unten ziehen
Die Füße mit festem Griff halten

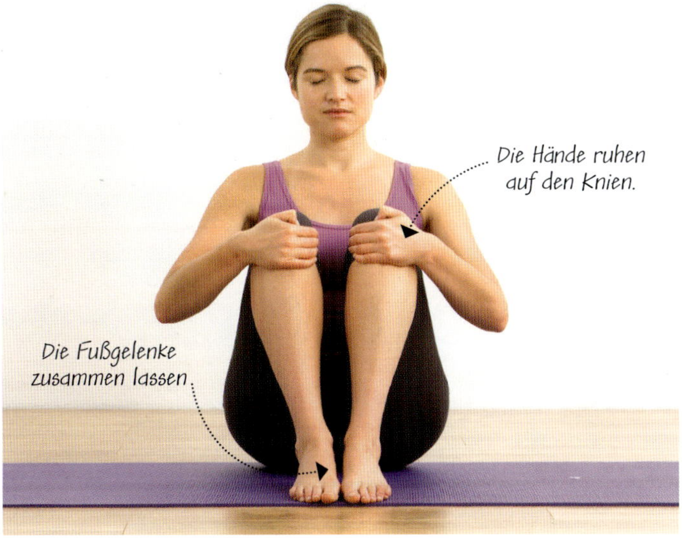
Die Hände ruhen auf den Knien.
Die Fußgelenke zusammen lassen

4 Kommen Sie aus der Haltung, indem Sie die Knie bis zur Brust heben und die Hände zu den Knien hinauf schieben. Wiegen Sie sich sanft von einer Seite zur anderen, um die Dehnung in der Hüfte zu spüren.

Tipp Drücken Sie die Knie sanft mit den Handflächen zusammen.

So wird es leichter

Benutzen Sie einen Gurt, um die Füße geschlossen zu halten. Legen Sie den Gurt von unten um die Füße und halten Sie seine Enden mit festem Griff nah an den Füßen.

Legen Sie sich je ein Polster unter die Knie, wenn sie schmerzen.

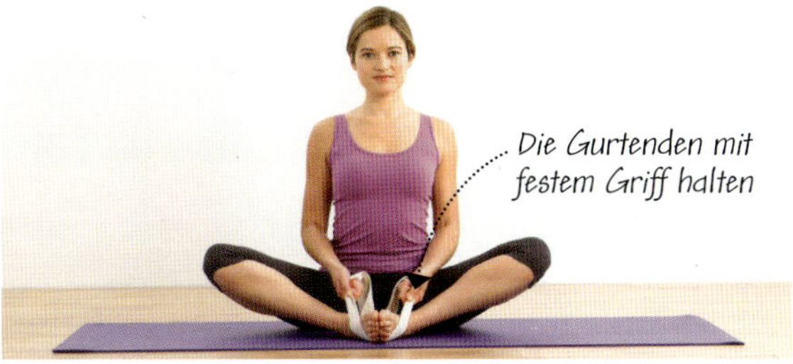
Die Gurtenden mit festem Griff halten

Gestütztes Beinheben

Strafft die Beine • **Verbessert** die Durchblutung

In dieser Haltung wird der ganze Oberkörper vom Boden getragen. Die Wand stützt die Beine teilweise, damit sie senkrecht in die Höhe gestreckt werden können. Die Haltung bereitet Sie ideal auf anspruchsvollere Umkehrhaltungen vor.

1 Pressen Sie im Sitzen die linke Hüfte und Schulter an die Wand. Hüften und Beine bilden einen rechten Winkel, die Handflächen ruhen auf den Oberschenkeln.

Beachten Sie Der Rücken bleibt gerade. Nicht an die Wand lehnen.

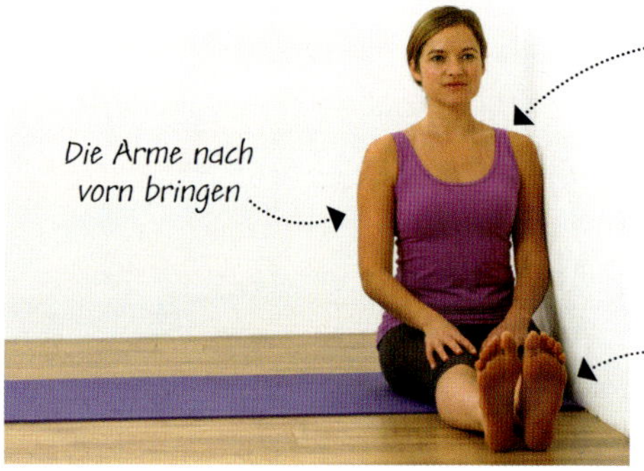
Die Schulter berührt die Wand.
Die Arme nach vorn bringen
Die Füße sind geschlossen und in leichtem Abstand zur Wand.

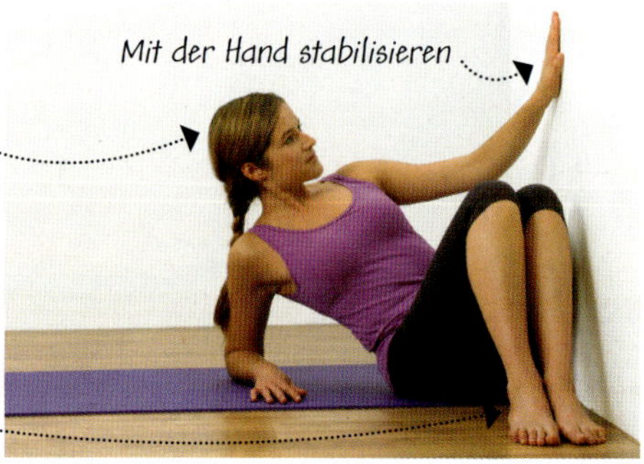
Mit der Hand stabilisieren
Zur Wand schauen
Die Füße flach aufgestellt lassen

2 Legen Sie Ihre linke Hand an die Wand. Verlagern Sie das Gewicht auf den rechten Ellbogen und ziehen Sie die Knie an.

Tipp Füße und Knie schließen, wenn Sie sich zur Seite lehnen.

3 Drehen Sie die Hüften. Strecken Sie die Beine senkrecht hoch. Legen Sie den Rücken flach ab und die Hände auf den Bauch.

Tipp Bringen Sie Hüften und Füße in eine Linie, sodass die Beine genau senkrecht sind.

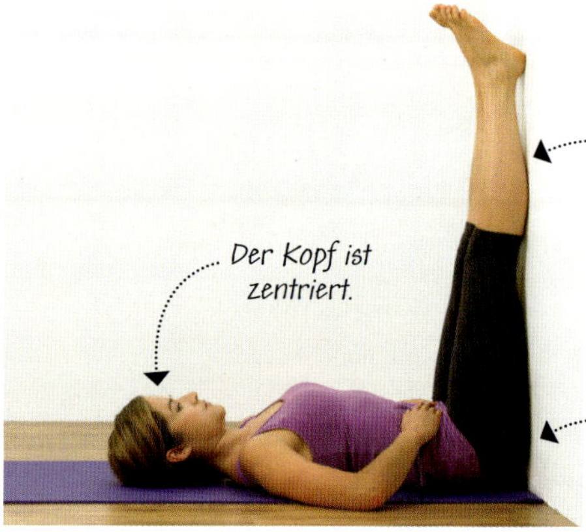
Die Beine strecken
Der Kopf ist zentriert.
Den Po gegen die Wand drücken

4 Öffnen Sie Ihre Beine zu einem V. Die Arme ruhen mit den Handflächen nach oben neben dem Körper, die Finger sind locker gekrümmt. Beine und Fersen liegen an der Wand. Mehrere Atemzüge lang halten.

Tipp Lockern Sie Arme, Schultern, Rücken und Gesichtsmuskeln, und atmen Sie langsam ein und aus.

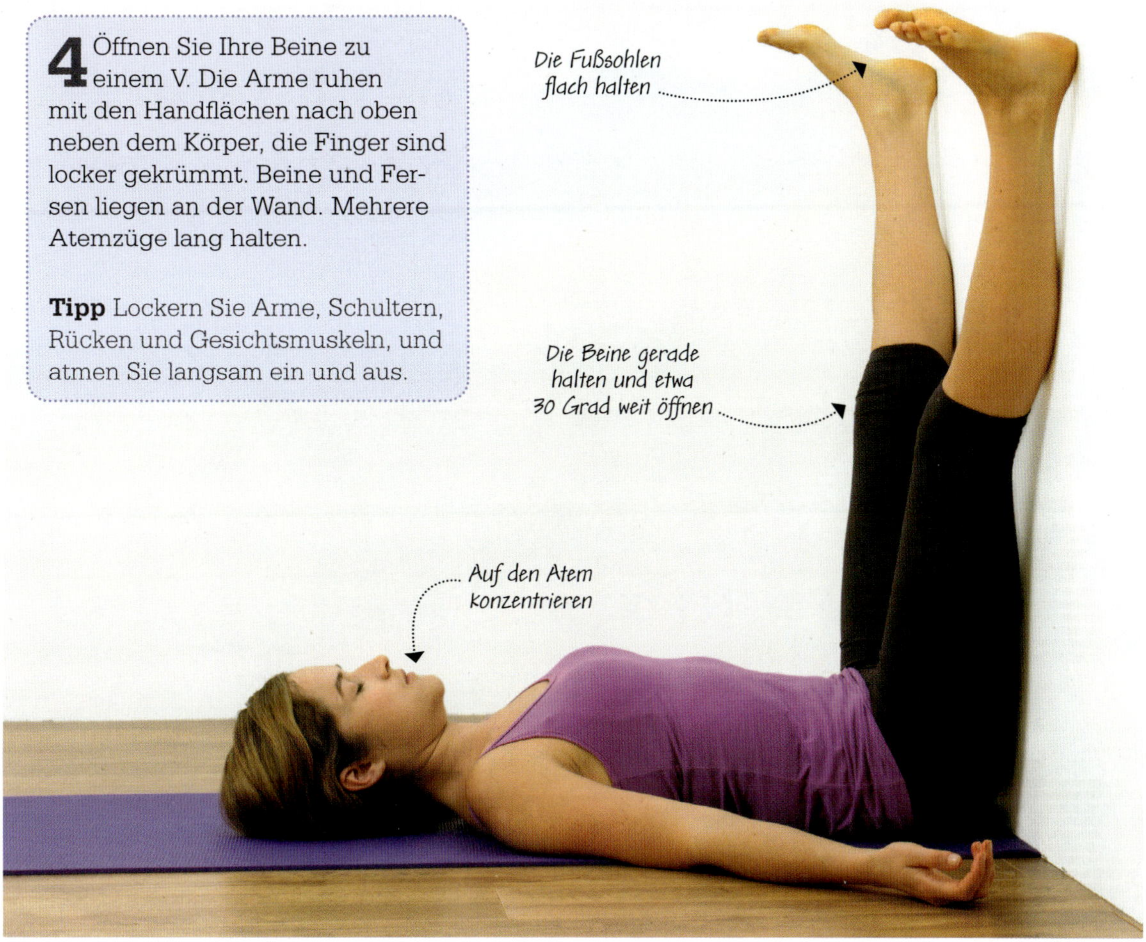
Die Fußsohlen flach halten
Die Beine gerade halten und etwa 30 Grad weit öffnen
Auf den Atem konzentrieren

Vertiefen Sie die Dehnung

Strecken Sie die Arme am Kopf vorbei, sodass sie auf der Matte ruhen und sich die Oberarme neben den Ohren befinden.

Erhöhen Sie die Hüften, indem Sie eine Handtuchrolle unter den unteren Rücken legen.

Grätschen Sie die Beine weiter, auf etwa 45 Grad, um die Schenkel innen stärker zu dehnen.

Beugen Sie die Knie, und gleiten Sie dabei mit den Fersen die Wand hinunter. Lassen Sie die Füße hüftweit geöffnet, und ziehen Sie sie noch etwas weiter abwärts.

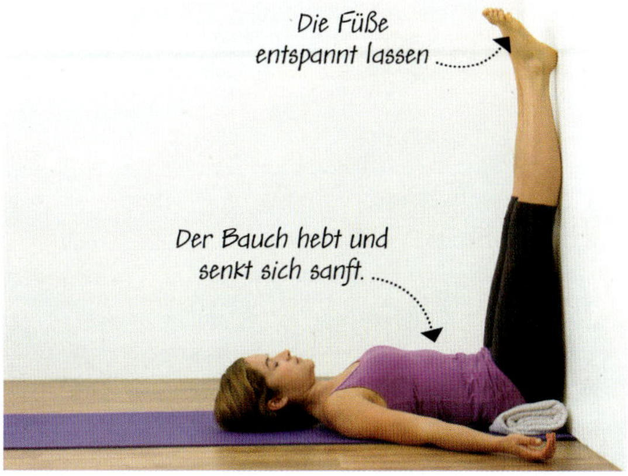
Die Füße entspannt lassen
Der Bauch hebt und senkt sich sanft.

Totenstellung: Schlussentspannung

Entspannt die Muskeln • **Belebt** Geist und Körper

In dieser Haltung wird der Körper über seine gesamte Länge korrekt ausgerichtet und vom Boden unterstützt. So können sich alle Muskeln des Körpers tief entspannen.

1 Legen Sie sich auf den Boden. Die Knie sind gebeugt, die Füße stehen flach. Verschränken Sie die Finger hinter dem Kopf und heben Sie den Kopf mithilfe der Hände an. Zu den Knien blicken.

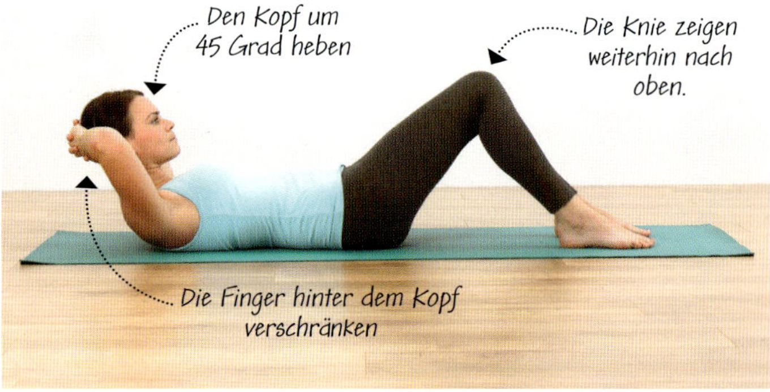
Den Kopf um 45 Grad heben
Die Knie zeigen weiterhin nach oben.
Die Finger hinter dem Kopf verschränken

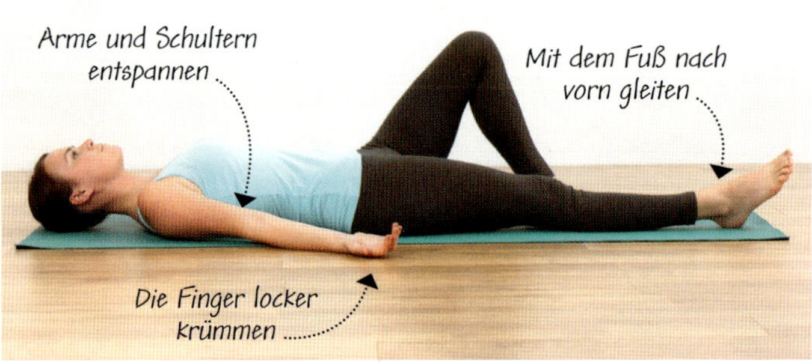
Arme und Schultern entspannen
Mit dem Fuß nach vorn gleiten
Die Finger locker krümmen

2 Legen Sie zuerst den Kopf, dann die Arme sanft auf dem Boden ab. Die Arme sollten leicht abgewinkelt sein, die Handflächen zeigen nach oben. Strecken Sie beide Beine nacheinander aus.

3 Vollständig am Boden liegend, lassen Sie die Füße nach außen sinken. Ihre Glieder sollten die Unterstützung spüren, damit sich die Muskeln lockern können. Schließen Sie die Augen und atmen Sie von den Füßen bis zum Kopf alle restliche Anspannung aus.

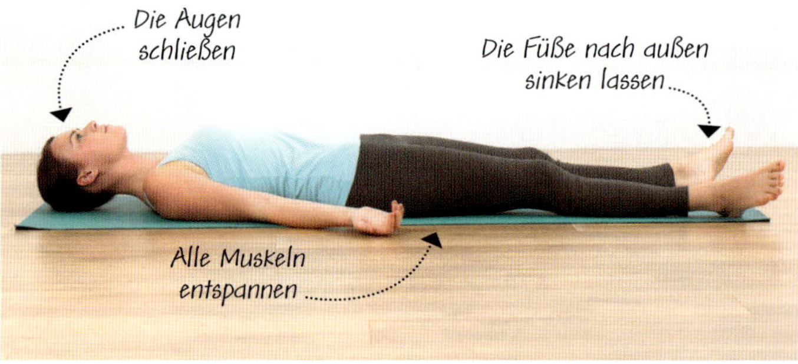
Die Augen schließen
Die Füße nach außen sinken lassen
Alle Muskeln entspannen

4 Atmen Sie ein und heben Sie das rechte Bein etwa 30 cm an. Spannen Sie nur in diesem Bein alle Muskeln an, Rumpf und Arme bleiben locker. Einen Atemzug lang halten und die Anspannung spüren. Ausatmen, das Bein ablegen und die Muskeln lockern. Mit dem anderen Bein wiederholen.

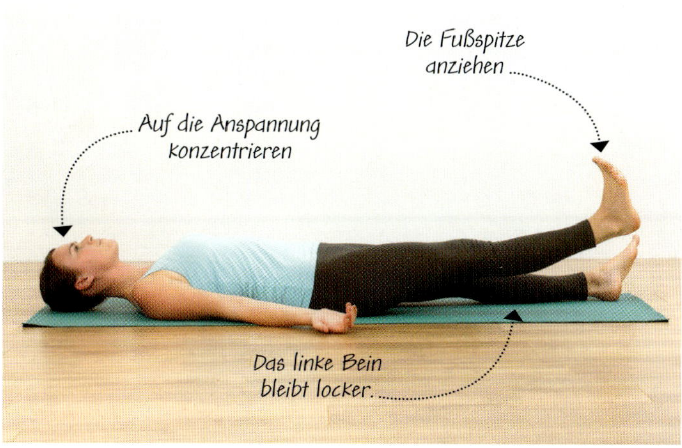
Die Fußspitze anziehen
Auf die Anspannung konzentrieren
Das linke Bein bleibt locker.

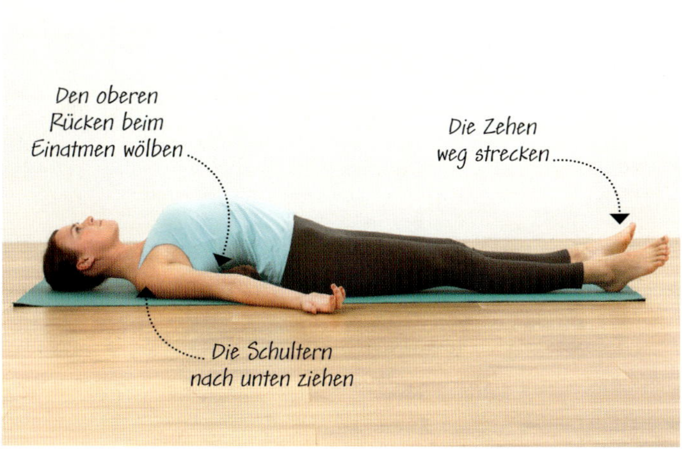
Den oberen Rücken beim Einatmen wölben
Die Zehen weg strecken
Die Schultern nach unten ziehen

5 Atmen Sie ein und wölben Sie den oberen Rücken, indem Sie die Schulterblätter zusammenziehen und Brust und Rücken leicht anheben. Kopf und Po bleiben auf dem Boden. Einen Atemzug lang halten und die aktiven Muskeln spüren. Ausatmen, den Brustkorb sinken lassen und entspannen.

6 Atmen Sie ein und heben Sie beide Arme etwa 30 cm an. Alle Muskeln in den Armen anspannen und die Hände zu Fäusten ballen. Einen Atemzug lang halten. Ausatmen und die Arme wieder ablegen.

Tipp Blicken Sie nach oben. Die Gesichtsmuskeln bleiben locker.

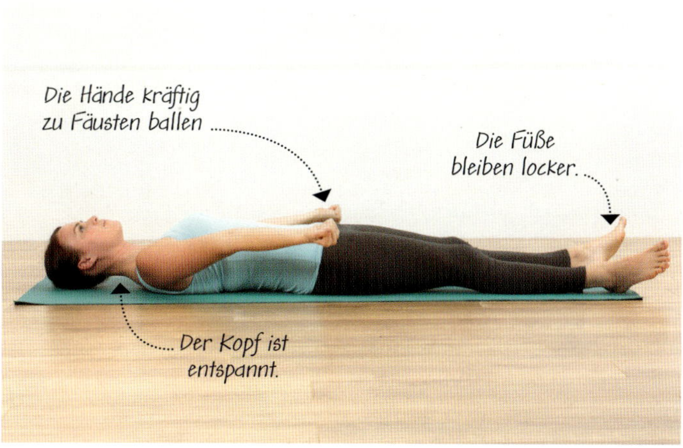
Die Hände kräftig zu Fäusten ballen
Die Füße bleiben locker.
Der Kopf ist entspannt.

7 Einatmen und beide Arme erneut anheben. Die Muskeln der Arme bei geöffneten Händen und gestreckten Fingern anspannen. Einen Atemzug lang halten, ausatmen und die Arme ablegen.

Tipp Strecken Sie die erhobenen Arme, indem Sie Arme und Finger vom Körper weg ziehen.

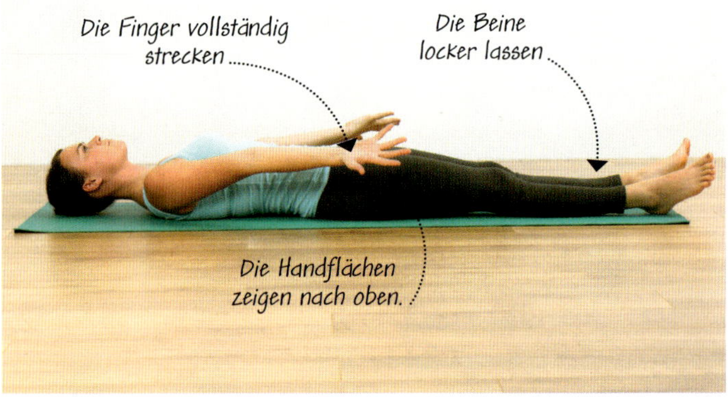
Die Finger vollständig strecken
Die Beine locker lassen
Die Handflächen zeigen nach oben.

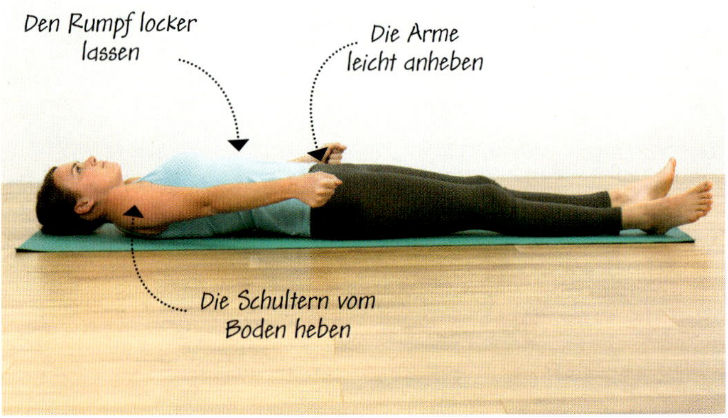
Den Rumpf locker lassen
Die Arme leicht anheben
Die Schultern vom Boden heben

8 Die Hände zu Fäusten ballen, die Schultern Richtung Ohren ziehen und die Arme ein wenig heben. Einen Atemzug lang halten. Ausatmen und die Arme ablegen.

Tipp Halten Sie den Kopf ruhig und entspannt, während Sie die Schultern bewusst anspannen.

9 Entspannen Sie sich vollständig. Lassen Sie alle Sorgen los. Stellen Sie sich mit jeder Ausatmung vor, wie Anspannung aus Ihrem Körper fließt. Ruhen Sie mehrere Minuten lang.

Tipp Mit einem gefalteten Tuch oder einer Schlafbrille auf den Augen entspannen Sie optimal.

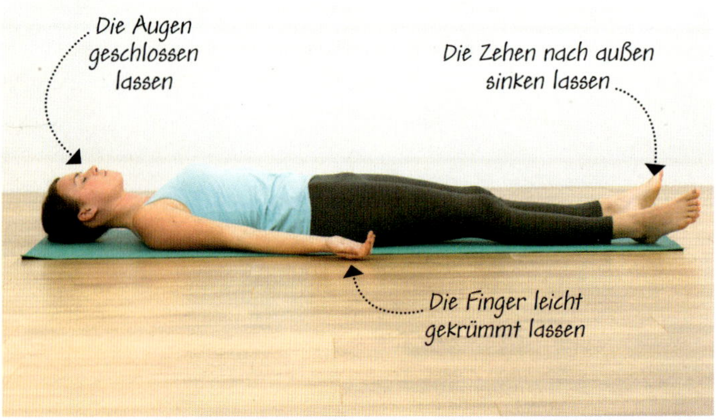
Die Augen geschlossen lassen
Die Zehen nach außen sinken lassen
Die Finger leicht gekrümmt lassen

10 Wenn Sie bereit sind, aus der Entspannung zu kommen, beugen Sie die Knie und rollen sich zur Seite. Bleiben Sie einige Momente so und achten Sie auf die Wirkung der Entspannung.

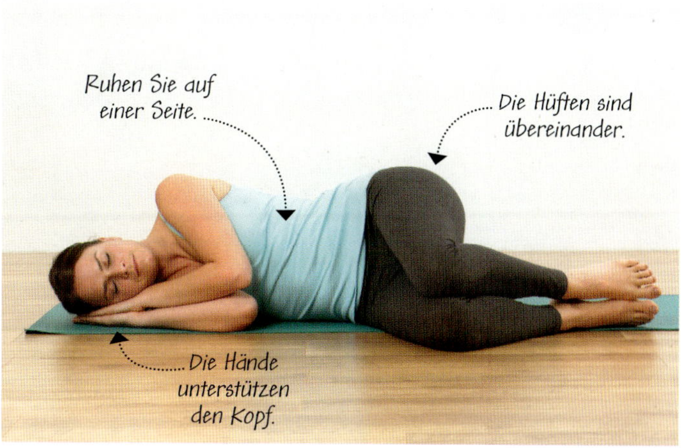
Ruhen Sie auf einer Seite.
Die Hüften sind übereinander.
Die Hände unterstützen den Kopf.

11 Drücken Sie Ihren Oberkörper mit den Händen aus der Seitenlage hoch, sodass Sie in eine kniende Haltung kommen. Setzen Sie sich auf die Unterschenkel, bringen Sic Ihre Hände in Gebetshaltung und konzentrieren Sie sich auf die Ruhe Ihres Geistes.

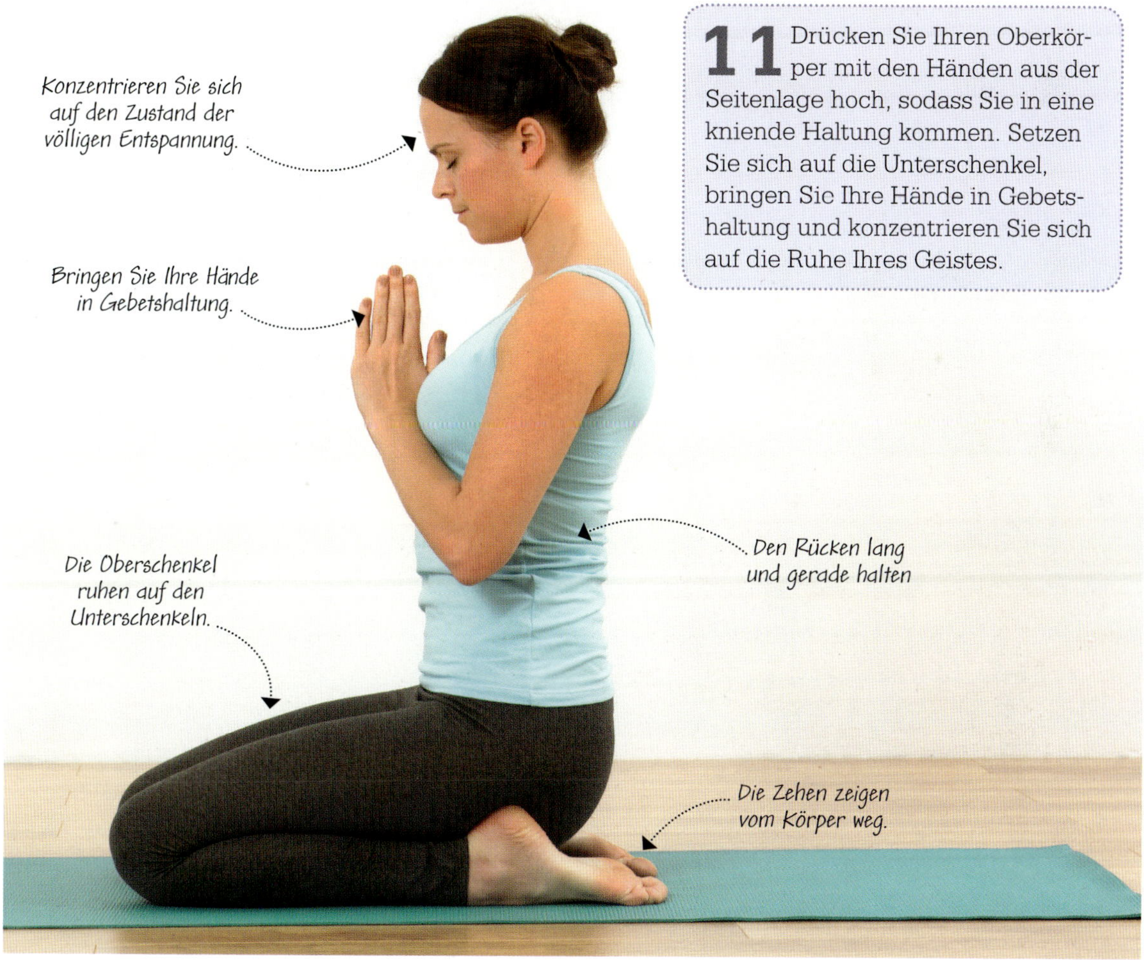
Konzentrieren Sie sich auf den Zustand der völligen Entspannung.
Bringen Sie Ihre Hände in Gebetshaltung.
Den Rücken lang und gerade halten
Die Oberschenkel ruhen auf den Unterschenkeln.
Die Zehen zeigen vom Körper weg.

15-Minuten-Sequenz

1 Berghaltung
S. 44–45

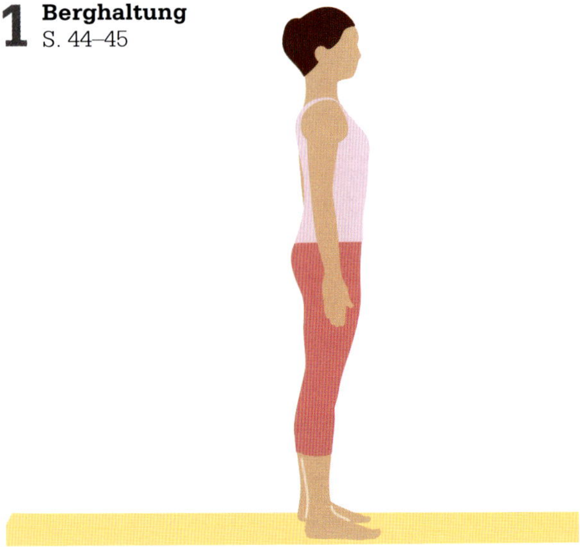

2 Armstreckung im Stehen
S. 46–47

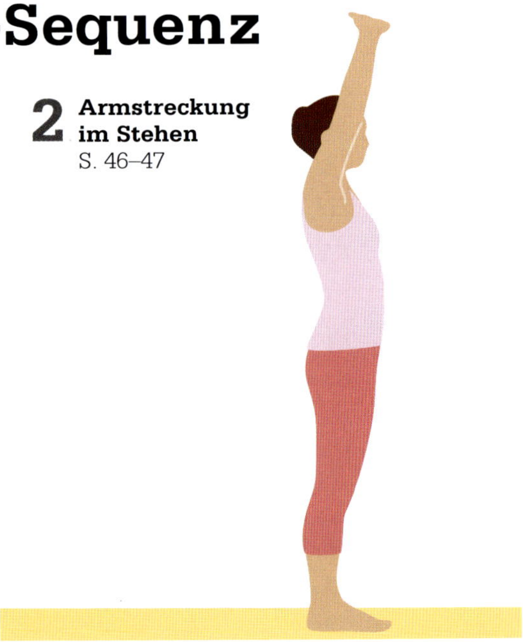

5 Herabschauender Hund S. 56–57

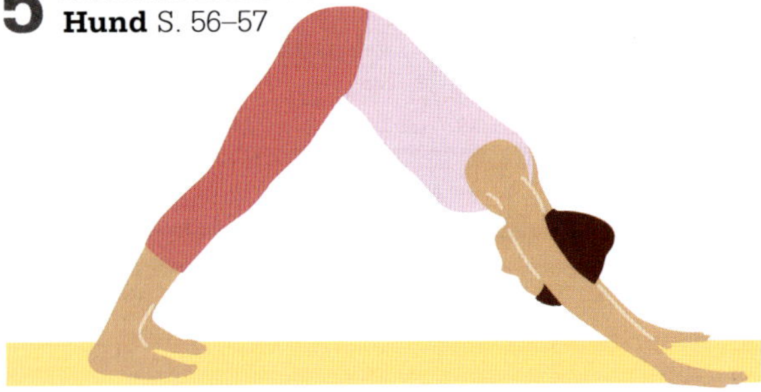

6 Kindhaltung
S. 62–63

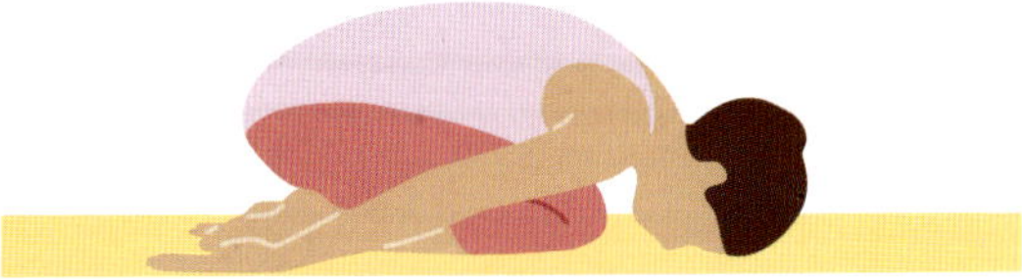

8 Drehung im Liegen
S. 72–73

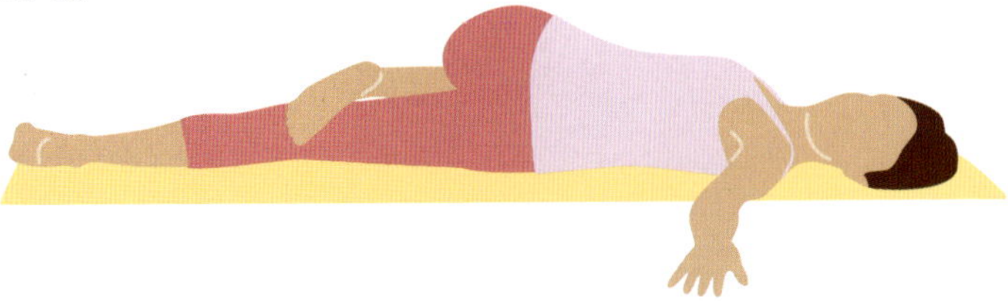

3 Dreieck
S. 50–51

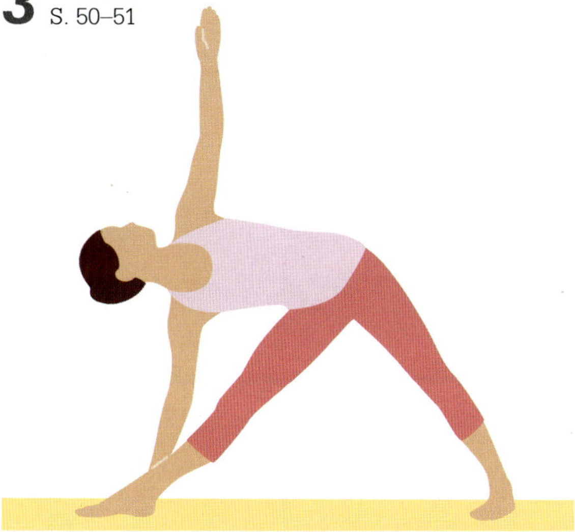

4 Vorbeuge im Stehen
S. 52–53

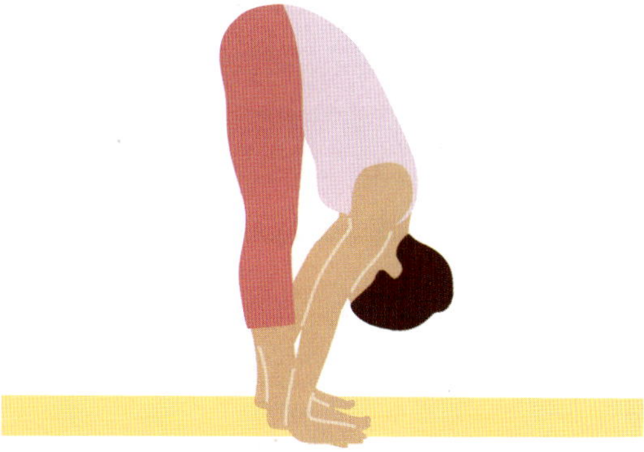

7 Kobra
S. 60–61

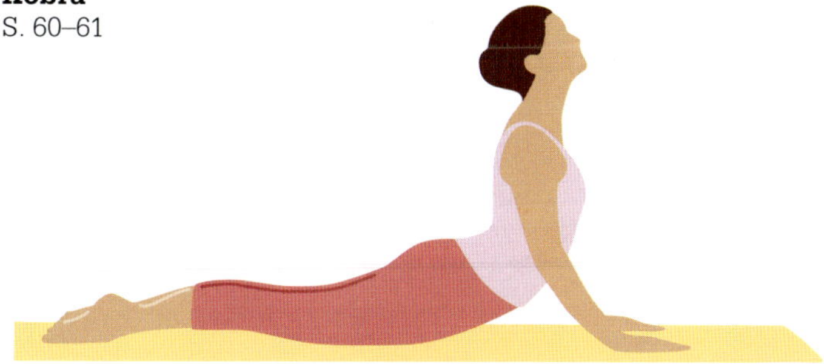

9 Totenstellung: Schlussentspannung
S. 78–81

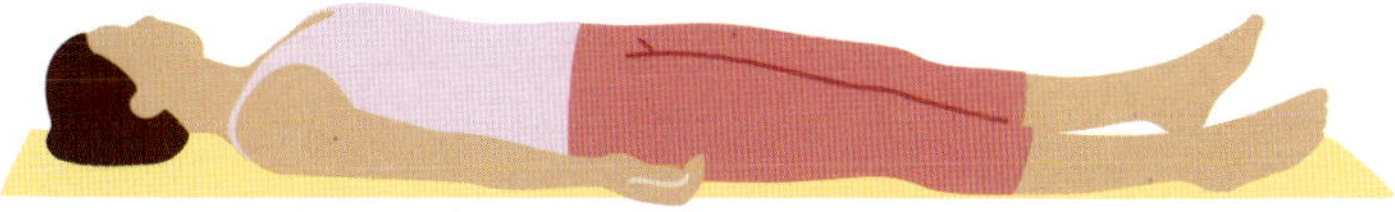

30-Minuten-Sequenz

1
Sonnengruß
S. 64–71

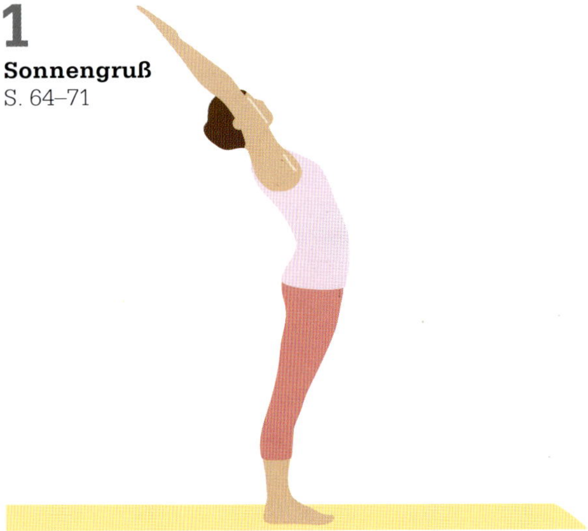

2 **Armstreckung im Stehen**
S. 46–47

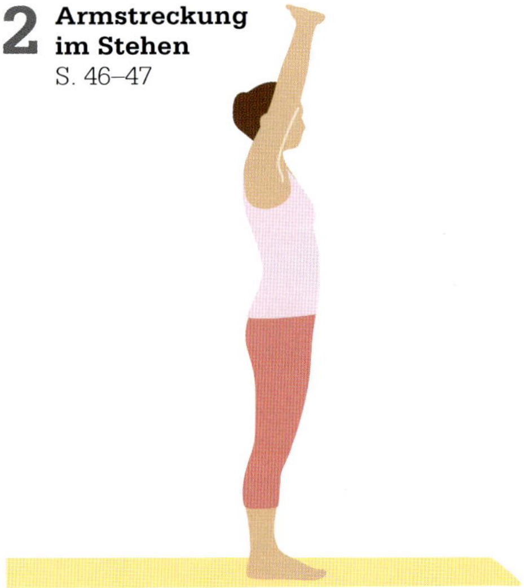

5 **Diagonale Dehnung**
S. 58–59

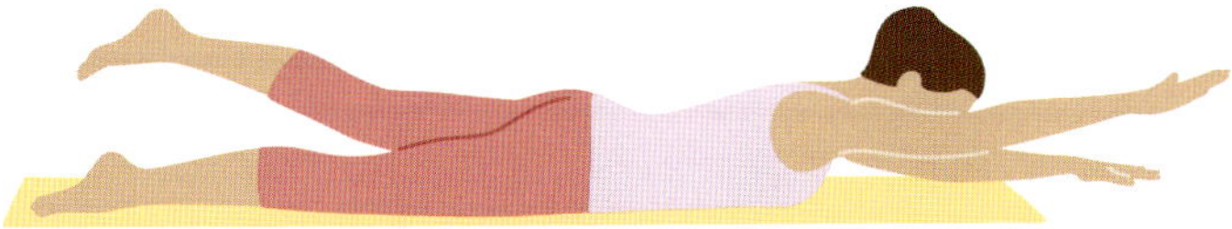

8 **Beinheben 1**
S. 48

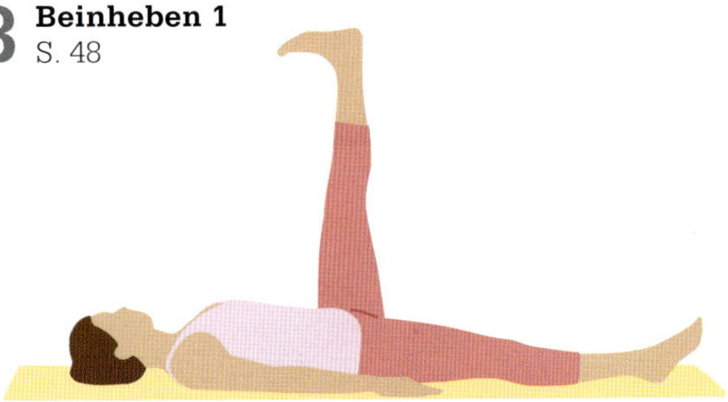

9 **Drehung im Liegen**
S. 72–73

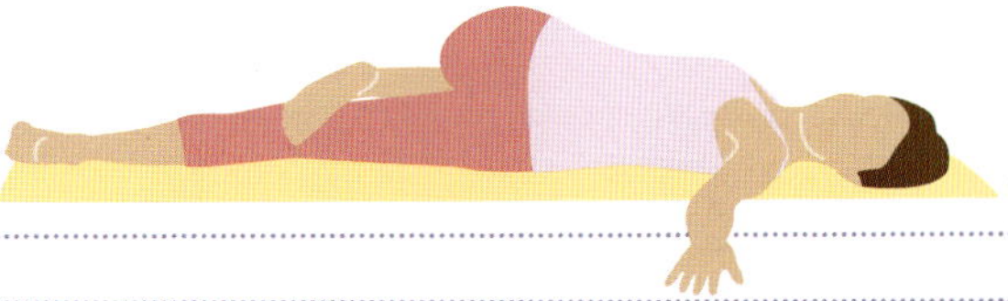

3 Dreieck
S. 50–51

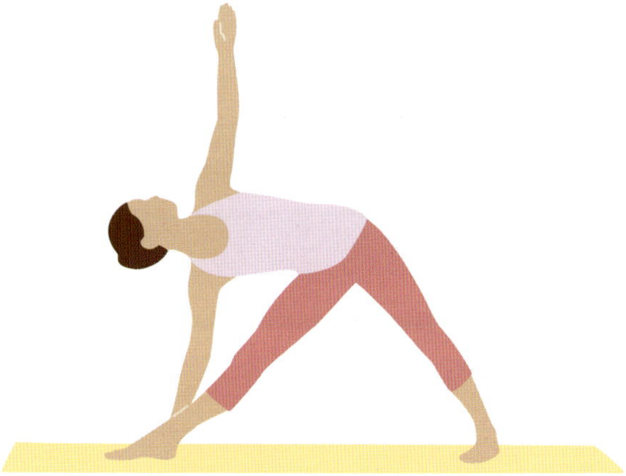

4 Herabschauender Hund
S. 56–57

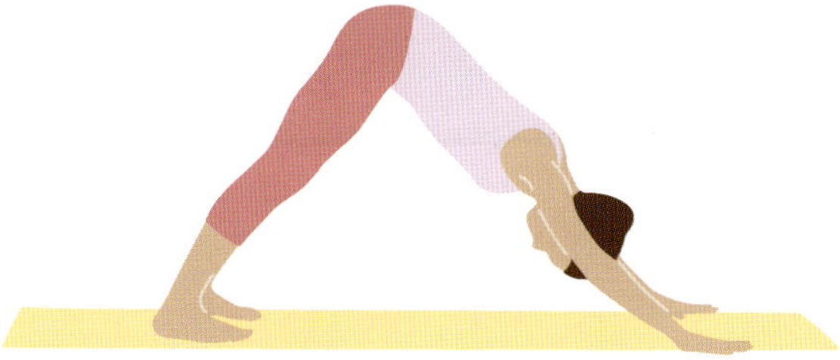

6 Kobra
S. 60–61

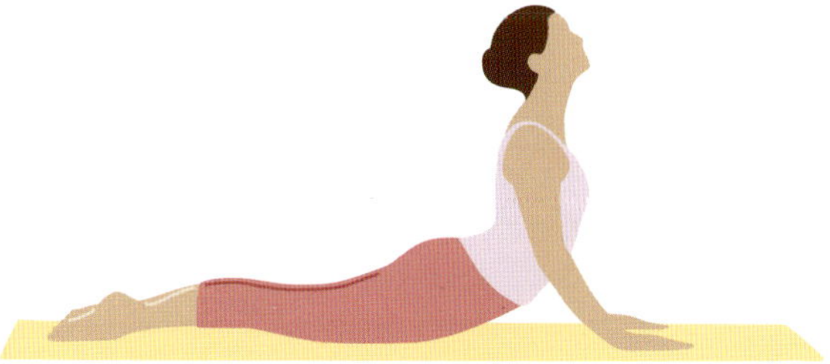

7 Kindhaltung
S. 62–63

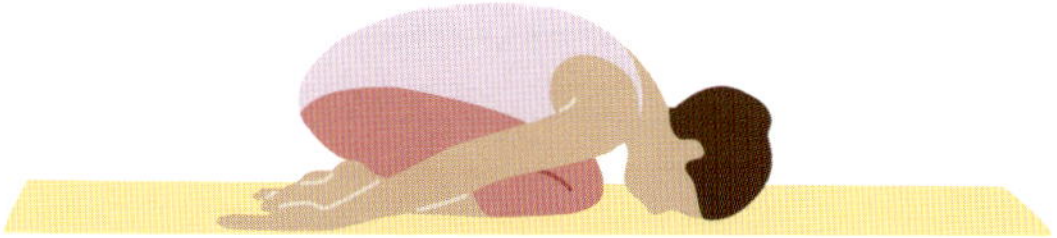

10 Totenstellung: Schlussentspannung
S. 78–81

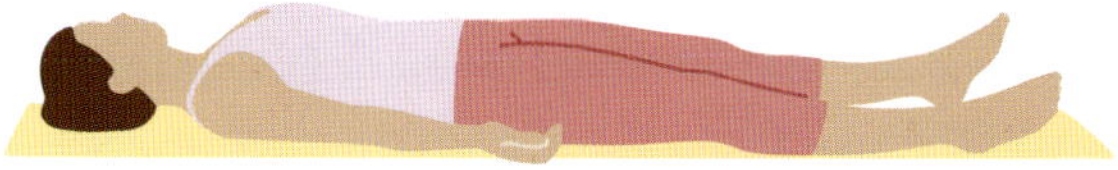

45-Minuten-Sequenz

1 Sonnengruß × 2
S. 64–71

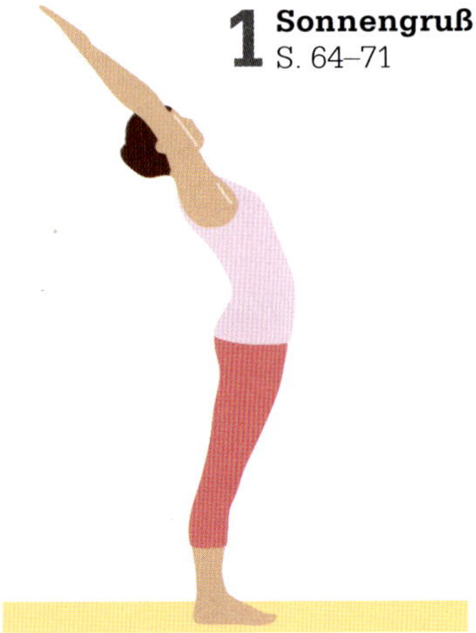

2 Armstreckung im Stehen
S. 46–47

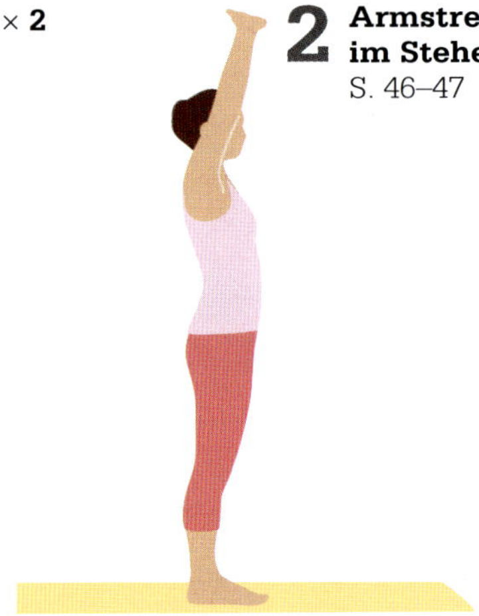

3 Dreieck
S. 50–51

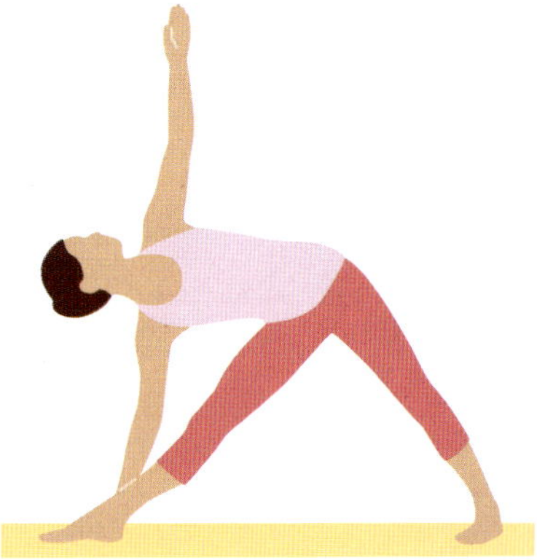

6 Brett
S. 54–55

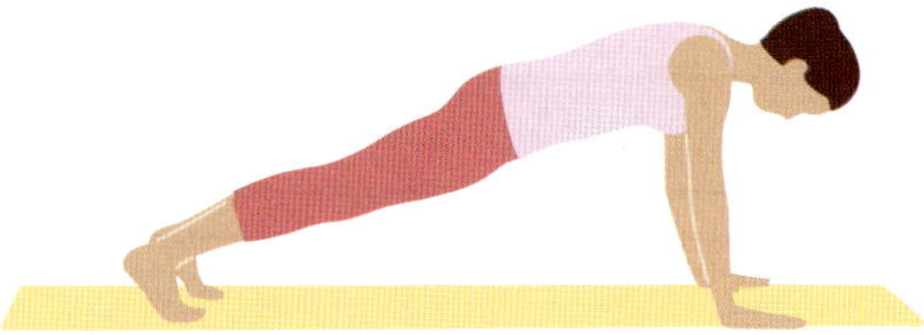

7 Kobra
S. 60–61

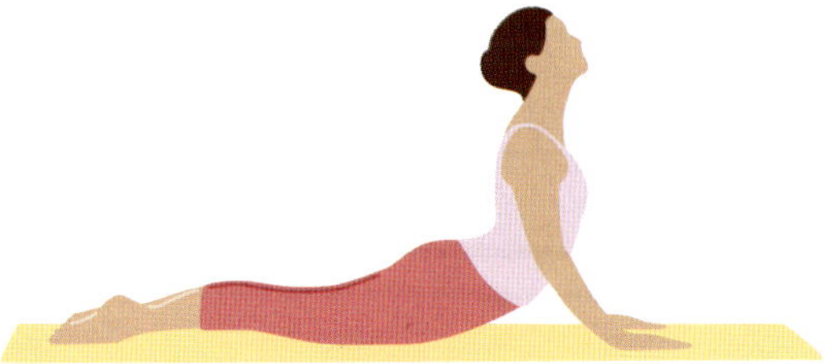

10 Gebundener Winkel
S. 74–75

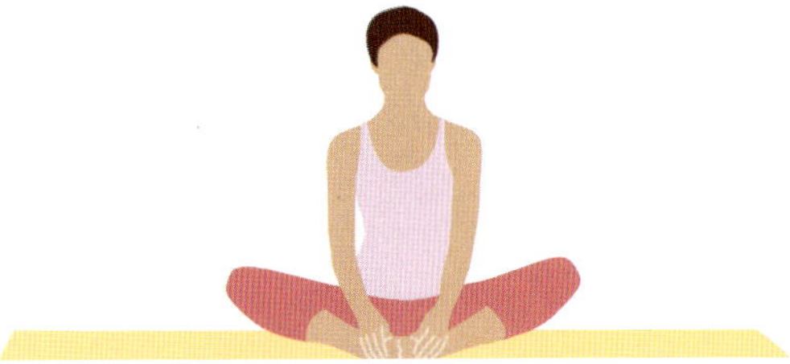

11 Gestütztes Beinheben
S. 76–77

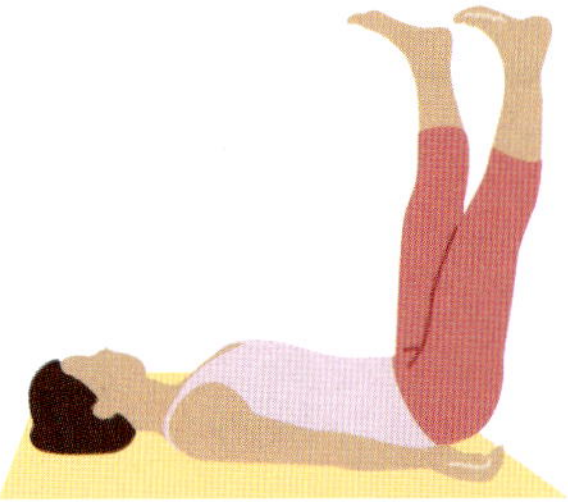

4 **Diagonale Dehnung**
S. 58–59

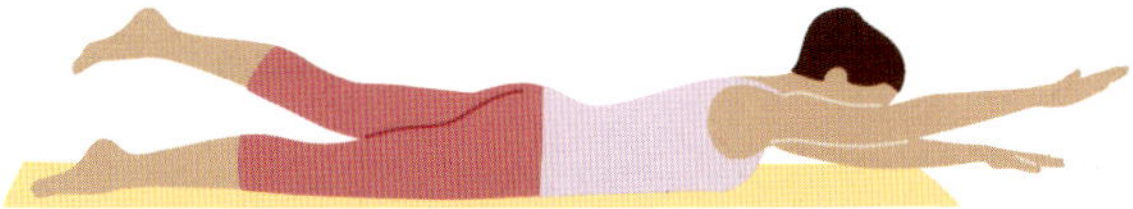

5 **Kindhaltung**
S. 62–63

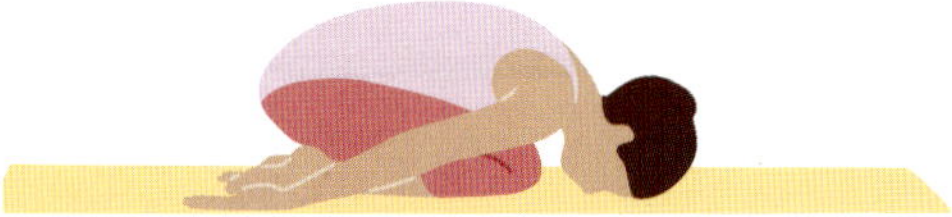

8 **Kindhaltung**
S. 62–63

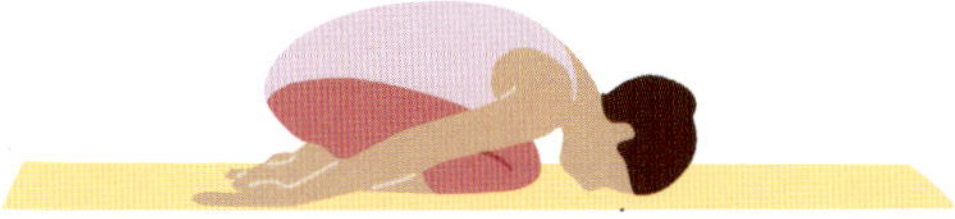

9 **Drehung im Liegen**
S. 72–73

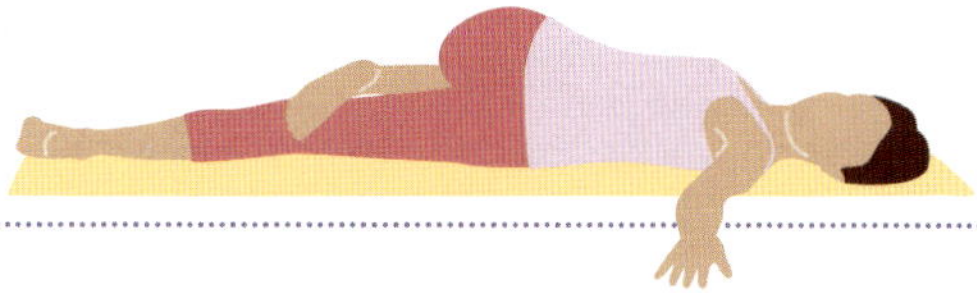

12 **Drehung im Liegen**
S. 72–73

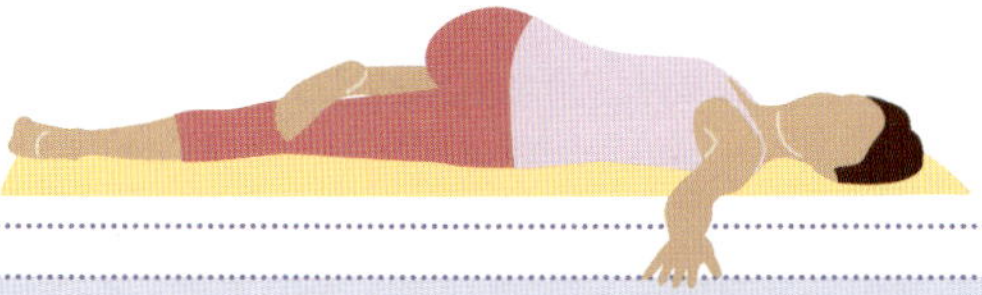

13 **Totenstellung: Schlussentspannung**
S. 78–81

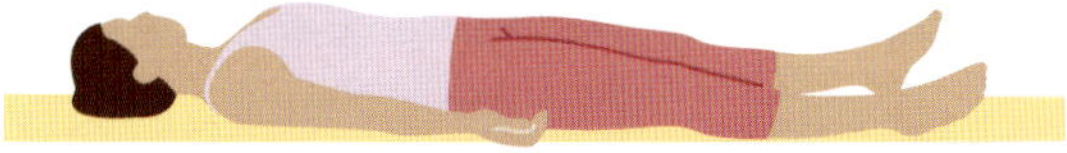

Bewerten Sie Ihren Fortschritt

Nachdem Sie die Haltungen des ersten Kapitels kennengelernt haben, lohnt es sich, Ihre bisherigen Fortschritte zu reflektieren. Yoga ist ein kontinuierlicher Prozess, der niemals endet. Machen Sie sich bewusst, was Sie bisher erreicht haben, und legen Sie sich damit ein solides Fundament für Ihr zukünftiges Training.

Ziele überdenken

Wie bereits erwähnt, ist es wünschenswert und sinnvoll, sich Ziele zu setzen, um seine Fortschritte messen zu können. Haben Sie das getan, ist es nun an der Zeit, Ihre Fortschritte mit Ihren Zielen zu vergleichen. Haben Sie Ihre Ziele erreicht? Wenn ja, sollten Sie Befriedigung darüber verspüren, dass Sie Ihre Sache gut gemacht haben. Andererseits kann auch das Gegenteil der Fall sein – vielleicht haben Sie das Gefühl versagt zu haben, weil Sie Ihre selbst gesetzten Ziele nicht erreicht haben. Am wahrscheinlichsten ist aber, dass Sie beides, Erfolg und Misserfolg spüren, da manche Ziele einfach leichter zu verwirklichen sind als andere.

Wenn Sie Ziele nicht erreichen, sollte das Ihr Selbstwertgefühl nicht beeinträchtigen. Nehmen Sie sich Zeit, alle Ihre Ziele zu überprüfen und zu überlegen, warum Sie manche nicht erreicht haben. Formulieren Sie dann neue Ziele, die Sie mit größerer Wahrscheinlichkeit erreichen werden. Es kommt häufig vor, dass man sich zu Beginn Ziele setzt, die sich als unrealistisch erweisen, weil zwischen Theorie und Praxis eine Lücke klafft. Passen Sie Ihre Ziele an, bevor sie sich negativ auf Ihre Psyche auswirken. Denken Sie daran, dass Sie selbstbestimmt sind. Ihre Ziele sind ein Mittel zum Zweck und kein Selbstzweck. Es ist keine Schande, von vorn zu beginnen, wenn das für Sie das Beste ist. Setzen Sie sich keinesfalls mit Ihren Zielen unter Druck, sondern trainieren Sie, um Ihren Stress zu reduzieren, und nicht, um sich neuen aufzubauen.

Haltungen perfektionieren

Wenn Sie mit Yoga neu beginnen, werden Sie wahrscheinlich nach dem Training steife Gelenke und Muskelkater haben – insbesondere im Bereich der Wirbel und Hüften. Das ist ein gutes Zeichen, denn es beweist, dass Sie Bereiche trainieren, die wohl schon lange vernachlässigt wurden. Es wird ein schrittweiser Prozess sein, diese Körperbereiche wieder beweglich zu machen. Dazu sind Geduld und Ausdauer gefordert.

Es kann hilfreich sein, die Haltungen aufzuschreiben, die Sie schwierig finden, und zu prüfen, ob Sie Füße, Hände und Gliedmaßen korrekt positionieren. Eventuell müssen Sie erst eine Variante trainieren, bevor Sie die Haltung vollständig ausüben. Überlegen Sie, ob Sie Hilfsmittel benötigen. Die korrekte Verwendung von Kissen, Gurten und Stühlen kann Ihnen ermöglichen, die Distanz zwischen Ihrem jetzigen Können und Ihrem Ziel zu überbrücken. Wenn Sie bereits Hilfsmittel einsetzen, sollten Sie überlegen, ob Sie sie auf die effektivste Weise nutzen.

Positiv denken

Bemühen Sie sich stets, Ihre Fortschritte positiv und nicht negativ zu bewerten. Befolgen Sie das Prinzip des positiven Denkens und beachten Sie das, was gut ging und verbessert werden kann, und nicht das, was nicht geklappt hat. Yoga ist ein Prozess kontinuierlicher Verbesserung. Durch Üben sollten sich die Haltungen immer natürlicher anfühlen, da sich Ihr Körperbewusstsein und Ihre Beweglichkeit entwickeln.

Ein Yoga-Tagebuch führen

Wenn Sie Ihre Fortschritte in einem Tagebuch notiert haben, ist jetzt der Zeitpunkt gekommen, es zu lesen. Notizen über Ihre körperlichen und emotionalen Reaktionen auf verschiedene Haltungen helfen Ihnen, Ihren Körper zu analysieren und zu erkennen, wer Sie sind und was Sie sein wollen. Dieser reflexive Ansatz unterstützt Sie bei der Ausarbeitung Ihres Trainings. Wenn Sie bisher kein Tagebuch geführt haben, sollten Sie es in Erwägung ziehen. Sein Wert erweist sich besonders dann, wenn Sie Schwierigkeiten gegenüberstehen. Das Tagebuch hilft Ihnen, Erkenntnisse über Ihr Training zu gewinnen, sodass Sie die Übungen an Ihre persönlichen Bedürfnisse anpassen können.

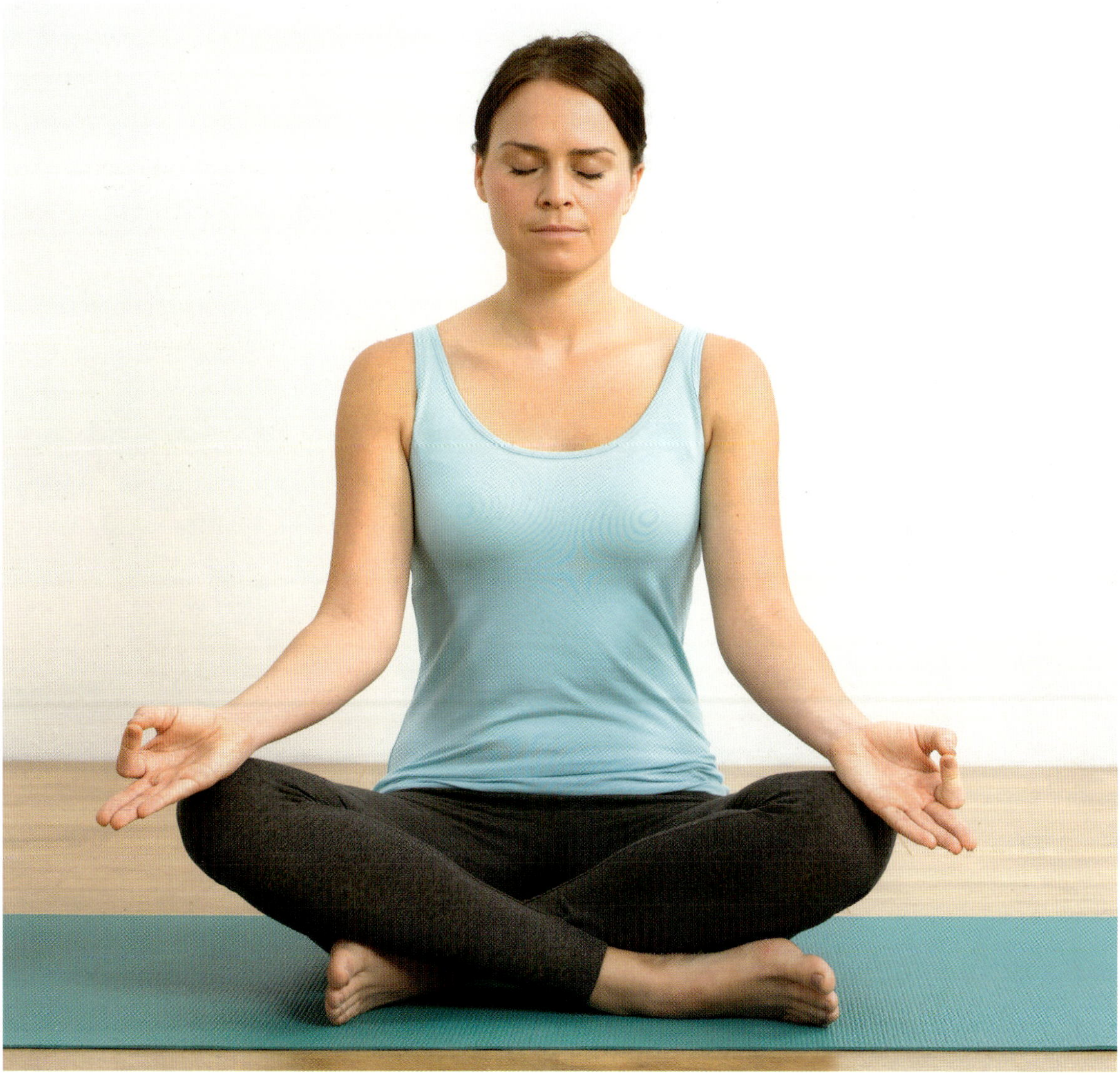

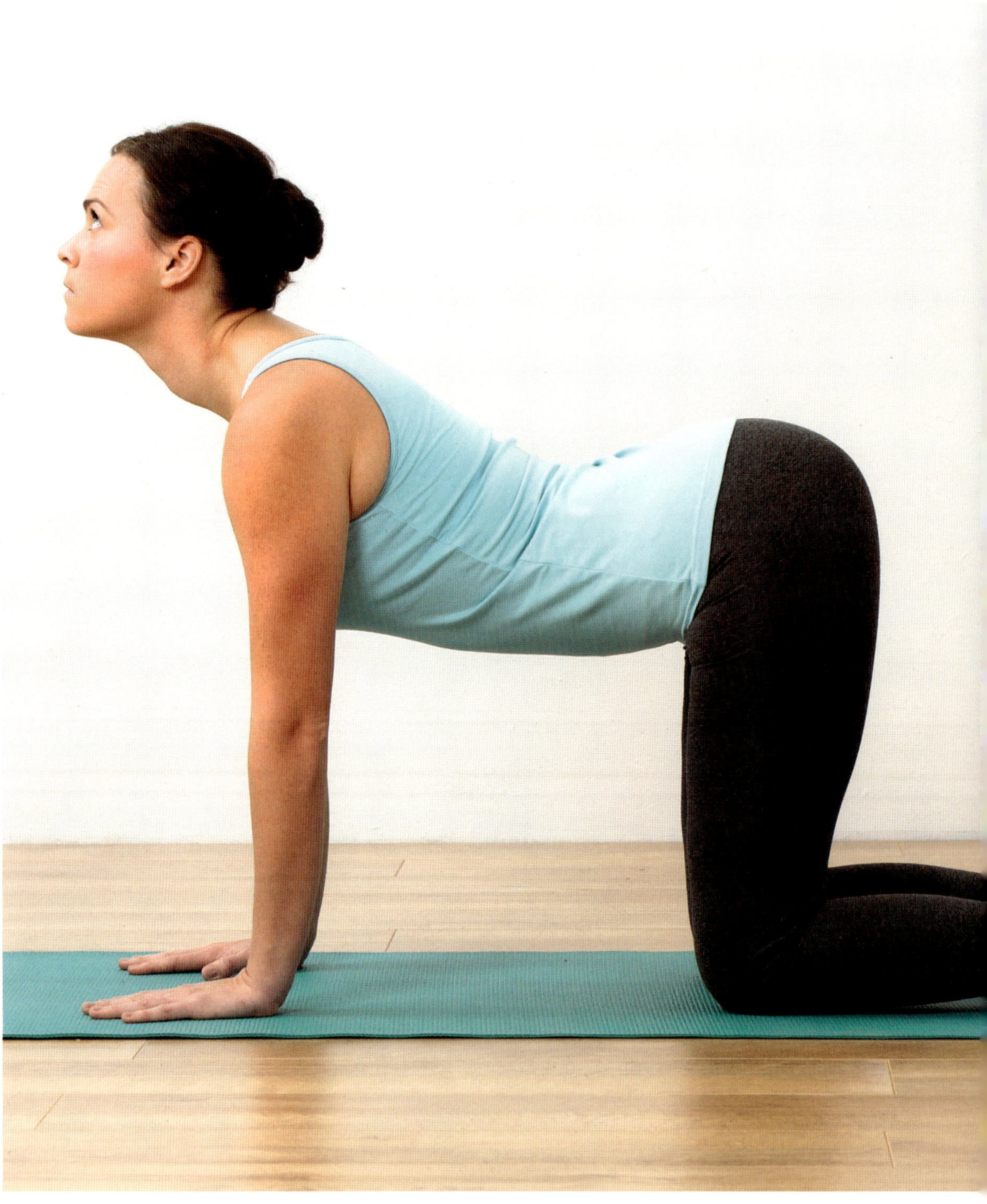

2

Fundiert üben

Bauen Sie auf dem Erreichten auf und nehmen Sie sich nun Zeit, das bisher Gelernte zu vertiefen. Lesen Sie mehr über das Thema, um Ihr Wissen zu vergrößern, und überlegen Sie sich Möglichkeiten, Ihre Trainingsmethoden zu verbessern. So stellen Sie sicher, dass Ihr zukünftiges Training eine solide Grundlage bekommt und auf korrekten Prinzipien aufbaut.

Sequenzen

Wenn man zu Hause Yoga übt, hat das den Vorteil, dass man ganz nach Belieben experimentieren, improvisieren und die Übungen abwandeln kann. Mit etwas theoretischem Wissen können Sie die Haltungen ohne Verletzungsrisiko ausführen und sie so anordnen, dass sie aufeinander aufbauen. Es gibt verschiedene Gruppen von Haltungen. Sie sollten sie voneinander unterscheiden können und lernen, in welcher Reihenfolge man sie am besten übt.

1. Stehhaltungen

Die Berghaltung (siehe S. 44–45) ist die erste Stehhaltung, die Sie kennenlernen, da sie die Anfänger-Sequenz eröffnet. Andere Stehhaltungen wie der Baum (siehe S. 94–95) helfen Ihnen zu Beginn Ihres Trainings, den Körper korrekt auszurichten.

2. Armhaltungen

Diese Haltungen entwickeln durch den Einsatz der Arme Kraft und Stabilität im Oberkörper. Zu dieser Gruppe gehören z. B. das Brett, das den Oberkörper entwickelt, und der Baum, bei dem durch die korrekte Ausrichtung Gleichgewicht entsteht.

3. Vorbeugen

Zu dieser Gruppe zählen nur Vorbeugen im Sitzen, auch wenn manche Vorbeugen im Stehen ausgeführt werden. Letztere zählen zu den oben beschriebenen Stehhaltungen. Die Wirkung dieser Haltungen auf die Organe entspricht der der Drehhaltungen (siehe rechts). Sie unterstützen die Verdauung und sind ein besonders effektives Training für die hintere Oberschenkelmuskulatur.

4. Drehhaltungen

Bei diesen Haltungen, die man klassisch auf dem Boden sitzend ausführt, wird der Rumpf gedreht. Die Organe und Drüsen im Oberkörper werden sanft komprimiert und angesammelte Giftstoffe freigesetzt. Löst man diese Haltungen auf, wird mit Sauerstoff angereichertes Blut absorbiert, was einen verjüngenden Effekt hat. Außerdem wird die Wirbelsäule durch diese Übungen kräftig und beweglich.

5. Rückbeugen

Diese Haltungen konzentrieren sich auf die Wirbelsäule, das Zentrum des Nerven- und des Muskel-Skelett-Systems. Bei Haltungen wie der Kobra (siehe S. 60-61) und der Heuschrecke (siehe S. 152-153) wird die Wirbelsäule gestreckt. Sie sind gute Stresskiller, da stressbedingte Verspannungen oft im Bereich der Wirbelsäule zu finden sind.

6. Umkehrhaltungen

Diese Haltungen erfordern eine korrekte vertikale Ausrichtung und Kraft im Oberkörper. Per Definition ist bei einer Umkehrhaltung der Kopf tiefer als das Herz. Zu den Umkehrhaltungen zählt der Schulterstand mithilfe der Wand (siehe S. 128-131). Diese Haltungen gelten als äußerst gesundheitsfördernd, weil sie das Herz trainieren.

7. Entspannungshaltungen

Diese Haltungen spielen für Ihr Üben eine entscheidende Rolle, da sie Körper und Geist regenerieren. Sie ermöglichen Ihnen, über Ihr Training zu reflektieren und sich auf Ihre Empfindungen zu konzentrieren. Nur durch tiefe Entspannung können Sie das Niveau Ihres Übens steigern.

Regeln für Übungssequenzen

- **Reihenfolge von Yogahaltungen** Die Reihenfolge der Haltungen folgt grob der Liste auf der Seite gegenüber. Manche Haltungsgruppen sind austauschbar, z. B. können Vorbeugen vor Drehhaltungen ausgeführt werden – da sie Wirbelsäule und Hüften aktivieren – und nach Rückbeugen, da sie Gegendehnungen sind.
- **Haltungen mit Ausgleichshaltungen abwechseln** Eine Ausgleichshaltung bewegt sich in die entgegengesetzte Richtung wie die vorherige Haltung, wodurch der Körper ins Gleichgewicht kommt. So sollten Sie z. B. eine Rückbeuge nach einer Vorbeuge ausführen.
- **Die Haltungen hierarchisch anordnen** Manche Haltungen sind anspruchsvoller als andere. Wenn Sie die Hierarchie der Haltungen kennen, üben Sie nicht zu schnell und überfordern sich nicht. So beugen Sie Verletzungen vor.
- **Schlusshaltungen länger halten** Gegen Ende des Trainings hält man die Haltungen länger, um den Fokus stärker nach innen zu richten.
- **Entspannen und ruhen** Haltungen wie die Kindhaltung (siehe S. 62–63) bieten nach einer schwierigen Übung eine wohltuende Pause. Alle Sequenzen sollten mit einer Entspannung wie der Totenstellung abschließen.

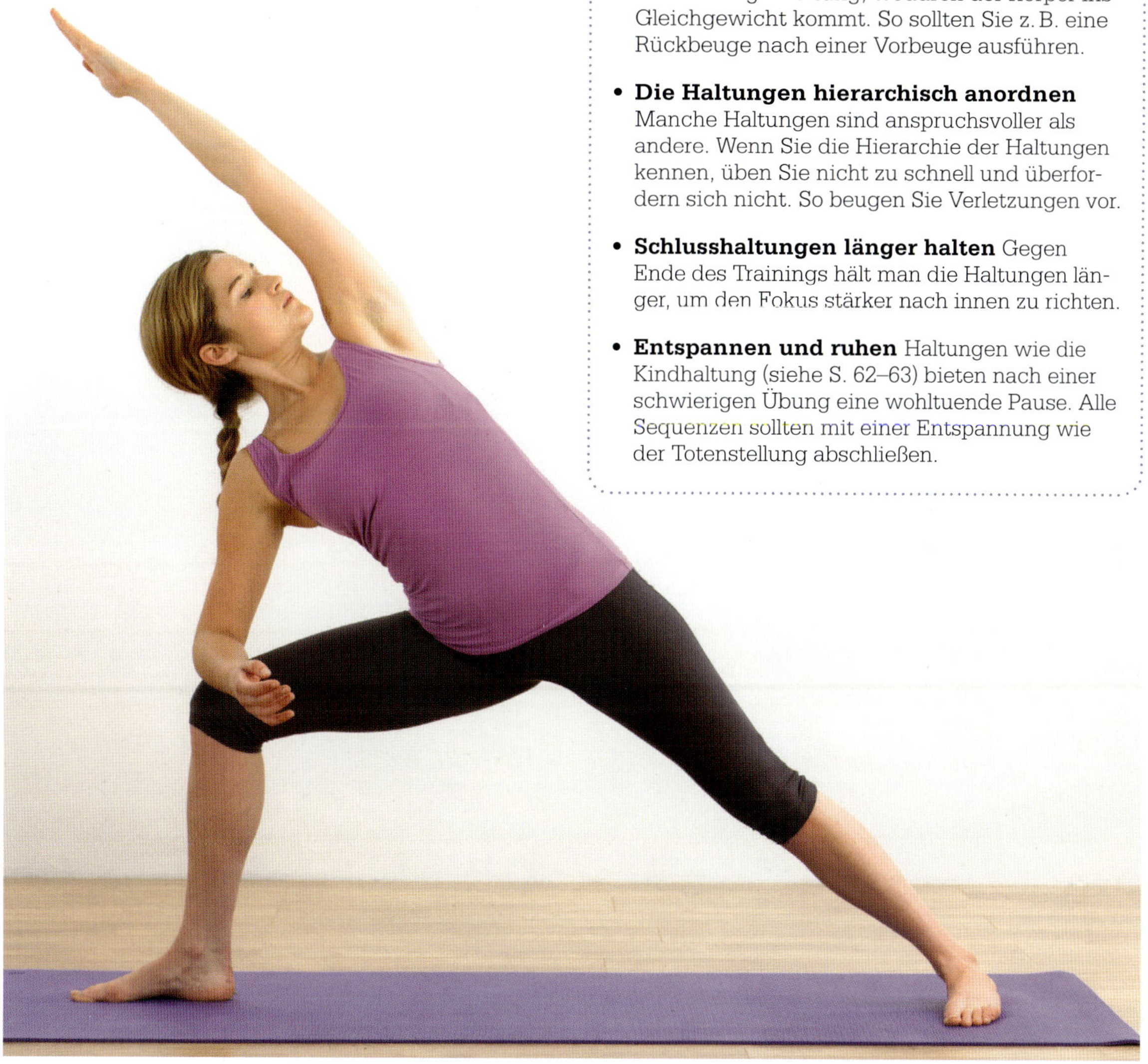

Baum

Stärkt das Gleichgewicht • **Verbessert** das Gedächtnis

Diese elegante Haltung übt das Gleichgewicht durch Konzentration und trainiert die Kraft und Beweglichkeit der Beinmuskeln.

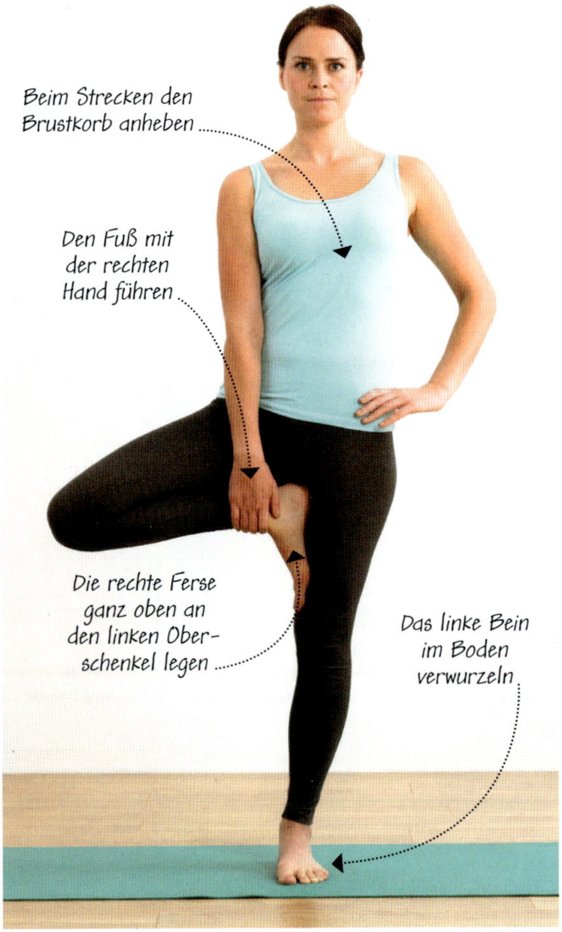
Beim Strecken den Brustkorb anheben
Den Fuß mit der rechten Hand führen
Die rechte Ferse ganz oben an den linken Oberschenkel legen
Das linke Bein im Boden verwurzeln

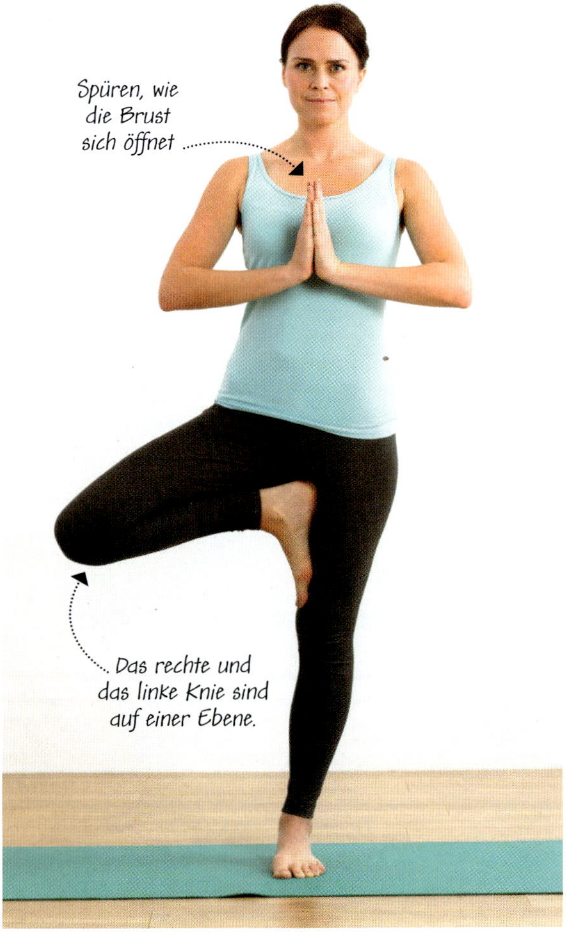
Spüren, wie die Brust sich öffnet
Das rechte und das linke Knie sind auf einer Ebene.

1 Stehen Sie aufrecht mit geschlossenen Füßen. Einatmen und das Körpergewicht auf den linken Fuß verlagern. Das rechte Knie beugen und den rechten Fuß innen an das linke Bein legen. Mit der Hand den Fuß ganz oben am linken Bein platzieren.

2 Finden Sie Ihr Gleichgewicht, indem Sie das Standbein noch stärker aktivieren und den Fuß nach unten drücken. Gleichmäßig atmen. Einatmen und die Hände langsam, über zwei bis drei Atemzüge hinweg, in Gebetshaltung heben.

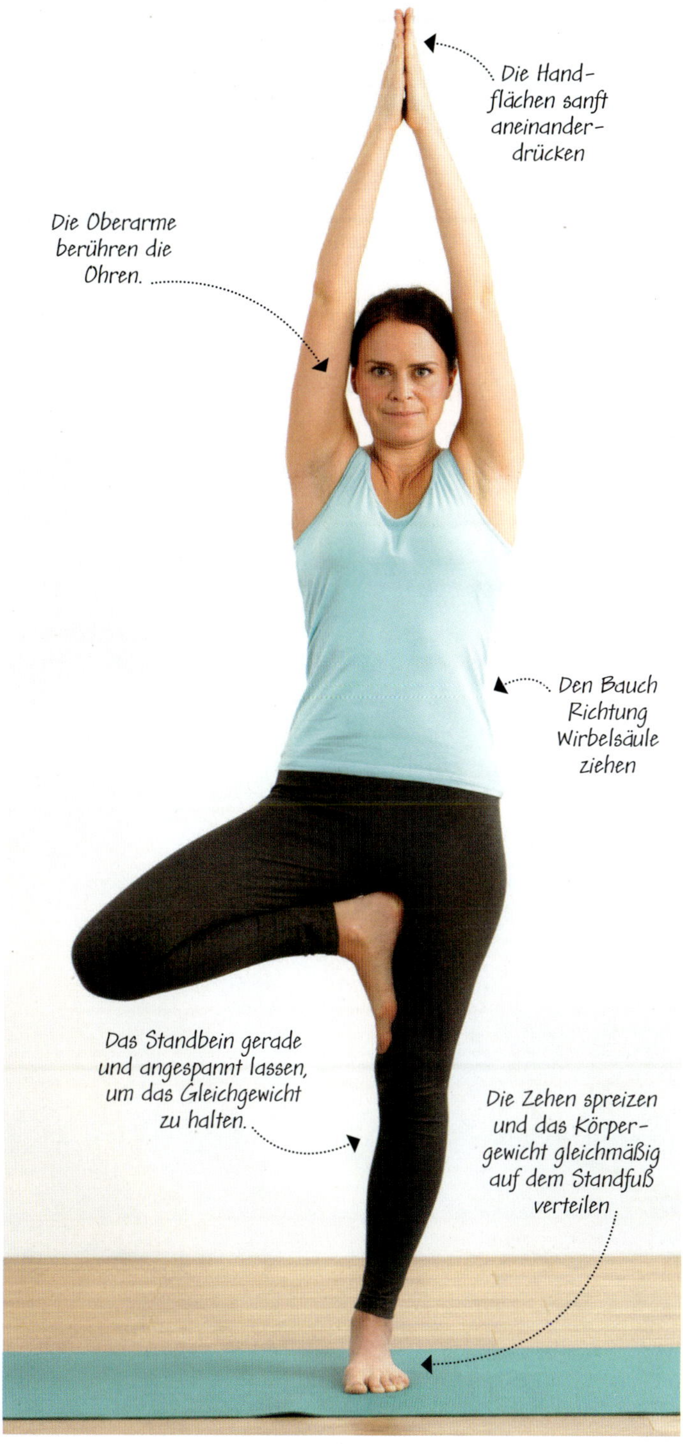
Die Handflächen sanft aneinanderdrücken
Die Oberarme berühren die Ohren.
Den Bauch Richtung Wirbelsäule ziehen
Das Standbein gerade und angespannt lassen, um das Gleichgewicht zu halten.
Die Zehen spreizen und das Körpergewicht gleichmäßig auf dem Standfuß verteilen

3 Fixieren Sie mit dem Einatmen einen Punkt vor sich und strecken Sie Ihre Arme nach oben. Die Handflächen berühren einander und bilden eine Spitze. Einmal ein- und ausatmen, dann die Arme und das angehobene Bein senken und die Haltung mit der anderen Seite wiederholen.

Tipp Wenn es Ihnen schwerfällt, die Konzentration aufrechtzuerhalten, üben Sie die Haltung an einer Wand. Platzieren Sie anfangs beide Fersen nah an der Wand.

Geben Sie acht ...

Platzieren Sie den angehobenen Fuß tiefer am Standbein, wenn Sie Gleichgewichtsprobleme haben.

Halten Sie den angehobenen Fuß mit der Hand fest, wenn er Richtung Knie rutscht. Sie können den freien Arm allein nach oben strecken.

Prüfen Sie Ihre Kleidung. Es ist unter Umständen leichter, wenn Sie Ihre Hosenbeine aufrollen und den Fuß an die nackte Haut setzen.

Halber Lotus im Stehen

Strafft Arme und Beine • **Entwickelt** den Fokus

Diese Stehhaltung öffnet die Hüften. Hier ist weniger Kraft als vielmehr Konzentration und Gleichgewichtssinn erforderlich.

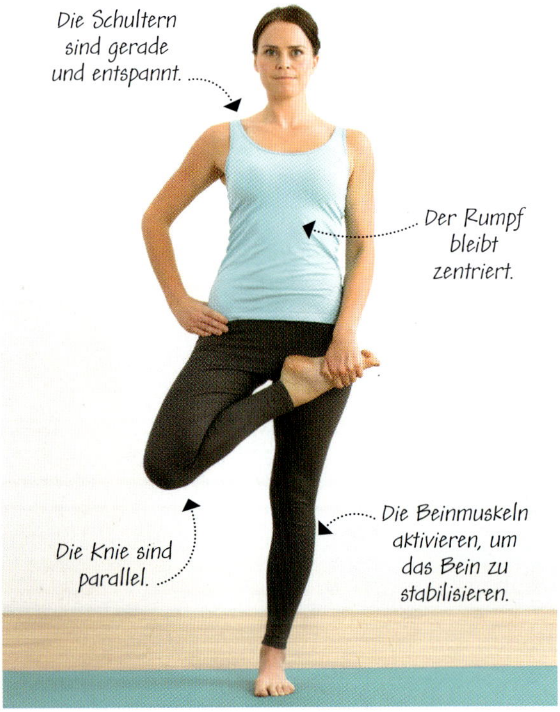
Die Schultern sind gerade und entspannt.
Der Rumpf bleibt zentriert.
Die Knie sind parallel.
Die Beinmuskeln aktivieren, um das Bein zu stabilisieren.

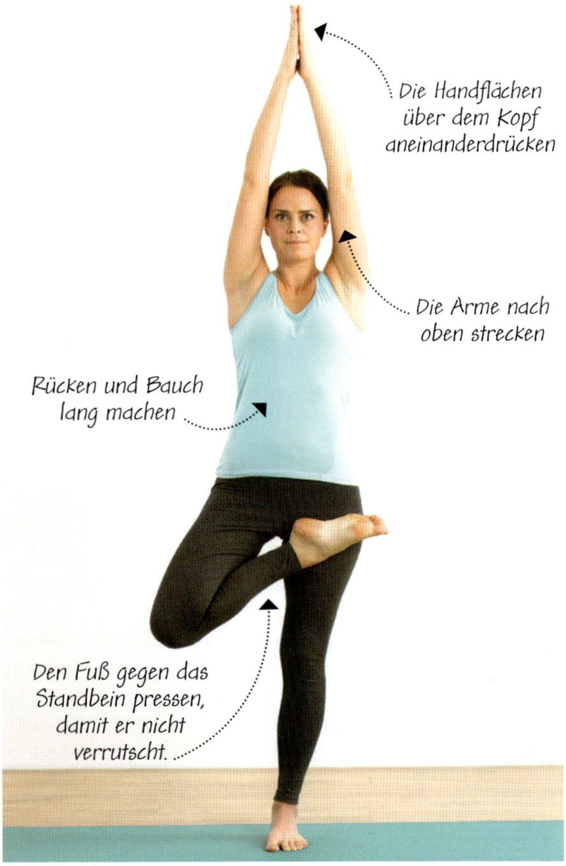
Die Handflächen über dem Kopf aneinanderdrücken
Die Arme nach oben strecken
Rücken und Bauch lang machen
Den Fuß gegen das Standbein pressen, damit er nicht verrutscht.

1 Stehen Sie aufrecht und mit geschlossenen Füßen. Einatmen und das Körpergewicht auf den linken Fuß verlagern. Das rechte Knie beugen und den rechten Fuß heben. Mit der linken Hand den rechten Fuß möglichst weit am linken Oberschenkel nach oben ziehen.

2 Finden Sie Ihr Gleichgewicht. Heben Sie langsam die Arme über den Kopf und drücken Sie die Handflächen aneinander. Die Arme nach oben strecken. Gleichmäßig atmen und fünf bis zehn Atemzüge lang halten, dann die Arme und den Fuß langsam senken. Mit der anderen Seite wiederholen.

Adler

Kräftigt Hand- und Fußgelenke • **Entwickelt** Konzentration

Diese Haltung zielt auf die Körpermitte und das Zentrieren und Ausrichten des Körpers. Der erhöhte Blutfluss nährt die Gelenke.

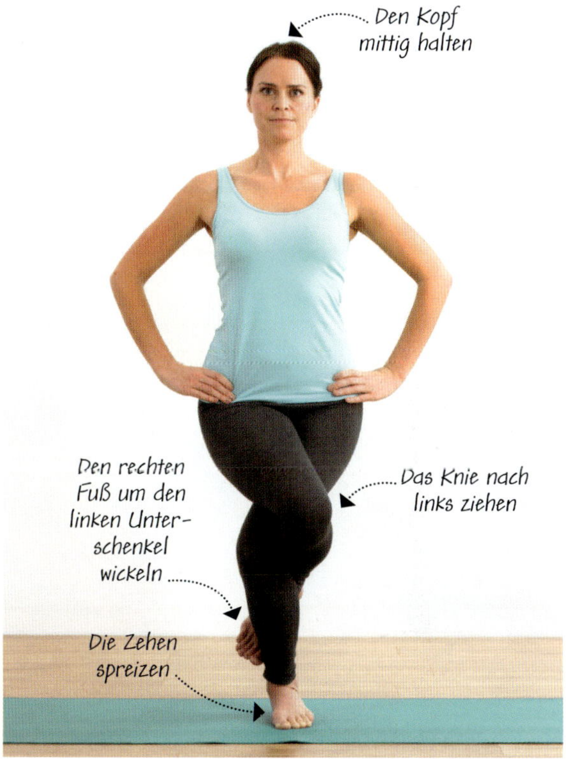
Den Kopf mittig halten
Den rechten Fuß um den linken Unterschenkel wickeln
Das Knie nach links ziehen
Die Zehen spreizen

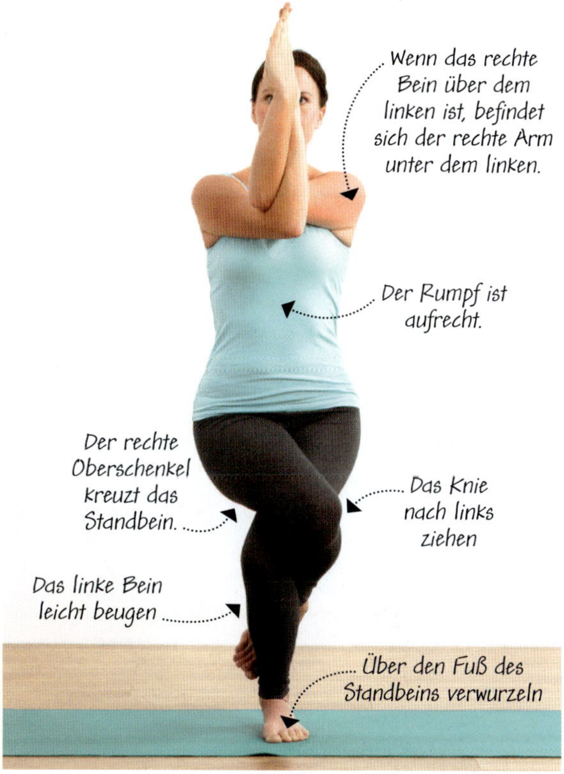
Wenn das rechte Bein über dem linken ist, befindet sich der rechte Arm unter dem linken.
Der Rumpf ist aufrecht.
Der rechte Oberschenkel kreuzt das Standbein.
Das Knie nach links ziehen
Das linke Bein leicht beugen
Über den Fuß des Standbeins verwurzeln

1 Beginnen Sie im Stehen. Beugen Sie leicht die Knie, kommen Sie auf dem linken Fuß ins Gleichgewicht, führen Sie den rechten Oberschenkel über den linken und haken Sie den rechten Fuß hinter dem Standbein ein.

2 Stehen Sie stabil auf dem Standbein, heben Sie die angewinkelten Arme und wickeln Sie den rechten Arm von unten um den linken. Die Handflächen aneinanderdrücken. Mit der anderen Seite wiederholen.

Tipp Halten Sie das Gleichgewicht, indem Sie einen Punkt am Boden oder an der Wand fixieren. Atmen Sie gleichmäßig.

Heldenstellung 2

Lockert die Hüften • **Stärkt** die Durchsetzungskraft

Die Heldenstellung 2 ist in mehrfacher Hinsicht wohltuend. Sie strafft den Bauch, kräftigt die Gliedmaßen und öffnet Brust und Schultern.

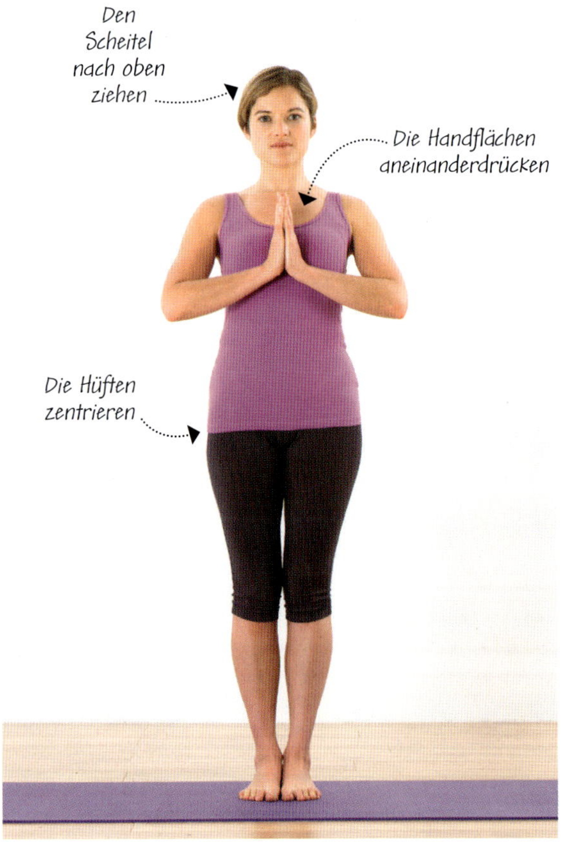
Den Scheitel nach oben ziehen
Die Handflächen aneinanderdrücken
Die Hüften zentrieren

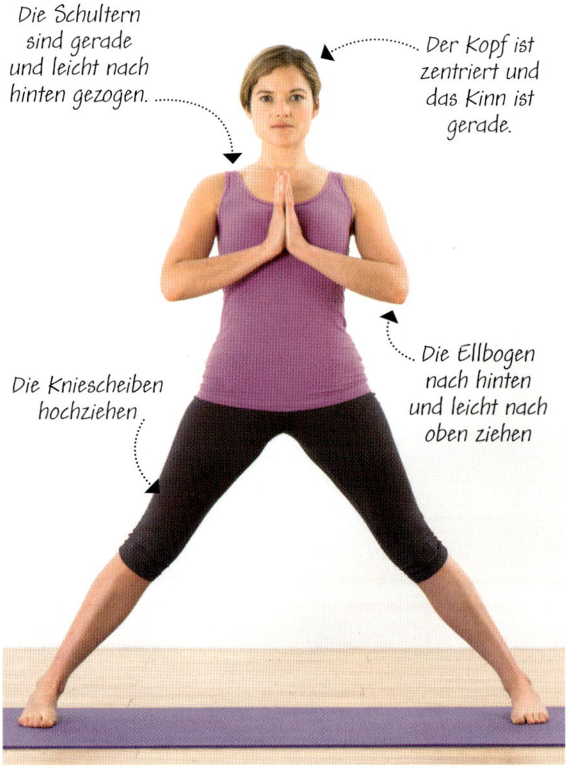
Die Schultern sind gerade und leicht nach hinten gezogen.
Der Kopf ist zentriert und das Kinn ist gerade.
Die Ellbogen nach hinten und leicht nach oben ziehen
Die Kniescheiben hochziehen

1 Stehen Sie seitlich auf der Matte. Schließen Sie die Füße und halten Sie die Hände in Gebetshaltung vor der Brust. Konzentrieren Sie sich auf den Atem und blicken Sie geradeaus. Zentrieren Sie sich.

2 Öffnen Sie Ihre Füße etwa 1 m, und drücken Sie die Außenkanten der Füße nach unten, um sich zu stabilisieren. Den Rücken gerade halten und regelmäßig atmen.

Tipp Richten Sie die Zehen nach vorn und verwurzeln Sie sich über die Füße, um Ihre Haltung zu stabilisieren.

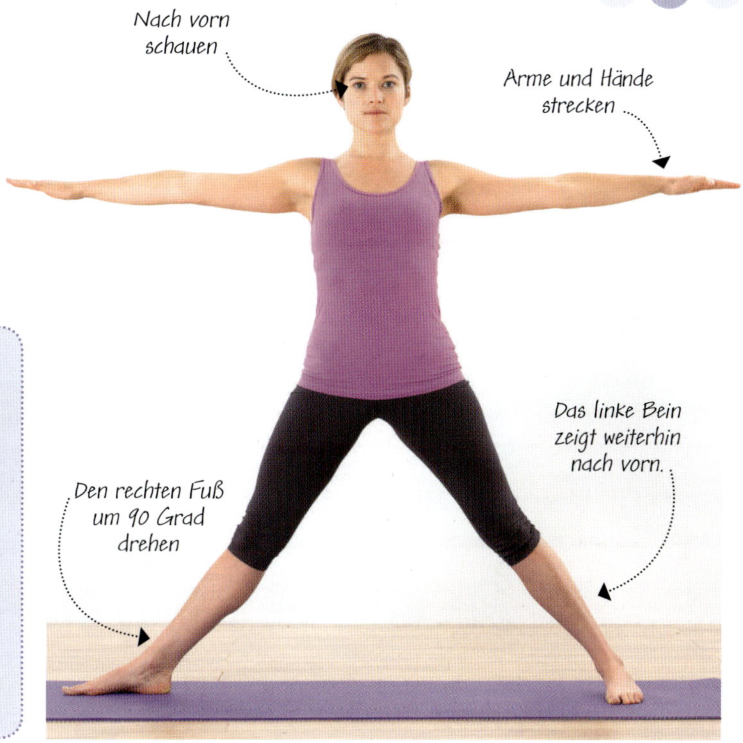
Nach vorn
schauen
Arme und Hände
strecken
Das linke Bein
zeigt weiterhin
nach vorn.
Den rechten Fuß
um 90 Grad
drehen

3 Heben Sie mit dem Einatmen die Arme auf Schulterhöhe. Den rechten Fuß drehen, sodass er in dieselbe Richtung zeigt wie die rechte Hand. Der linke Fuß zeigt weiterhin nach vorn.

Tipp Öffnen Sie die Brust, indem Sie die Fingerspitzen vom Körper weg schieben. Die entgegengesetzte Kraft arbeitet durch Körpermitte, Schultern und Arme.

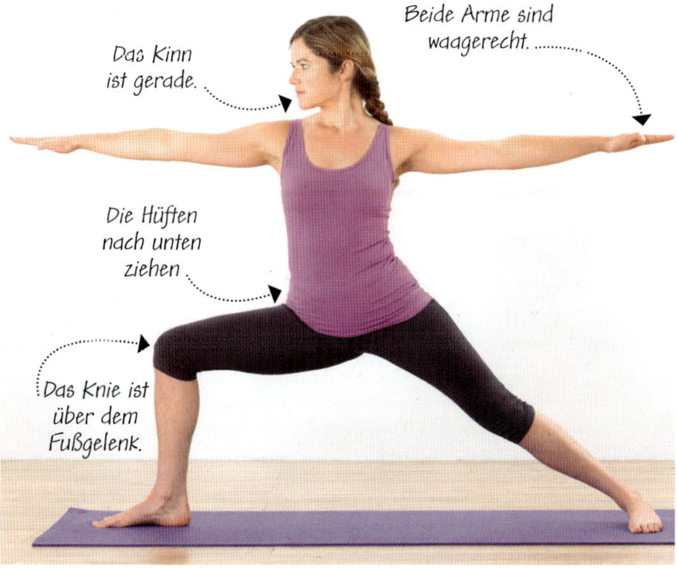
Beide Arme sind
waagerecht.
Das Kinn
ist gerade.
Die Hüften
nach unten
ziehen
Das Knie ist
über dem
Fußgelenk.

4 Verwurzeln Sie sich mit den Füßen. Das rechte Knie beugen und nach vorn schieben, bis es über dem Fußgelenk steht. Den Kopf in dieselbe Richtung drehen und am rechten Arm entlang schauen. Fünf Atemzüge lang halten, mit dem Einatmen loslassen. Zur anderen Seite wiederholen.

Tipp Stellen Sie sich vor, Ihr Rumpf würde an der Mittelachse nach unten gezogen.

Gestreckter seitlicher Winkel

Kräftigt die Körpermitte • **Entwickelt** Körperbewusstsein

Diese Haltung strafft und kräftigt die Beine, vergrößert die Lungenkapazität und stimuliert die Organe im Bauch.

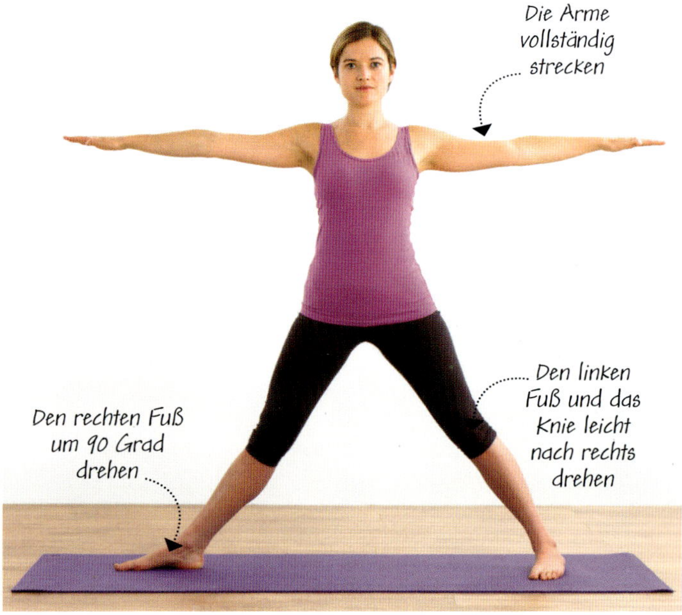
Die Arme vollständig strecken
Den linken Fuß und das Knie leicht nach rechts drehen
Den rechten Fuß um 90 Grad drehen

1 Stellen Sie sich seitlich auf die Matte, die Füße etwa 1 m weit öffnen. Einatmen, die Arme mit den Handflächen nach unten auf Schulterhöhe heben. Den linken Fuß ein wenig, den rechten Fuß um 90 Grad nach rechts drehen.

Tipp Pressen Sie die Außenkante des linken Fußes in die Matte, um sich zu verwurzeln.

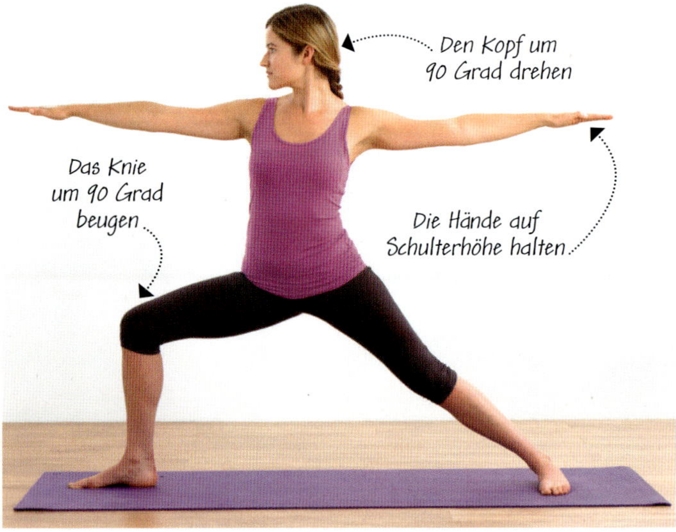
Den Kopf um 90 Grad drehen
Das Knie um 90 Grad beugen
Die Hände auf Schulterhöhe halten

2 Atmen Sie tief ein und aus. Beugen Sie das rechte Knie, bis es senkrecht über dem rechten Knöchel ist. Die Arme weit ausstrecken, die Ellbogen verriegeln und die Hände auf Schulterhöhe halten. Den rechten Oberschenkel parallel zum Boden halten.

Tipp Wenn sich Ihr linker Fuß hebt, ist es hilfreich, die Ferse gegen eine Wand zu stützen.

3 Ausatmen, den Oberkörper nach vorn lehnen und den rechten Unterarm auf den Oberschenkel stützen. Den linken Arm beugen und die Hand unten an den Rücken legen.

Tipp Prüfen Sie Ihre Ausrichtung, bevor Sie in die Haltung gehen.

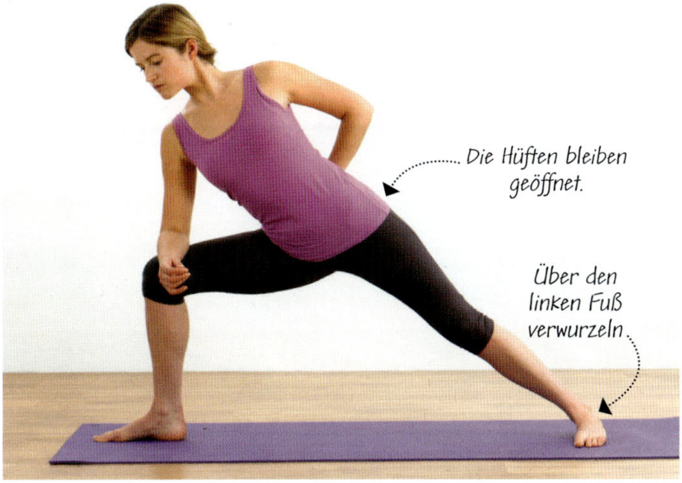
Die Hüften bleiben geöffnet.
Über den linken Fuß verwurzeln.

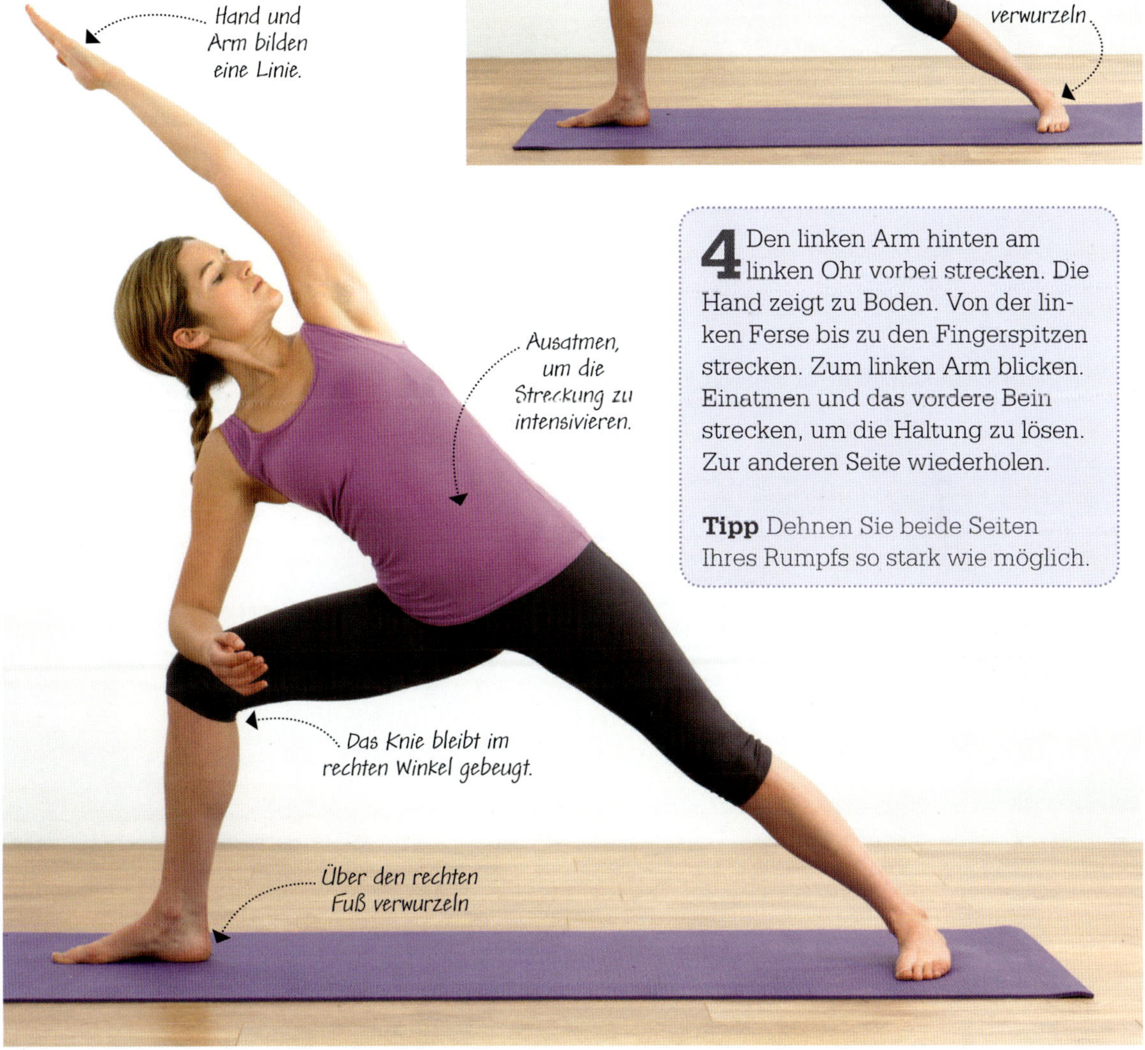
Hand und Arm bilden eine Linie.
Ausatmen, um die Streckung zu intensivieren.
Das Knie bleibt im rechten Winkel gebeugt.
Über den rechten Fuß verwurzeln

4 Den linken Arm hinten am linken Ohr vorbei strecken. Die Hand zeigt zu Boden. Von der linken Ferse bis zu den Fingerspitzen strecken. Zum linken Arm blicken. Einatmen und das vordere Bein strecken, um die Haltung zu lösen. Zur anderen Seite wiederholen.

Tipp Dehnen Sie beide Seiten Ihres Rumpfs so stark wie möglich.

Gespreizte Hocke

Kräftigt die Oberschenkelrückseite • **Fördert** die Verdauung

Diese Haltung kräftigt Ihre Körpermitte und dehnt die Beinmuskeln. Sie lindert die durch langes Sitzen verursachten Probleme, indem sie die Wirbelsäule streckt und die Hüften öffnet.

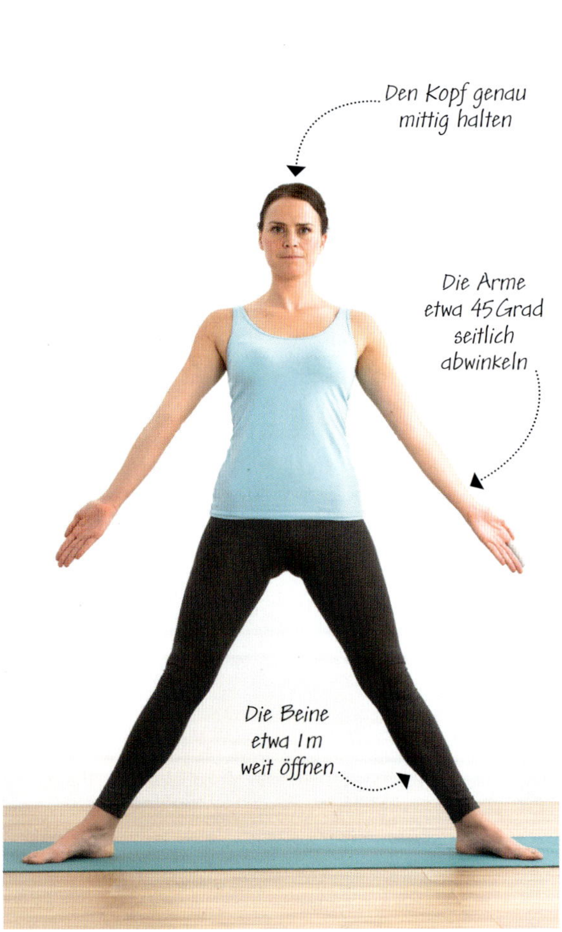
Den Kopf genau mittig halten
Die Arme etwa 45 Grad seitlich abwinkeln
Die Beine etwa 1 m weit öffnen

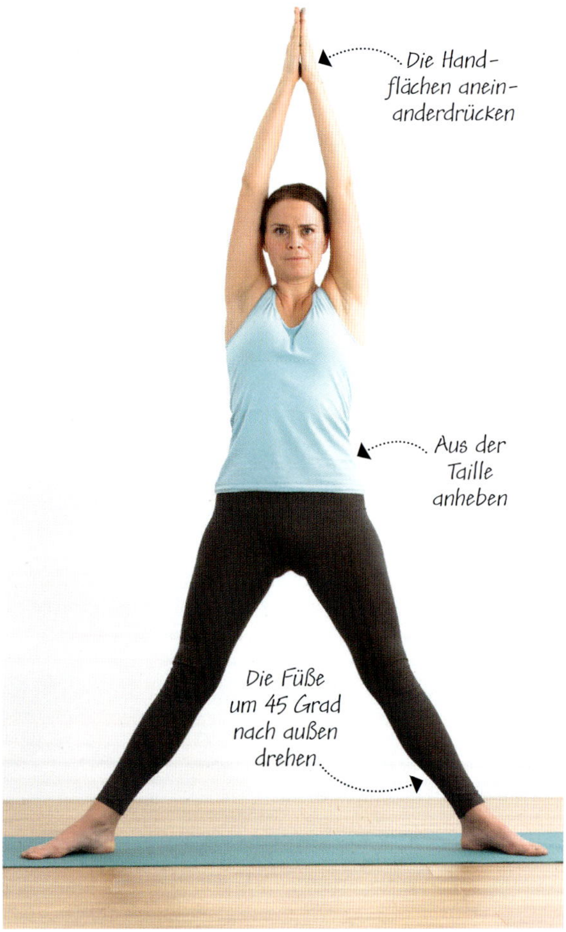
Die Handflächen aneinanderdrücken
Aus der Taille anheben
Die Füße um 45 Grad nach außen drehen

1 Die Füße sind zu Beginn geschlossen. Durch Sprung oder Schritt etwa 1 m öffnen und 45 Grad nach außen drehen. Einatmen und die Arme mit den Handflächen nach vorn um 45 Grad anheben.

2 Spannen Sie Ihre Beinmuskeln an und pressen Sie die Füße in die Matte. Langsam einatmen und die Arme in die Senkrechte heben. Drücken Sie die Handflächen aneinander, und strecken Sie Arme und Ellbogen fest.

3 Atmen Sie aus und beugen Sie die Knie. Machen Sie sich dabei die Ausrichtung Ihres Körpers bewusst. Gleichzeitig die Arme senken und die Hände vor der Brust in Gebetshaltung heben.

Tipp Beugen Sie die Knie, bis sie sich senkrecht über den Füßen befinden.

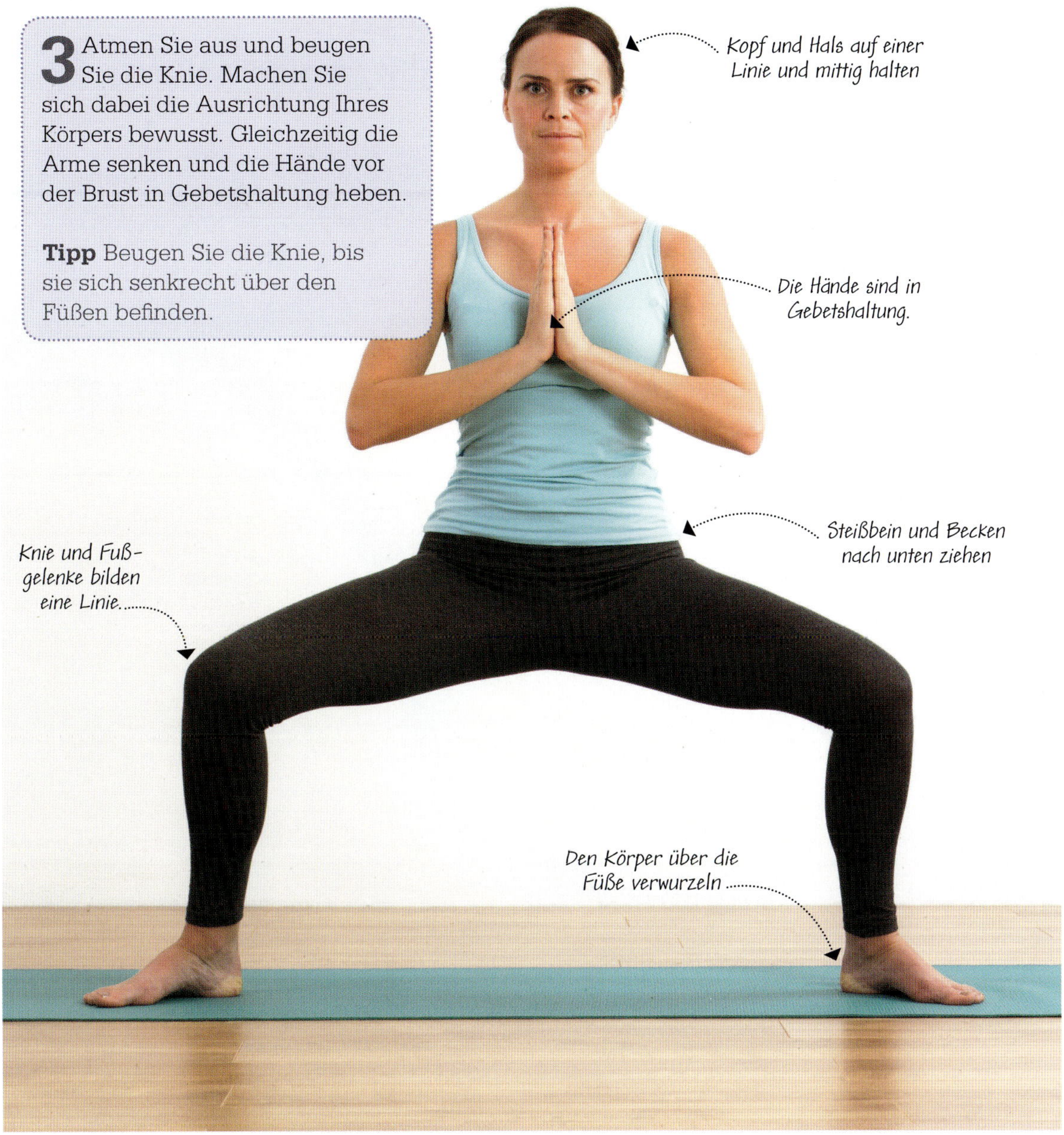
Kopf und Hals auf einer Linie und mittig halten
Die Hände sind in Gebetshaltung.
Steißbein und Becken nach unten ziehen
Knie und Fußgelenke bilden eine Linie.
Den Körper über die Füße verwurzeln

Geben Sie acht ...

Häufig besteht die Tendenz, dass man den Oberkörper vorbeugt. Um das zu verhindern, beugen Sie die Knie etwas weniger und bringen die Wirbelsäule in eine aufrechte Haltung.

Beugen Sie nicht den Kopf nach vorn oder zur Seite, um Ihren Körper korrekt auszurichten. Konzentrieren Sie sich auf die Ausrichtung und das Gleichgewicht, um sich zentrieren zu können.

Ausfallschritt

Kräftigt Fußgelenke und Beine • **Entwickelt** Balance

Diese belebende Haltung dehnt die Quadrizeps auf der Oberschenkelvorderseite kräftig. Auch der untere Rücken wird sanft gedehnt.

1 Beginnen Sie im Vierfüßlerstand. Handgelenke und Schultern bilden eine Linie, Knie und Hüften ebenso. Die Zehen zeigen vom Körper weg. Den Nabel Richtung Wirbelsäule ziehen, damit der untere Rücken flach wird.

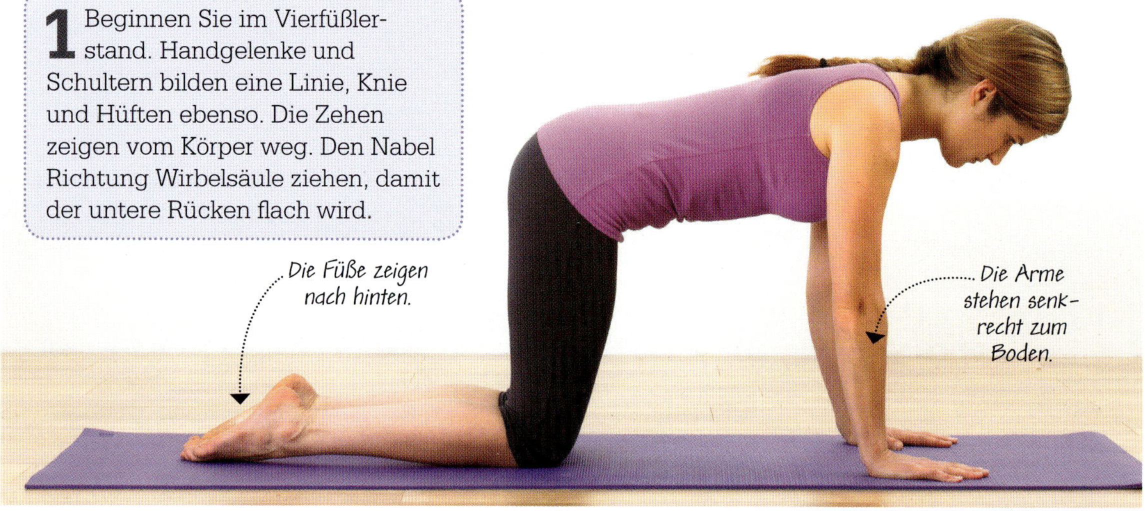
Die Füße zeigen nach hinten.
Die Arme stehen senkrecht zum Boden.

2 Setzen Sie mit dem Ausatmen den rechten Fuß nach vorn neben die rechte Hand. Dabei den Rumpf im 45-Grad-Winkel vorbeugen und die rechte Bauchseite an den rechten Oberschenkel schmiegen.

Tipp Verwurzeln Sie sich mit dem linken Fuß und Knie, und dehnen Sie den linken Quadrizeps, um die Position zu stabilisieren.

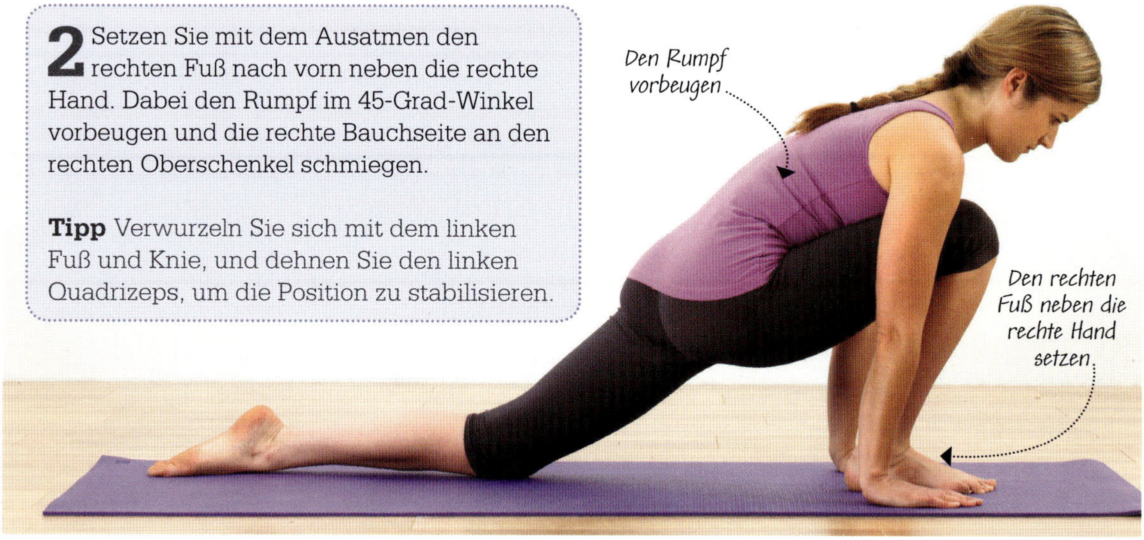
Den Rumpf vorbeugen
Den rechten Fuß neben die rechte Hand setzen.

3 Heben Sie den Rumpf leicht an, indem Sie die Hände aufstellen und die Finger in die Matte drücken. Das linke Knie anheben, die Zehen aufstellen und das Gewicht darauf verlagern.

Tipp Verteilen Sie Ihr Körpergewicht gleichmäßig auf Füße und Finger.

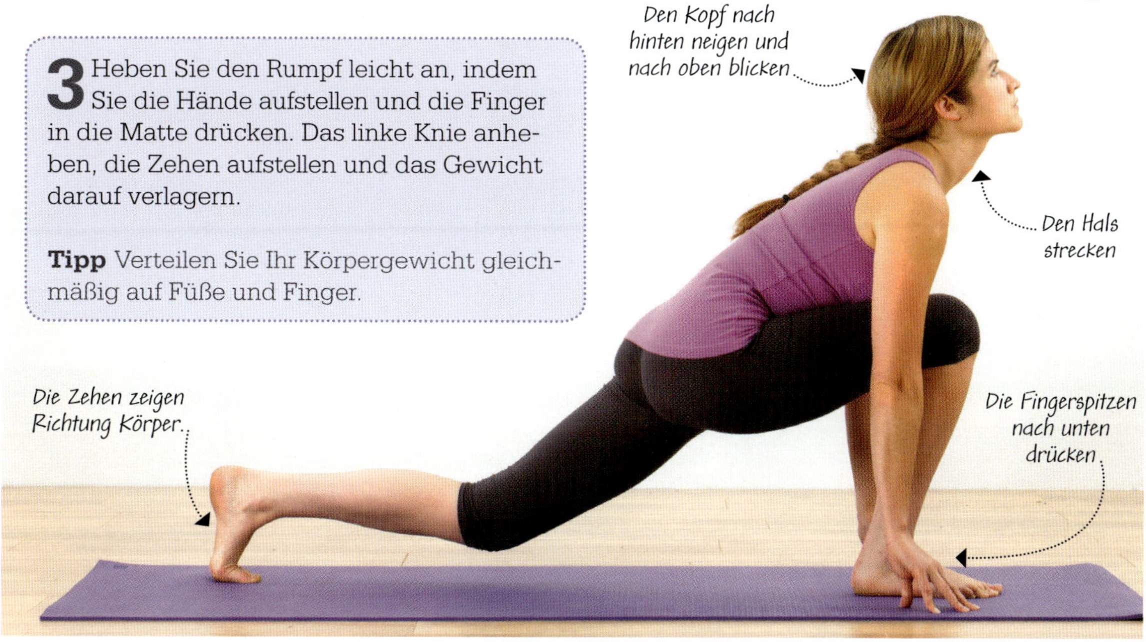
Den Kopf nach hinten neigen und nach oben blicken
Den Hals strecken
Die Zehen zeigen Richtung Körper
Die Fingerspitzen nach unten drücken

4 Die Hände heben und auf dem rechten Knie ablegen. Nach vorn blicken und den Rumpf strecken. Fünf Atemzüge lang halten. Ausatmen und in den Vierfüßlerstand zurückkehren. Mit der anderen Seite wiederholen.

Tipp Ziehen Sie mit jedem Ausatmen das Becken tiefer und intensivieren Sie die Dehnung der Beine.

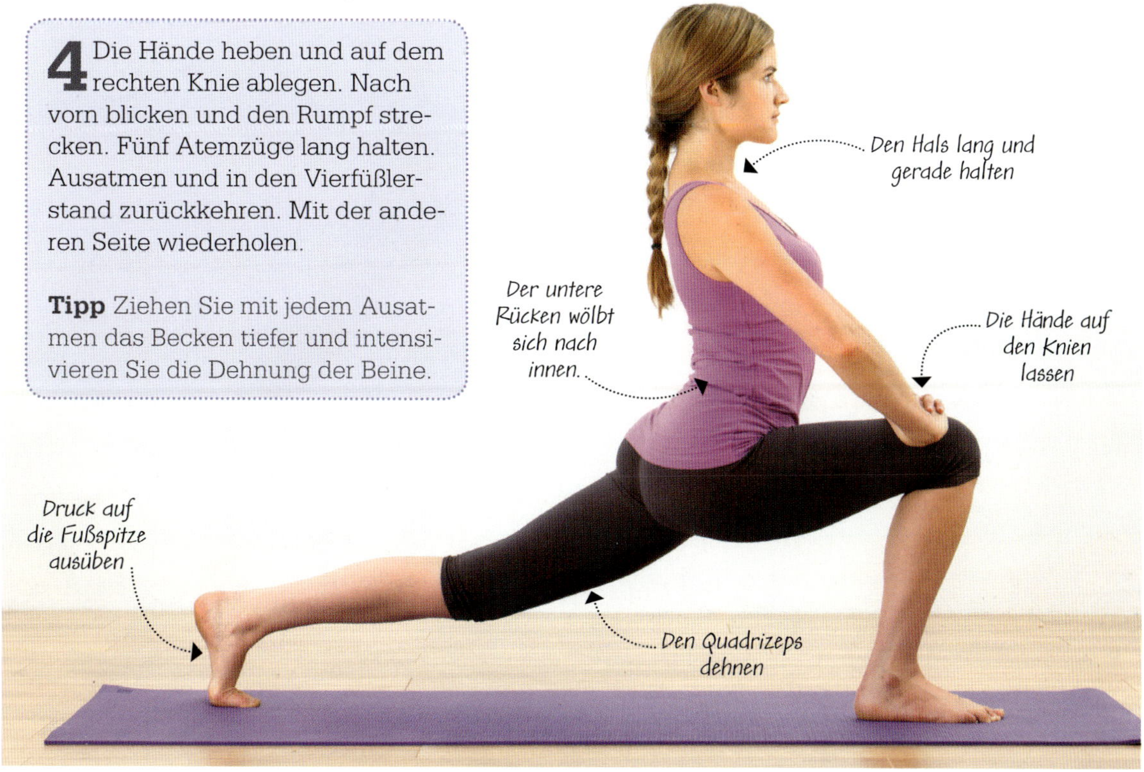
Den Hals lang und gerade halten
Der untere Rücken wölbt sich nach innen
Die Hände auf den Knien lassen
Druck auf die Fußspitze ausüben
Den Quadrizeps dehnen

Gegrätschte Vorbeuge

Strafft die Beine • **Verbessert** die Durchblutung

Diese Vorbeuge in der Grätsche dehnt die hintere Oberschenkelmuskulatur und weitet den Leistenbereich. Da sie die Blutversorgung des Gehirns erhöht, wird auch der Geist gestärkt.

1 Stehen Sie mit etwa 1 m weit gegrätschten Beinen. Die Hände liegen auf den Hüften, die Füße zeigen nach vorn. Die Beinmuskeln aktivieren und die Füße fest in den Boden drücken. Kopf, Hals und Rumpf bilden eine Linie. Geradeaus blicken.

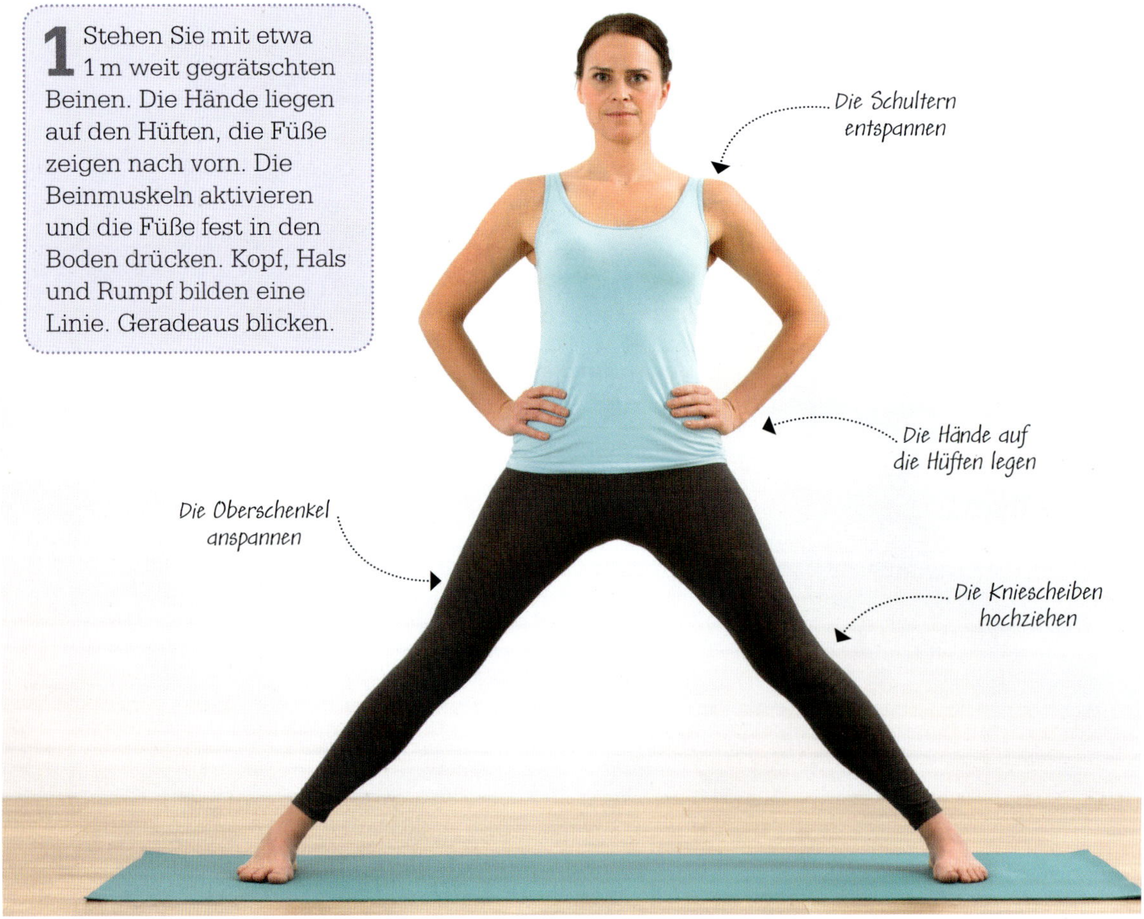
Die Schultern entspannen
Die Hände auf die Hüften legen
Die Oberschenkel anspannen
Die Kniescheiben hochziehen

Geben Sie acht …

Man neigt dazu, sich aus der Taille statt aus den Hüften vorzubeugen, und macht einen runden Rücken. Ist das der Fall, beugen Sie leicht die Knie, damit Sie sich aus den Hüften vorbeugen können.

Ein steifer Rücken führt oft dazu, dass eine Schulter tiefer ist als die andere. Üben Sie, Verspannungen in Schultern und oberem Rücken loszulassen, damit die Schultern gerade werden.

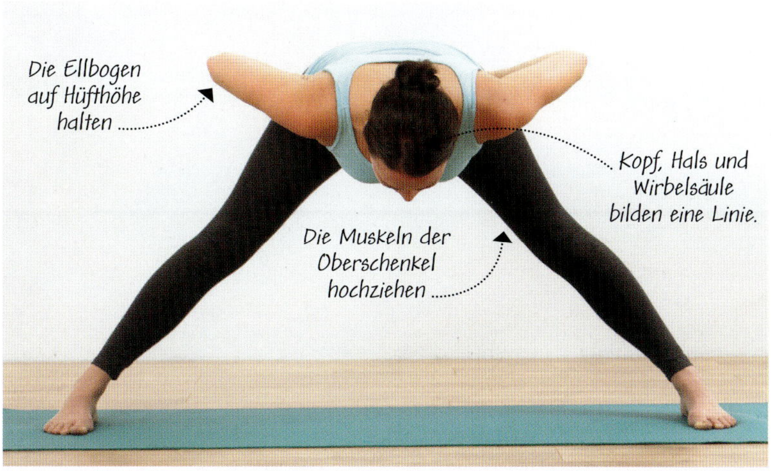
Die Ellbogen auf Hüfthöhe halten
Kopf, Hals und Wirbelsäule bilden eine Linie.
Die Muskeln der Oberschenkel hochziehen

2 Mit dem Ausatmen langsam aus den Hüften vorbeugen. Den Rücken gerade und in einer Linie mit dem Hals halten, bis Rumpf und Beine einen rechten Winkel bilden. Bei Rückenproblemen die Knie leicht beugen.

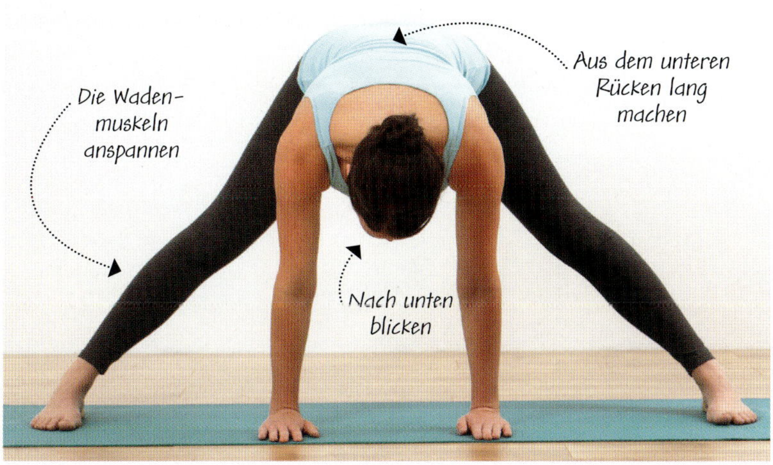
Aus dem unteren Rücken lang machen
Die Waden-muskeln anspannen
Nach unten blicken

3 Erneut ausatmen und die Hände direkt unter den Schultern aufsetzen. Kopf und Hals bleiben in einer Linie. Nach unten blicken. Einatmen, die Hände nach unten drücken und über Arme und Rücken lang machen.

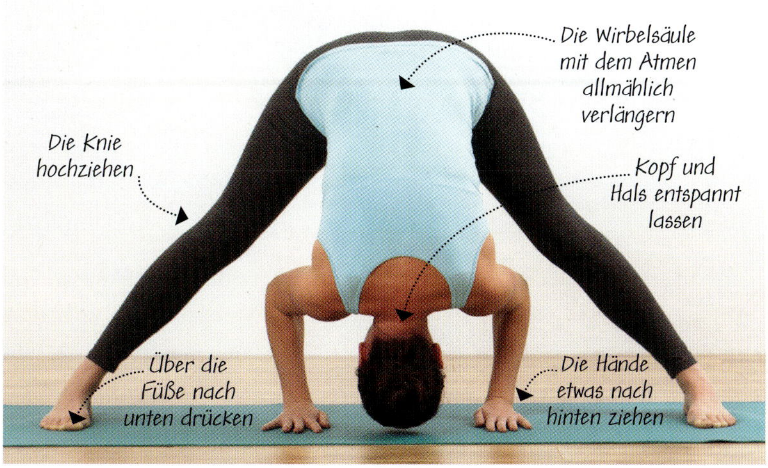
Die Wirbelsäule mit dem Atmen allmählich verlängern
Die Knie hochziehen
Kopf und Hals entspannt lassen
Über die Füße nach unten drücken
Die Hände etwas nach hinten ziehen

4 Ausatmen, die Arme beugen und den Kopf weiter senken. Den Rücken entspannen. Mit jedem Ausatmen den Kopf tiefer senken und die Schwerkraft den Rücken dehnen lassen. Mehrere Atemzüge lang halten. In umgekehrter Bewegungsabfolge aus der Haltung kommen.

Kuhgesicht

Fördert den Gleichgewichtssinn • **Dehnt** die Schultern

Diese Yoga-Haltung ist besonders effektiv, weil sie beide Arme gleichzeitig trainiert und dabei das Körperbewusstsein und die Beweglichkeit des Oberkörpers verbessert.

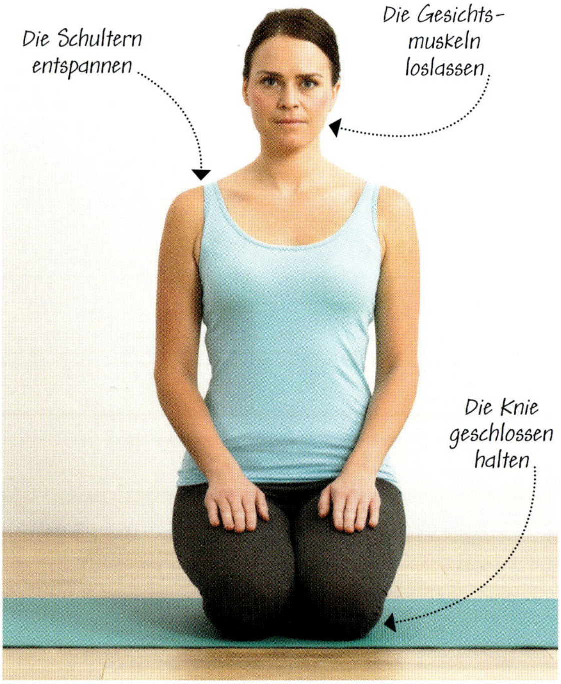
Die Schultern entspannen
Die Gesichtsmuskeln loslassen
Die Knie geschlossen halten

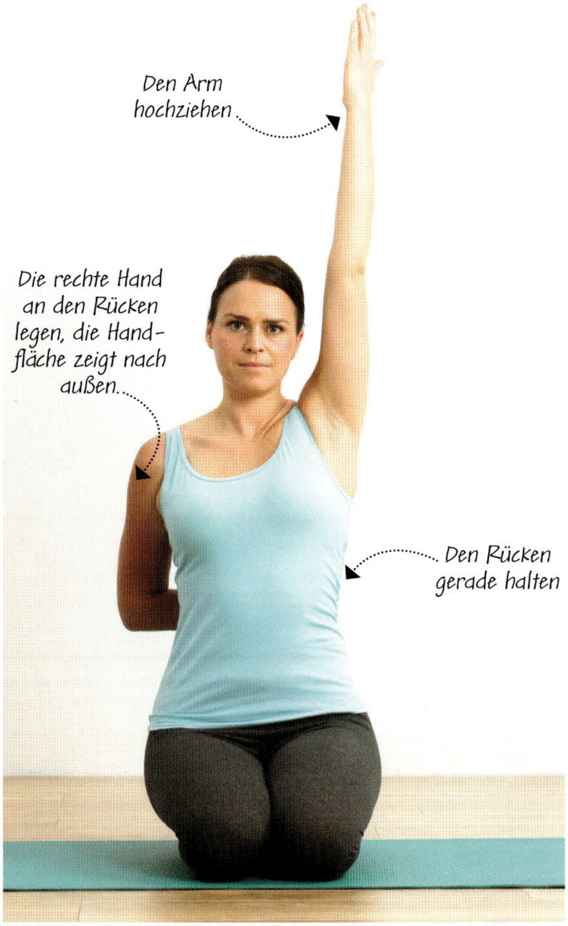
Den Arm hochziehen
Die rechte Hand an den Rücken legen, die Handfläche zeigt nach außen
Den Rücken gerade halten

1 Knien Sie sich auf die Matte und setzen Sie sich auf die Fersen. Die Zehen zeigen vom Körper weg, die Hände ruhen auf den Oberschenkeln. Nach vorn blicken und die Gesichtsmuskeln loslassen. Ein- und ausatmen und die Schultern entspannen.

2 Atmen Sie ein und heben Sie Ihren Arm gerade nach oben. Die ganze linke Körperseite bis zu den Fingerspitzen dehnen. Den rechten Arm beugen und die Hand an den unteren Rücken legen. Die Handfläche zeigt vom Körper weg nach außen.

3 Den linken Arm beugen und die Hand über die linke Schulter senken. Den rechten Arm mit der Handfläche nach außen am Rücken hochschieben, bis die Hände ineinandergreifen. Die Ellbogen entgegengesetzt ziehen. Ausatmen, die Haltung auflösen und die Finger durch Schnippen lockern. Mit der anderen Seite wiederholen.

Beachten Sie Ziehen Sie die Ellbogen in entgegengesetzte Richtungen, damit der obere Rücken diagonal gedehnt wird.

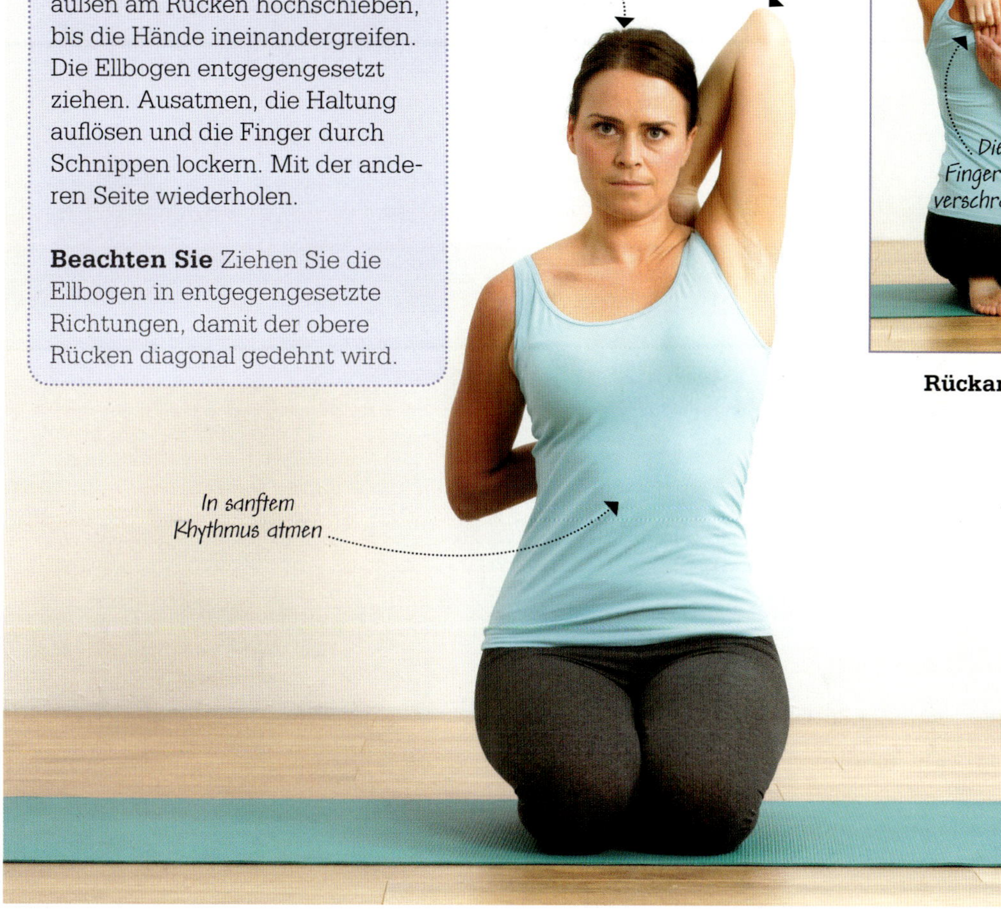
Den Kopf zentriert halten
Den Ellbogen hochziehen
In sanftem Rhythmus atmen

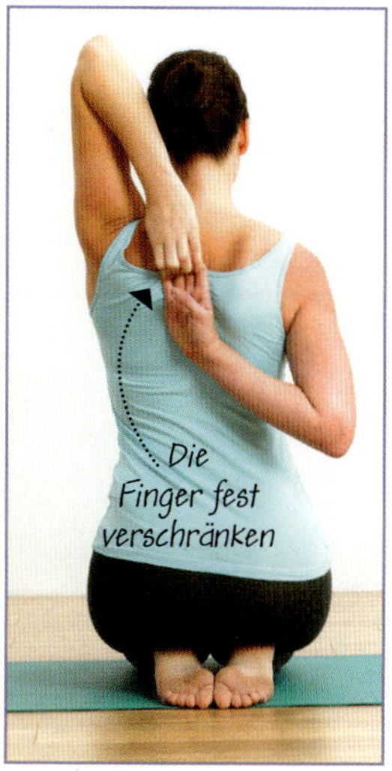
Die Finger fest verschränken

Rückansicht

So wird es leichter

Wenn Sie die Finger nicht ineinander verschränken können, hilft ein Gymnastikband. Halten Sie das Band fest in der linken Hand und beugen Sie den linken Arm wie in Schritt 3 beschrieben. Die rechte Hand hinter den Rücken führen, das Ende des Bandes erspüren und mit festem Griff nehmen. Mit beiden Händen nach und nach das Band entlangwandern, sodass sich die Hände annähern.

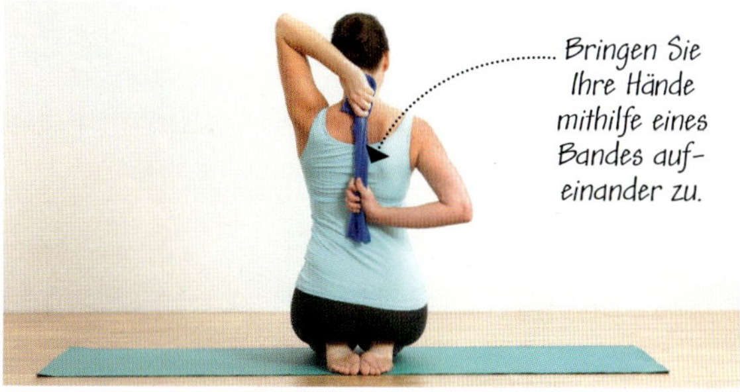
Bringen Sie Ihre Hände mithilfe eines Bandes aufeinander zu.

Katzenbuckel

Dehnt die Wirbelsäule • **Bringt** Energie

Der Katzenbuckel massiert die Bauchorgane und die Wirbelsäule. Durch die sanfte Dehnung von Rücken, Rumpf und Hals wird Stress abgebaut.

1 Beginnen Sie im Vierfüßlerstand. Hände und Schultern bilden eine Linie, ebenso Knie und Hüften. Die Zehen zeigen vom Körper weg. Ziehen Sie den Bauchnabel Richtung Wirbelsäule, um den Rücken flach zu machen.

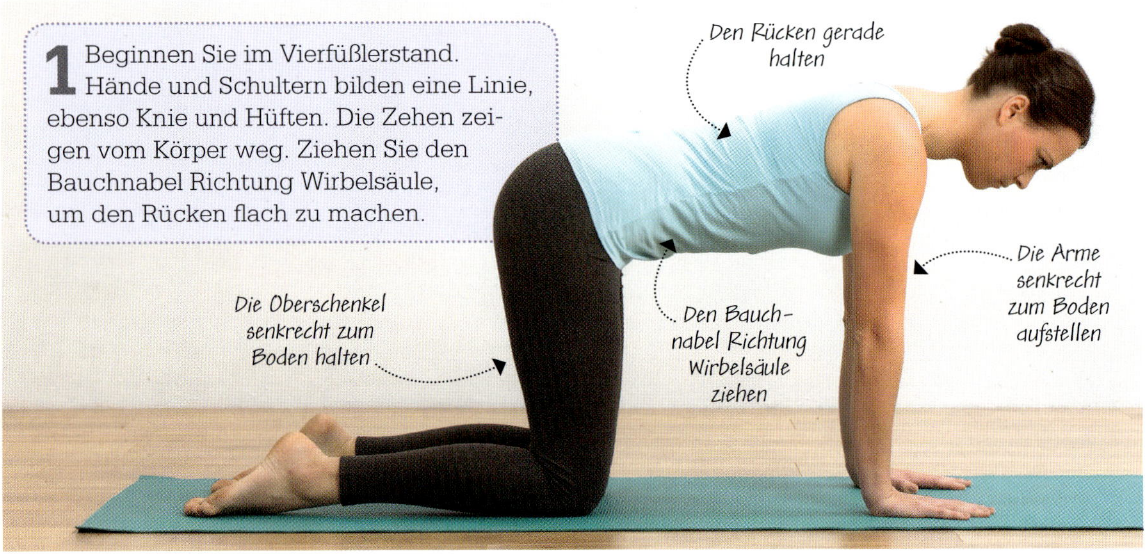
Den Rücken gerade halten
Die Oberschenkel senkrecht zum Boden halten
Den Bauchnabel Richtung Wirbelsäule ziehen
Die Arme senkrecht zum Boden aufstellen

3 Ausatmen, das Steißbein senken und den Bauch heben, dabei die Wirbelsäule nach oben wölben. Stellen Sie sicher, dass Ihre Hände und Knie in der ursprünglichen Position sind. Den Kopf zwischen den Armen Richtung Boden sinken lassen, das Kinn aber nicht gewaltsam gegen die Brust drücken.

Tipp Nach dieser Übung ist die Kindhaltung (siehe S. 62–63) wohltuend.

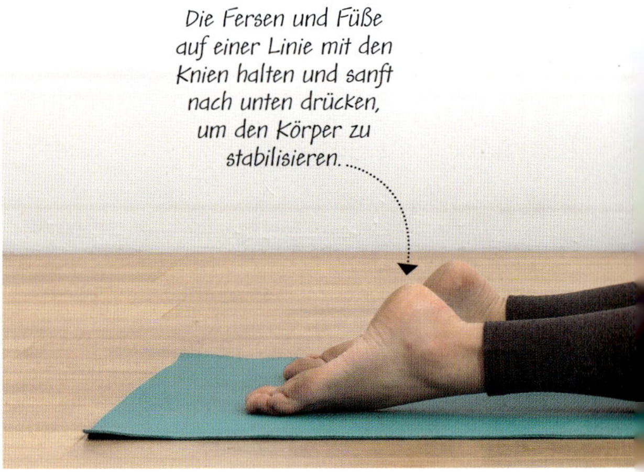
Die Fersen und Füße auf einer Linie mit den Knien halten und sanft nach unten drücken, um den Körper zu stabilisieren.

2 Einatmen und die Wirbelsäule nach unten wölben, indem Sie das Steißbein hochziehen und die Brust nach vorn schieben. Das Kinn heben und hochblicken.

Hilfe! Wenn Ihre Knie schmerzen, legen Sie ein gefaltetes Handtuch unter.

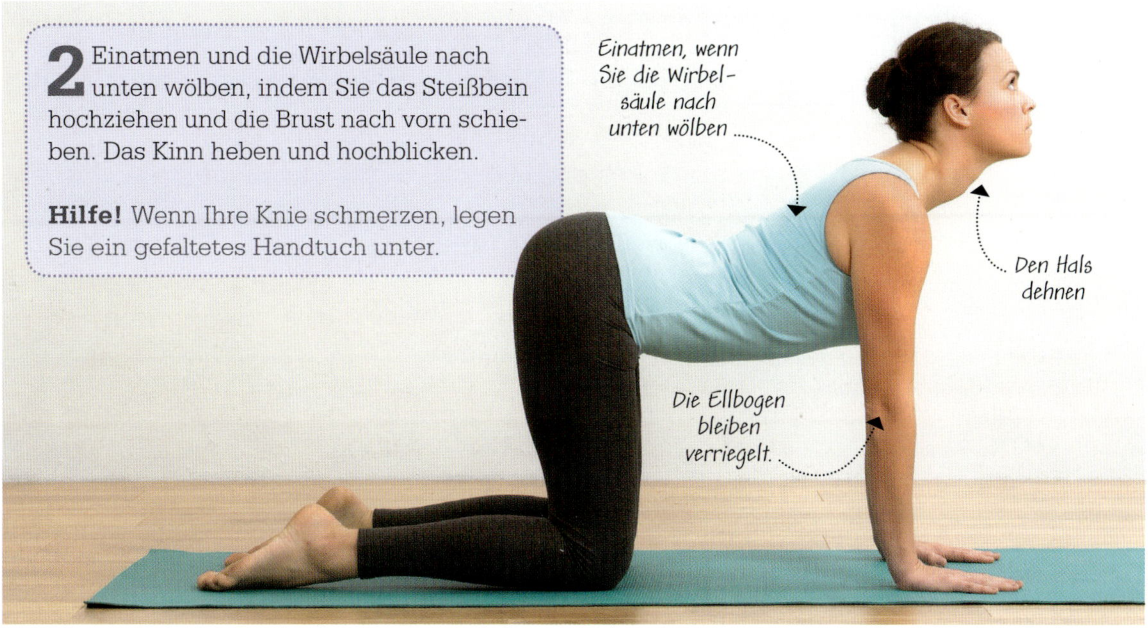
Einatmen, wenn Sie die Wirbelsäule nach unten wölben
Den Hals dehnen
Die Ellbogen bleiben verriegelt.

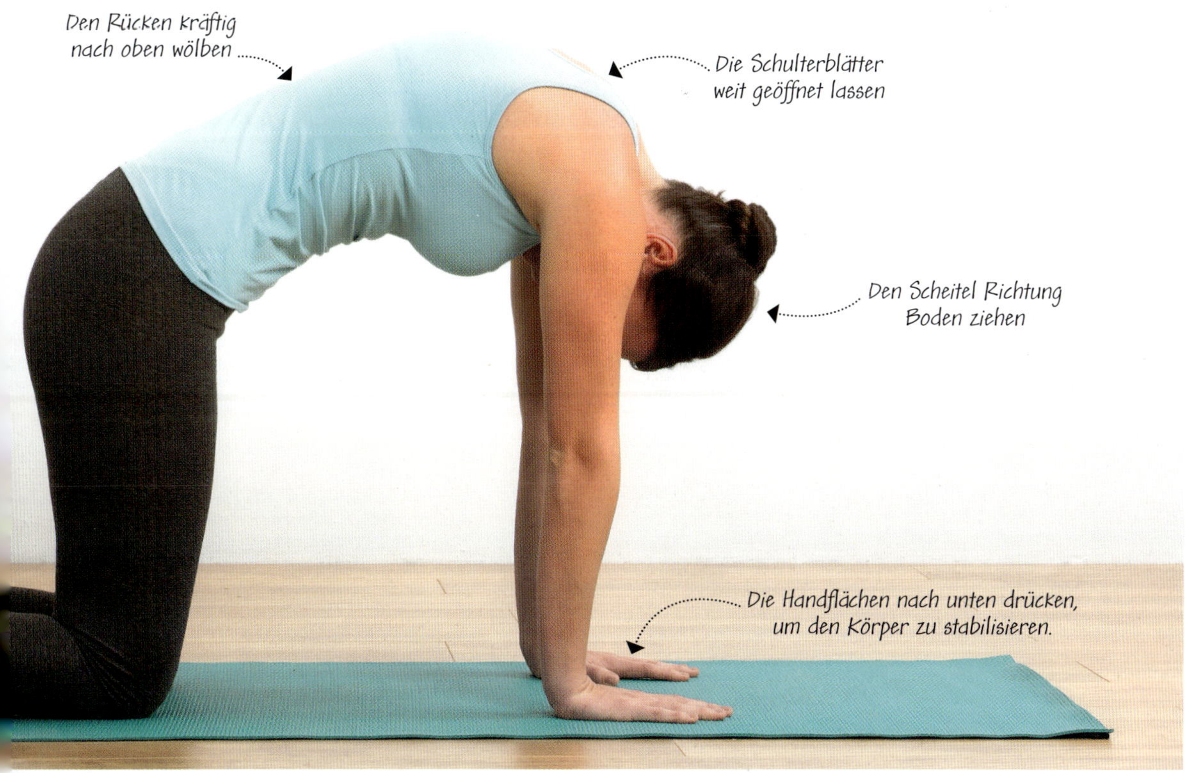
Den Rücken kräftig nach oben wölben
Die Schulterblätter weit geöffnet lassen
Den Scheitel Richtung Boden ziehen
Die Handflächen nach unten drücken, um den Körper zu stabilisieren.

Balancieren im Vierfüßlerstand

Fördert das Gleichgewicht • **Stärkt** Hüften und Schultern

Dies ist eine der wenigen Gleichgewichtsübungen, die nicht im Stehen ausgeführt werden. Diese Haltung stärkt die Körpermitte und kräftigt Arm- und Beinmuskeln.

1 Beginnen Sie im Vierfüßlerstand. Handgelenke und Schultern bilden eine Linie, ebenso Knie und Hüften. Die Zehen zeigen vom Körper weg. Das Körpergewicht gleichmäßig auf Hände, Knie und Füße verteilen. Den Rücken flach machen, indem Sie den Nabel Richtung Wirbelsäule ziehen.

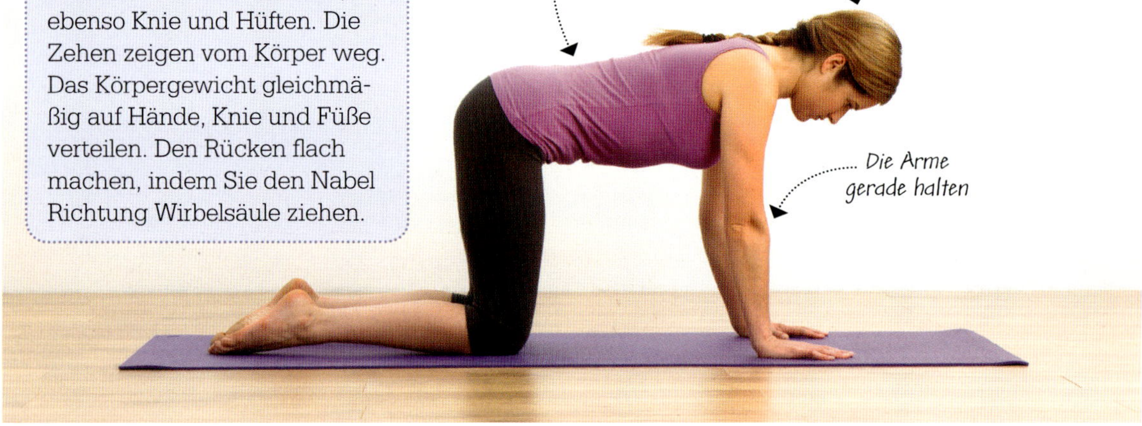
Den Rücken flach machen
Kopf und Rücken bilden eine Linie.
Die Arme gerade halten

2 Spannen Sie mit dem Einatmen die Bauchmuskeln an, heben Sie den rechten Arm auf Körperhöhe und halten Sie die Schultern parallel. Ausatmen und den Arm wieder abstellen. Mit dem linken Arm wiederholen, dann mit jedem Arm fünfmal.

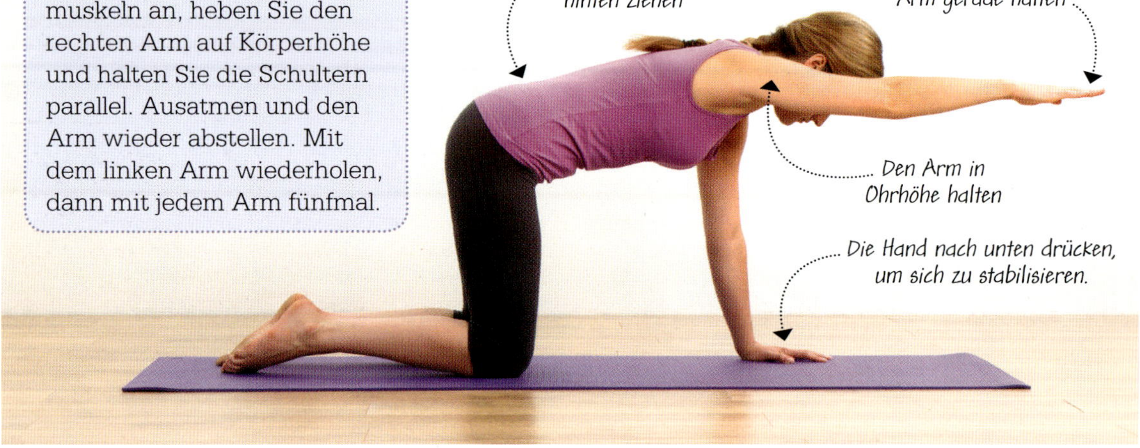
Das Steißbein nach hinten ziehen
Den angehobenen Arm gerade halten
Den Arm in Ohrhöhe halten
Die Hand nach unten drücken, um sich zu stabilisieren.

3 In die Ausgangsposition zurückkehren. Einatmen, den Bauch einziehen und das rechte Bein bzw. Fußgelenk auf Schulterhöhe heben und strecken. Ausatmen, das Bein absetzen und mit dem linken Bein ausführen. Mit jedem Bein fünfmal wiederholen.

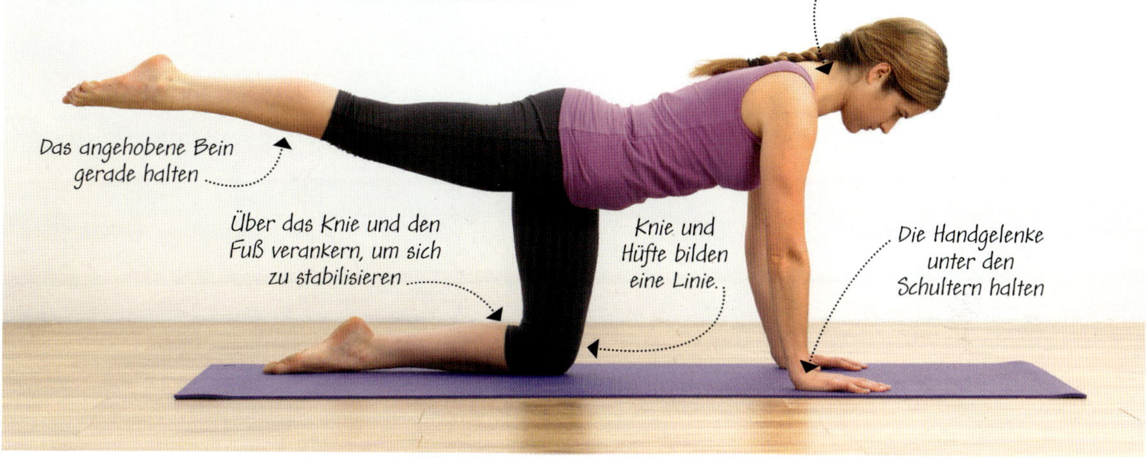
Hals und Rücken bilden eine Linie.
Das angehobene Bein gerade halten
Über das Knie und den Fuß verankern, um sich zu stabilisieren
Knie und Hüfte bilden eine Linie.
Die Handgelenke unter den Schultern halten

4 In die Ausgangsposition zurückkehren. Einatmen und das linke Bein und den rechten Arm strecken. Fünf Atemzüge lang halten, dann mit der Gegenseite ausführen. Fünfmal im Seitenwechsel wiederholen.

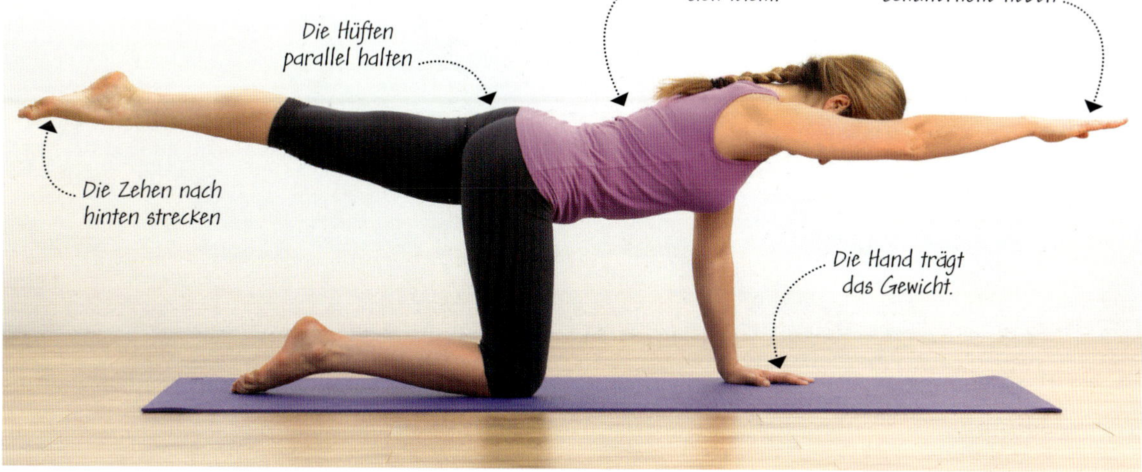
Der Rücken wölbt sich leicht.
Den Arm auf Schulterhöhe heben
Die Hüften parallel halten
Die Zehen nach hinten strecken
Die Hand trägt das Gewicht.

Streckung im Sitzen

Kräftigt die Wirbelsäule • **Strafft** Arme und Beine

Diese Haltung streckt Wirbelsäule, Arme und Beine und bereitet den Körper auf andere Dehnhaltungen im Sitzen vor.

1 Setzen Sie sich auf den Boden. Die Beine sind gestreckt, die Hände ruhen auf den Oberschenkeln. Die Füße sind geschlossen, die großen Zehen berühren sich. Den Rücken strecken und die Brust öffnen.

Hilfe! Wenn Sie den Rücken nicht strecken können, setzen Sie sich an eine Wand, sodass der ganze Rücken von der Wand abgestützt wird.

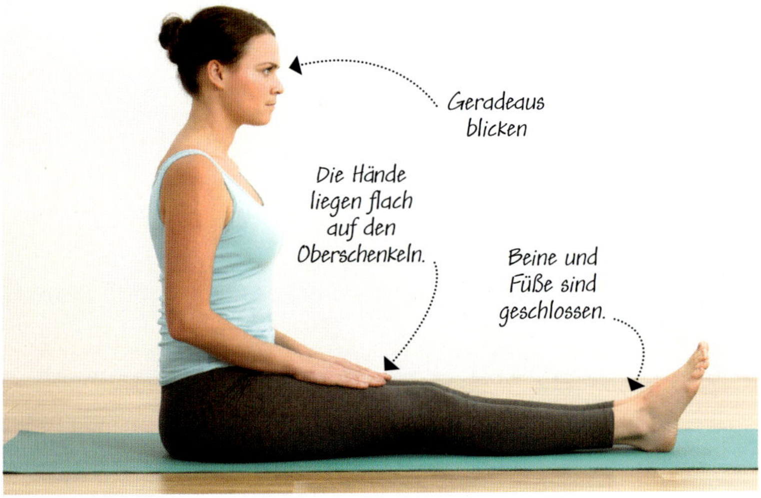

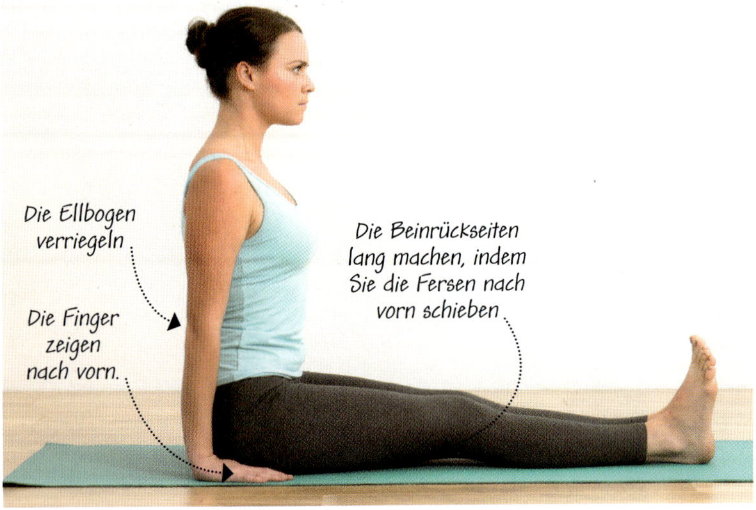

2 Setzen Sie die Hände neben die Hüften. Die Ellbogen verriegeln und die Hände in den Boden drücken. Die Beinrückseiten strecken, indem Sie die Fersen nach vorn schieben und die Zehen Richtung Körper ziehen. Tief einatmen, um das Brustbein zu heben und die Brust zu weiten.

Tipp Nutzen Sie den Druck nach unten mit den Armen und Händen, um Ihren Rücken lang zu machen.

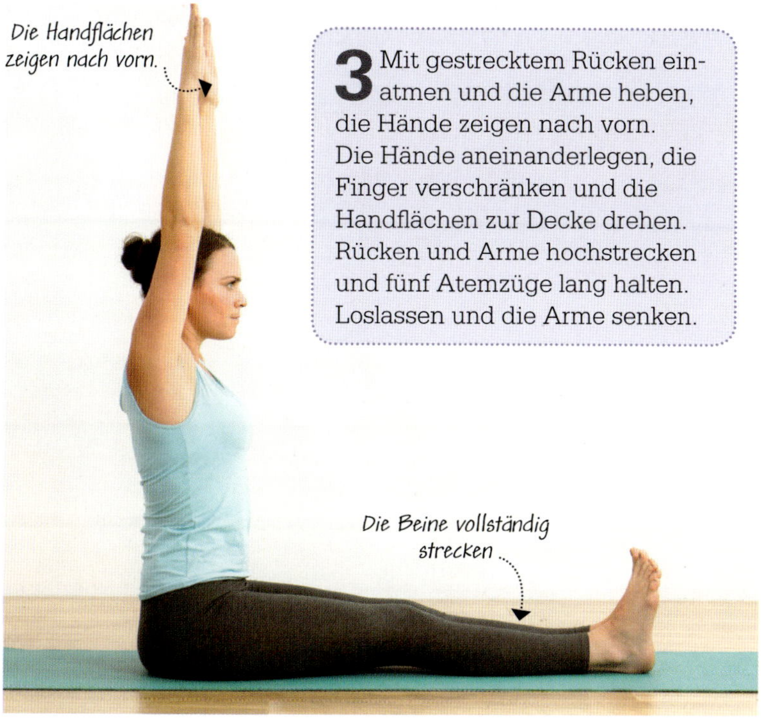
Die Handflächen zeigen nach vorn.
Die Beine vollständig strecken

3 Mit gestrecktem Rücken einatmen und die Arme heben, die Hände zeigen nach vorn. Die Hände aneinanderlegen, die Finger verschränken und die Handflächen zur Decke drehen. Rücken und Arme hochstrecken und fünf Atemzüge lang halten. Loslassen und die Arme senken.

Variante

Kreuzen Sie alternativ das rechte Handgelenk vor dem linken und drehen Sie Arme und Handgelenke, um die Hände zusammenzudrücken. Die Drehung streckt die Wirbelsäule.

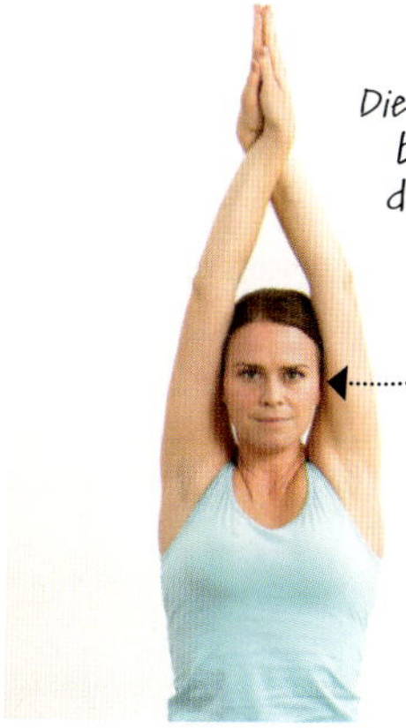
Die Oberarme berühren die Ohren.

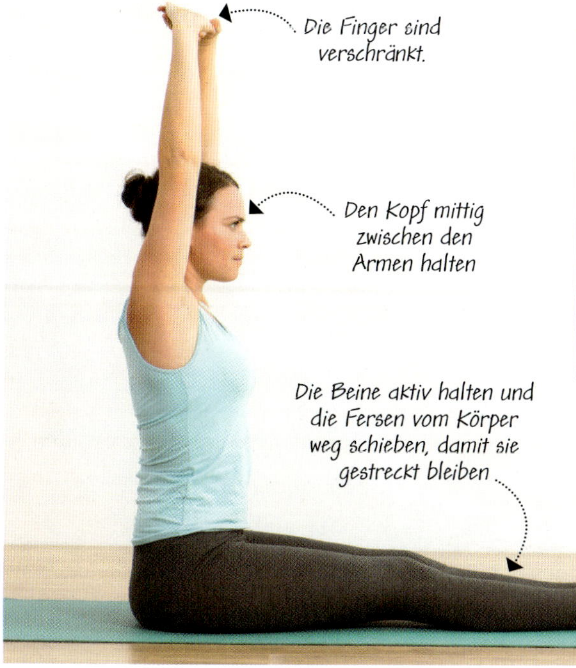
Die Finger sind verschränkt.
Den Kopf mittig zwischen den Armen halten
Die Beine aktiv halten und die Fersen vom Körper weg schieben, damit sie gestreckt bleiben

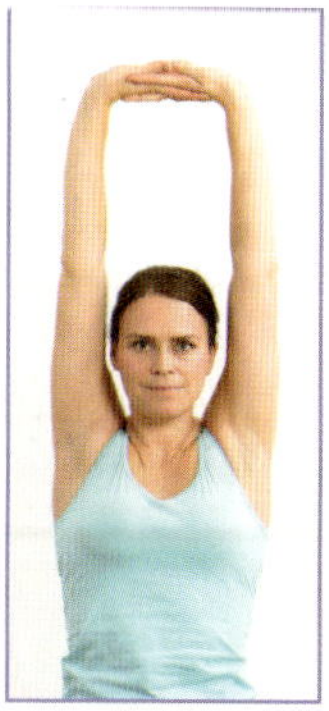

Vorderansicht

4 Heben Sie die Arme und verschränken Sie die Finger erneut, diesmal so, dass der Daumen, der zuvor oben war, nun unten liegt. Die Handflächen wieder zur Decke drehen, Rücken und Arme nach oben strecken und fünf Atemzüge lang halten. Locker lassen und die Arme senken.

Tipp Sie können sicher sein, dass Sie Ihre Arme senkrecht in die Höhe strecken, wenn Ihre Oberarme parallel zu den Ohren sind.

Kopf-zum-Knie-Haltung

Kräftigt den unteren Rücken • **Dehnt** die Oberschenkelrückseite

Diese therapeutische Haltung beruhigt den Geist, massiert die Bauchorgane und dehnt die Oberschenkelrückseite und die Wirbelsäule intensiv.

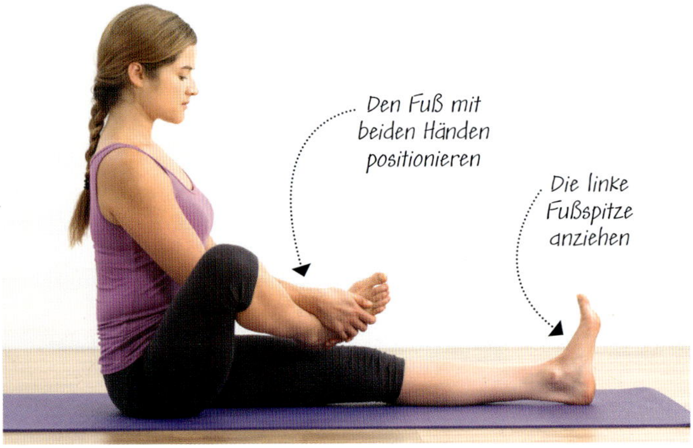
Den Fuß mit beiden Händen positionieren
Die linke Fußspitze anziehen

1 Setzen Sie sich mit gestreckten Beinen auf den Boden. Einatmen, das rechte Knie beugen, den rechten Fuß mit beiden Händen umfassen und die Ferse in die Leistenbeuge legen.

Beachten Sie Das linke Bein bleibt gestreckt, die Zehen werden zum Körper gezogen.

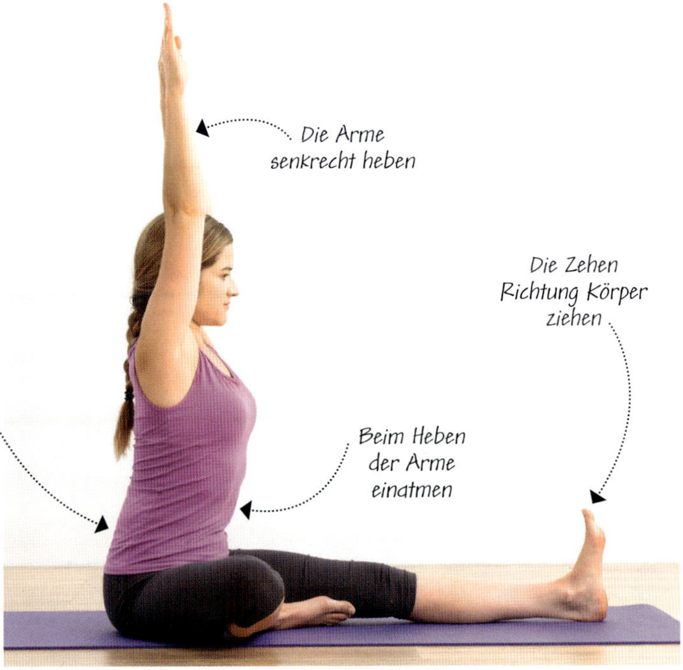
Die Arme senkrecht heben
Die Lendenwirbelsäule lang machen
Die Zehen Richtung Körper ziehen
Beim Heben der Arme einatmen

2 Die rechte Fußsohle liegt am linken Oberschenkel. Einatmen und beide Arme senkrecht heben, die Hände zeigen nach vorn.

Tipp Wenn sich Ihr gebeugtes Knie hebt, unterstützen Sie es mit einem Kissen.

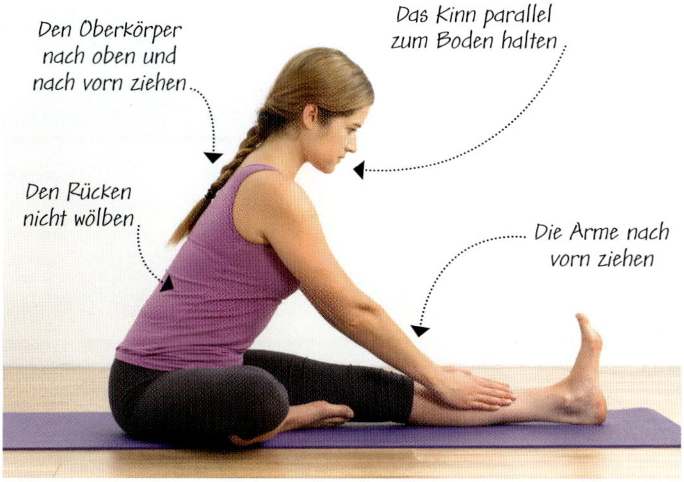
Den Oberkörper nach oben und nach vorn ziehen
Das Kinn parallel zum Boden halten
Den Rücken nicht wölben
Die Arme nach vorn ziehen

3 Mit dem Ausatmen die Arme senken und auf der Wade des gestreckten Beins ablegen. Gleichzeitig aus der Taille vorbeugen. Einatmen und die Wirbelsäule lang machen.

Tipp Halten Sie den Rücken gerade und fixieren Sie mit dem Blick einen Punkt gerade vor sich.

4 Nähern Sie beim Ausatmen Ihren Rumpf dem gestreckten Bein, indem Sie ihn nach vorn strecken. Wenn möglich, fassen Sie mit den Händen um Fußgelenk oder Fuß. Langsam einatmen und wieder aufrichten. Mit der anderen Seite wiederholen.

Tipp Nutzen Sie die Einatmung, um die Wirbelsäule zu verlängern und sich stärker vorzubeugen.

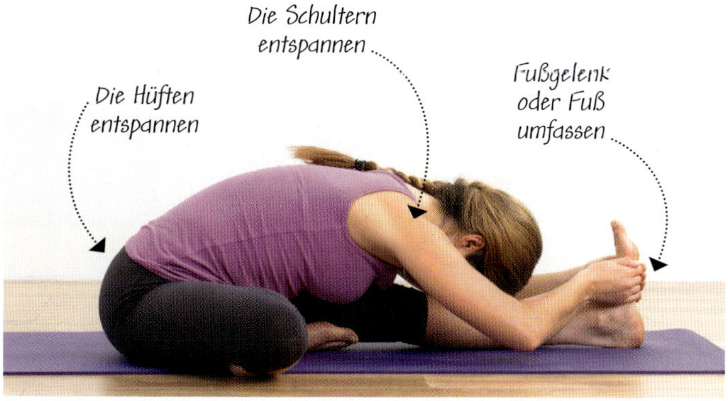
Die Schultern entspannen
Die Hüften entspannen
Fußgelenk oder Fuß umfassen

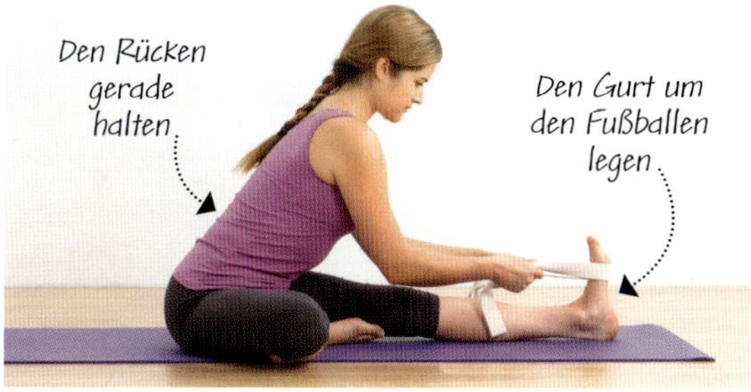
Den Rücken gerade halten
Den Gurt um den Fußballen legen

So wird es leichter

Legen Sie einen Gurt um den Fuß und fassen Sie ihn mit beiden Händen. Verwurzeln Sie sich über die Sitzknochen und strecken Sie sich vom unteren Wirbelsäulenende aus. Verlängern Sie die Wirbelsäule gleichmäßig und wandern Sie beim Ausatmen mit den Händen den Gurt ein Stück weiter nach vorn. Lassen Sie den Gurt fallen, wenn Sie die Füße gut erreichen. Mit der anderen Seite wiederholen.

Drehsitz auf dem Stuhl

Lockert Nacken und Schultern • **Dehnt** die Wirbelsäule

Mit dieser Wirbelsäulendrehung können Sie Yoga ebenso einfach wie effektiv im Alltag ausführen. Sie lässt sich im Büro oder zu Hause ausführen – Sie benötigen dazu lediglich einen Stuhl mit gerader Rückenlehne und ein paar Minuten Zeit.

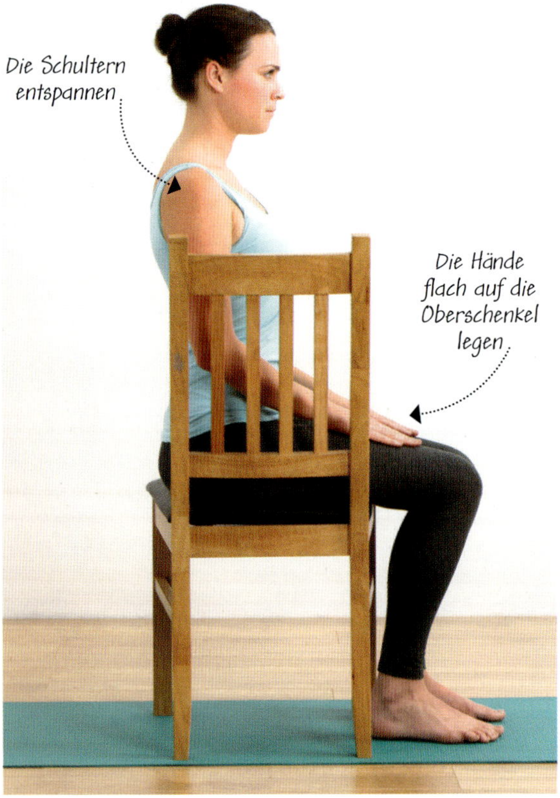
Die Schultern entspannen
Die Hände flach auf die Oberschenkel legen

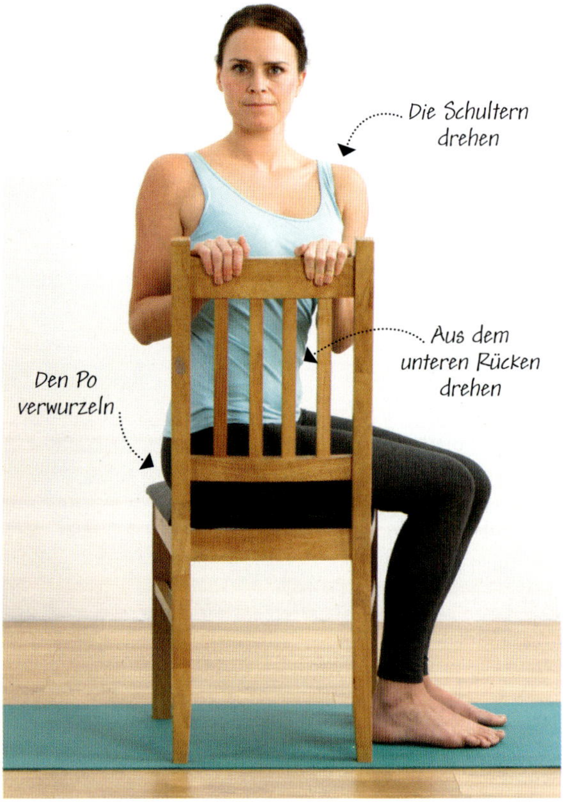
Die Schultern drehen
Aus dem unteren Rücken drehen
Den Po verwurzeln

1 Setzen Sie sich seitlich auf den Stuhl, mit der Rückenlehne neben dem rechten Arm. Die Füße stehen flach. Den Rücken strecken, die Hände auf die Oberschenkel legen und geradeaus blicken. Die Schultern entspannen.

2 Die Rückenlehne mit beiden Händen fassen. Einatmen und die Brust heben. Mit dem Ausatmen den Rumpf aus dem unteren Rücken zur Rückenlehne drehen, die Füße aber flach stehen lassen.

3 Die Wirbelsäule strecken. Rumpf, Schultern und Hals drehen und den Kopf möglichst weit nach rechts wenden. Den rechten Arm heben. Schultern und Gesichtsmuskeln lockern. Fünf bis zehn Atemzüge lang halten, dann ausatmen und loslassen. Zur anderen Seite wiederholen.

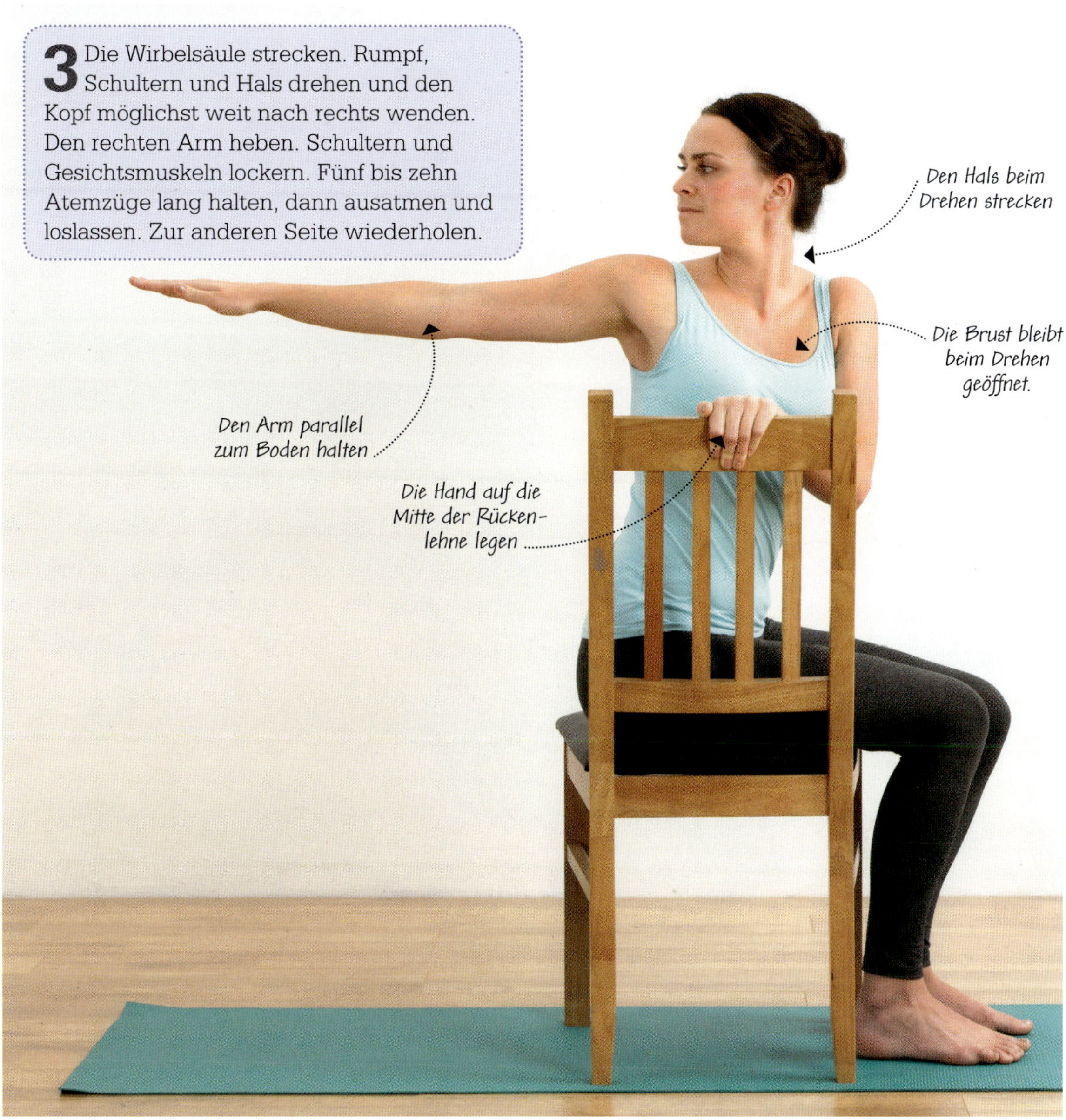
Den Hals beim Drehen strecken
Die Brust bleibt beim Drehen geöffnet.
Den Arm parallel zum Boden halten
Die Hand auf die Mitte der Rückenlehne legen

Geben Sie acht ...

Bei einer steifen Halsmuskulatur wird die Drehung unvollständig. Drehen Sie sich mit jeder Ausatmung sanft aus dem unteren Rücken, die Wirbelsäule hinauf und zuletzt Hals und Kopf, langsam und absichtsvoll, aber nur so weit, wie es angenehm ist.

Ziehen Sie nicht die Schultern zu den Ohren hinauf, und unterstützen Sie die Drehung, indem Sie sich über den ganzen gestreckten Arm lang machen und die Fingerspitzen Richtung Wand verlängern.

Halber Drehsitz

Kräftigt Rücken und Oberschenkel • **Verbessert** die Haltung

Bei dieser Haltung wird die Wirbelsäule über ihre gesamte Länge seitlich gedreht. Die Beweglichkeit der Wirbelsäule und damit die gesamte Körperhaltung werden verbessert. Verspannungen in anderen Bereichen des Körpers lösen sich.

1 Beginnen Sie im Sitzen mit gestreckten Beinen. Die Hände bei gestreckten Armen hinter dem Körper auf der Matte aufsetzen. Die Finger zeigen nach hinten. Aus dem Bauch atmen.

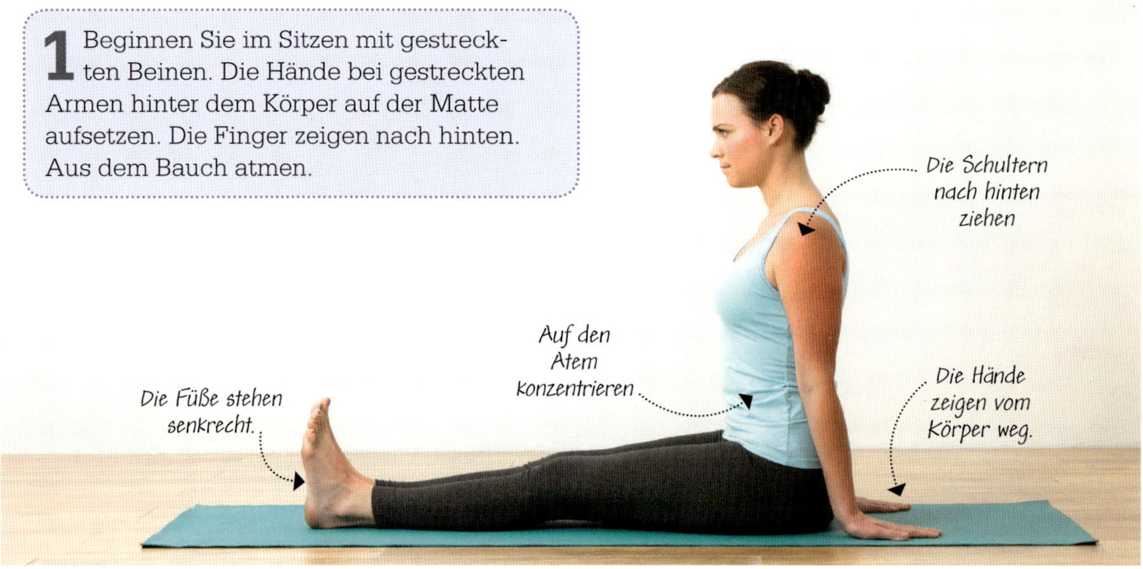
Die Schultern nach hinten ziehen
Auf den Atem konzentrieren
Die Füße stehen senkrecht.
Die Hände zeigen vom Körper weg.

Geben Sie acht ...

Neigen Sie nicht den Rumpf. Er soll sich senkrecht zum Boden befinden. Korrigieren Sie die Position der Hände, sodass der Rumpf aufrecht ist.

Ist der untere Rücken steif, neigt man dazu, sich aus der Taille zu drehen. Wenn Sie bei Schritt 3 im unteren Rücken Unwohlsein verspüren, drehen Sie sich nur um 45-60 Grad, statt eine ganze Drehung zu machen.

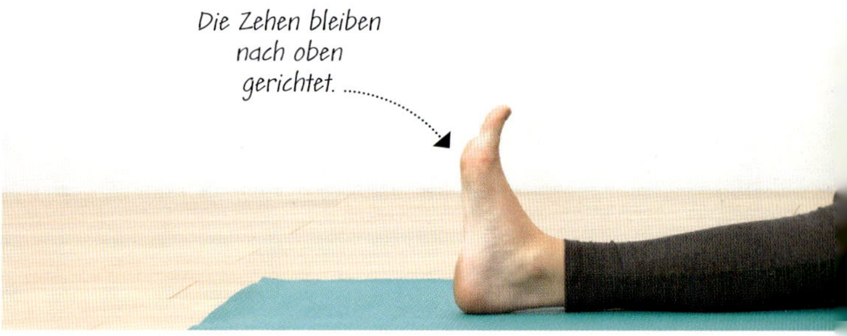
Die Zehen bleiben nach oben gerichtet.

2 Den linken Fuß über das rechte Bein kreuzen und neben dem rechten Knie absetzen. Einatmen und die rechte Hand geöffnet mit gestreckten Fingern hochstrecken.

Beachten Sie Halten Sie die Hüften stets parallel und die Sitzknochen in Bodenkontakt.

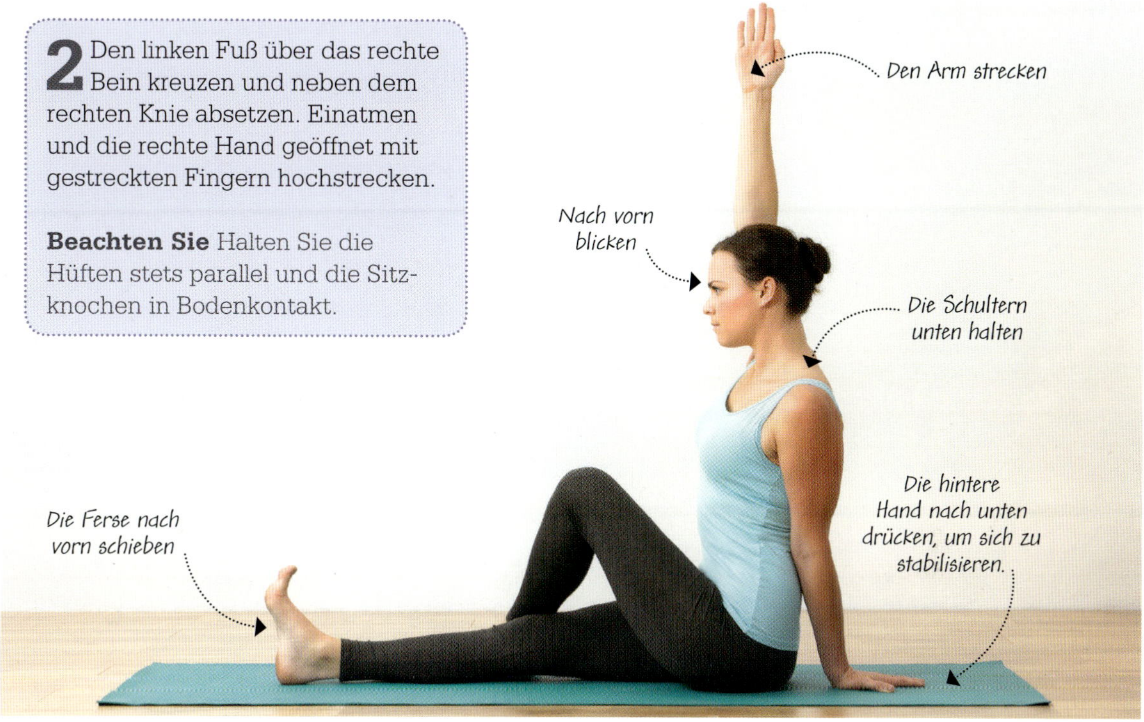

Den Arm strecken
Nach vorn blicken
Die Schultern unten halten
Die Ferse nach vorn schieben
Die hintere Hand nach unten drücken, um sich zu stabilisieren.

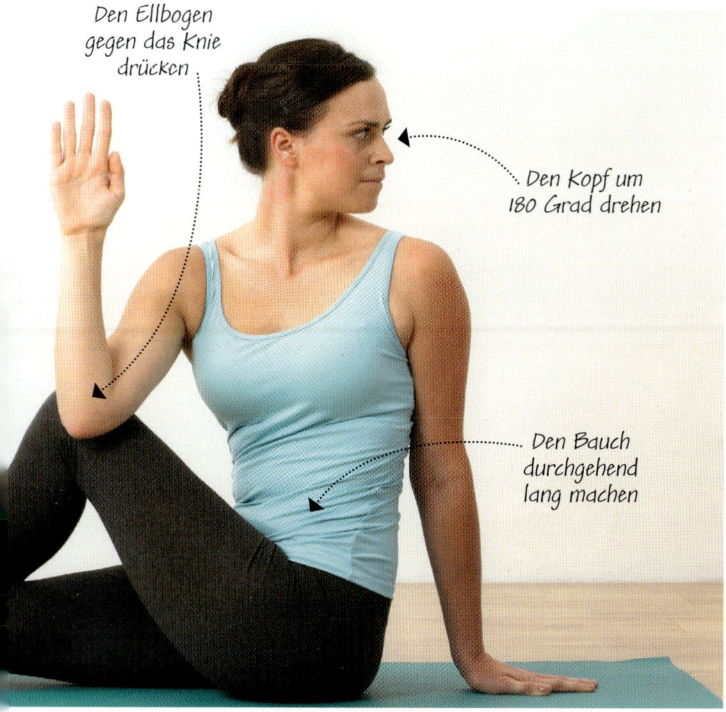

Den Ellbogen gegen das Knie drücken
Den Kopf um 180 Grad drehen
Den Bauch durchgehend lang machen

3 Ausatmen und den rechten Arm über das rechte Knie führen, die Hand zeigt nach vorn. Aus der Taille lang machen und drehen, bis Sie über Ihre Schulter blicken. Langsam in den Bauch atmen.

Tipp Drehen Sie sich bewusst von der Basis der Wirbelsäule bis hinauf zu den Halswirbeln.

Vorbeuge im Schneidersitz

Lockert Hüften und Oberschenkel außen • **Löst** Verspannungen

Von dieser Vorbeuge im Schneidersitz profitieren Sie in dreifacher Hinsicht: Sie bringt den Geist zur Ruhe, verbessert die Verdauung und löst Verspannungen im unteren Rücken.

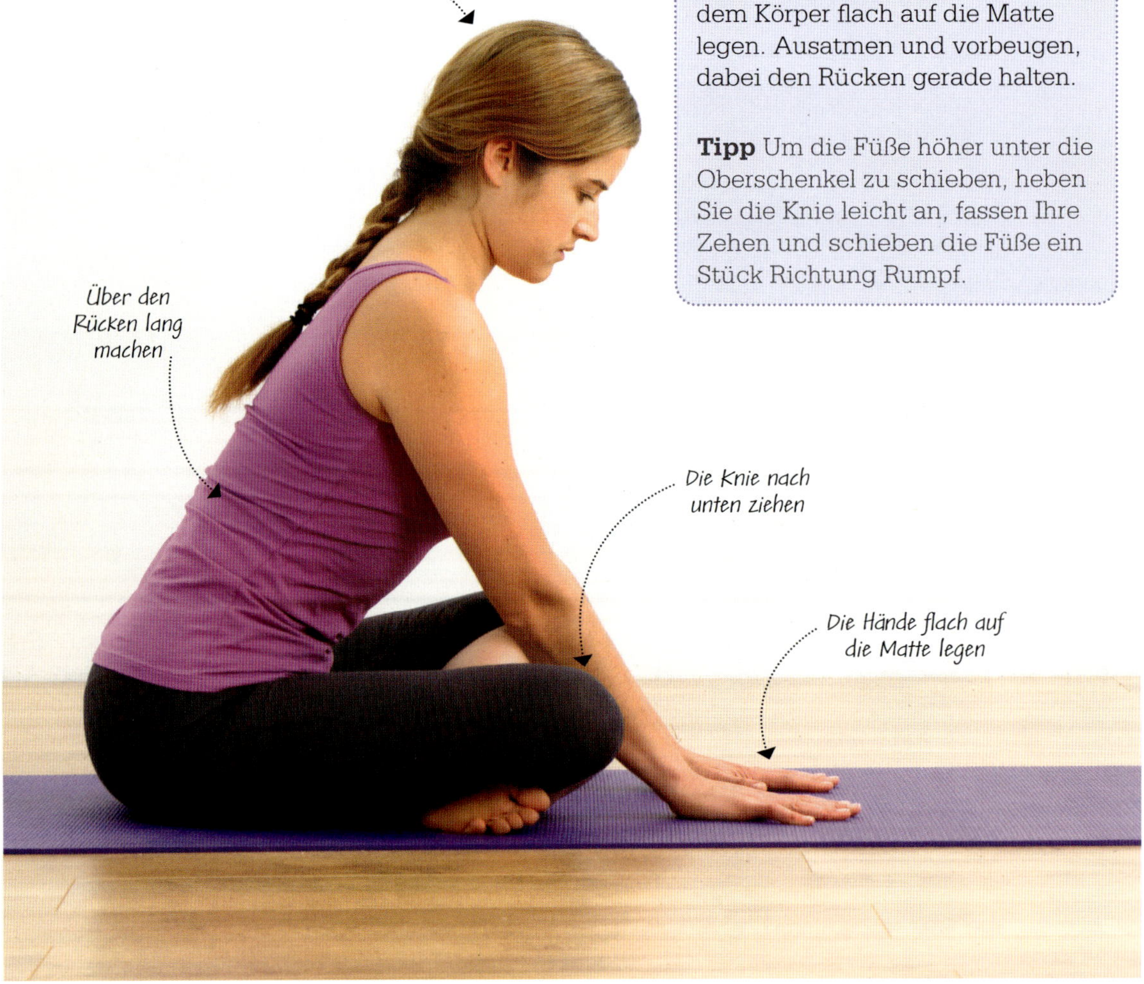
Kopf, Hals und Rücken bilden eine Linie.
Über den Rücken lang machen
Die Knie nach unten ziehen
Die Hände flach auf die Matte legen

1 Beginnen Sie im Schneidersitz. Das rechte Fußgelenk liegt vor dem linken. Mit den Sitzknochen verwurzeln, aus der Taille nach vorn neigen und die Hände vor dem Körper flach auf die Matte legen. Ausatmen und vorbeugen, dabei den Rücken gerade halten.

Tipp Um die Füße höher unter die Oberschenkel zu schieben, heben Sie die Knie leicht an, fassen Ihre Zehen und schieben die Füße ein Stück Richtung Rumpf.

2 Verwurzeln Sie sich mit den Sitzknochen. Rumpf und Arme strecken und die Hände vom Körper weiter weg setzen. Ausatmen und behutsam vorbeugen. Fünf bis zehn Atemzüge lang halten, dann loslassen. Die Beine umgekehrt kreuzen und wiederholen.

Tipp Setzen Sie sich in Ihrer Freizeit öfter in den Schneidersitz, damit Ihre Knie beweglicher werden und der Schneidersitz sich ganz natürlich anfühlt.

Geben Sie acht ...

Wenn Sie den Kopf dem Boden nähern, gleitet der vordere Fuß oft nach vorn. Um das zu vermeiden, setzen Sie sich auf eine Decke, wobei die Füße auf der Matte bleiben.

Beugen Sie nicht den Hals, um die Stirn dem Boden anzunähern. Rücken, Hals und Kopf sollten eine gerade Linie bilden.

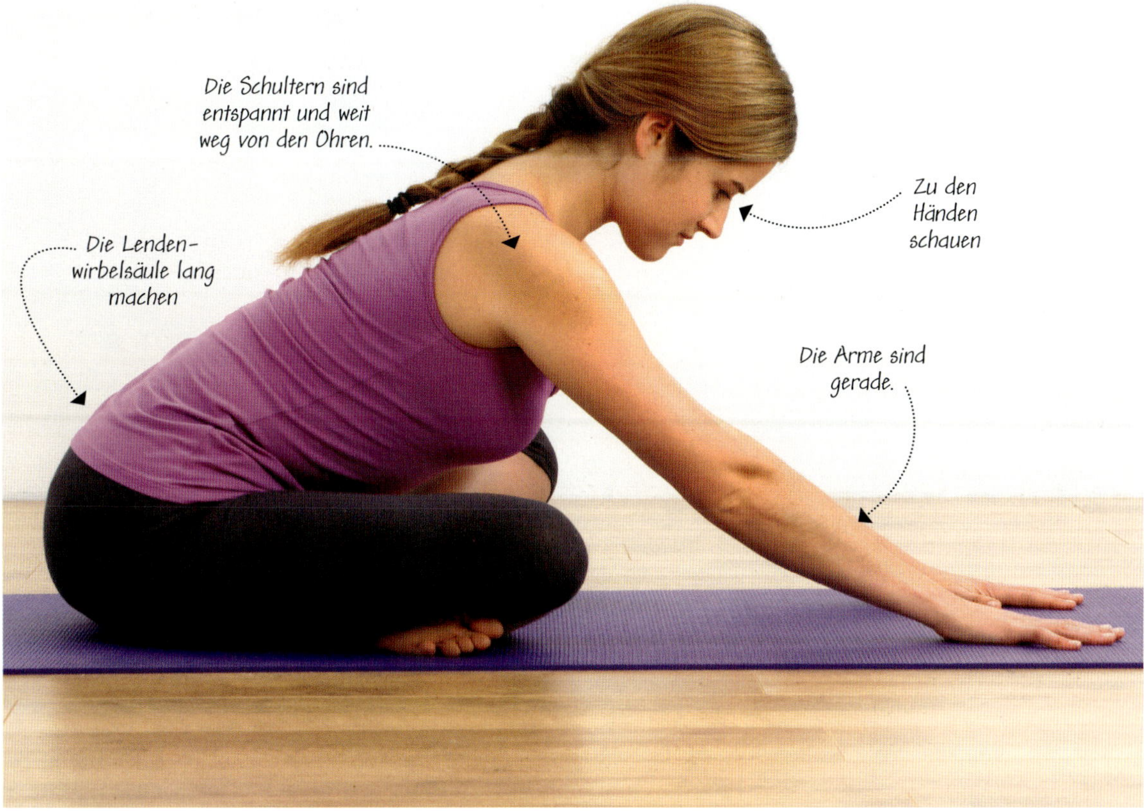
Die Schultern sind entspannt und weit weg von den Ohren.
Zu den Händen schauen
Die Lenden-wirbelsäule lang machen
Die Arme sind gerade.

Brücke

Dehnt die Wirbelsäule • **Belebt** den Körper

Diese Haltung fördert die Entspannung und hilft beim Stressabbau. Sie dehnt die Wirbelsäule und ist wohltuend für ermüdete Füße.

1 Legen Sie sich auf den Rücken. Die Knie ganz beugen, die Füße flach aufstellen. Die Arme neben dem Körper strecken und mit den Handflächen nach unten entspannt ablegen.

Tipp Wenn Sie an Ihren Körperseiten hinunterschauen, sollten Sie Ihre Fußaußenkanten parallel zur Matte sehen.

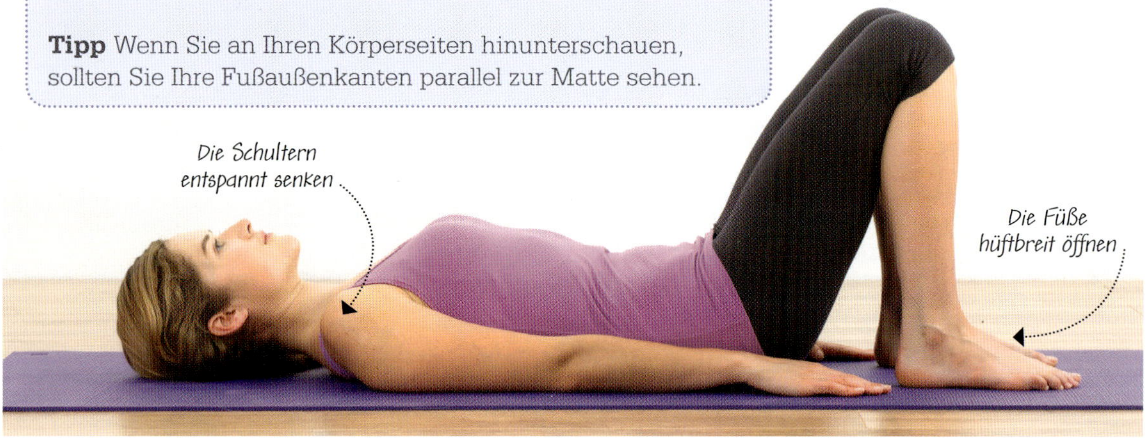
Die Knie ganz beugen
Die Schultern entspannt senken
Die Füße hüftbreit öffnen

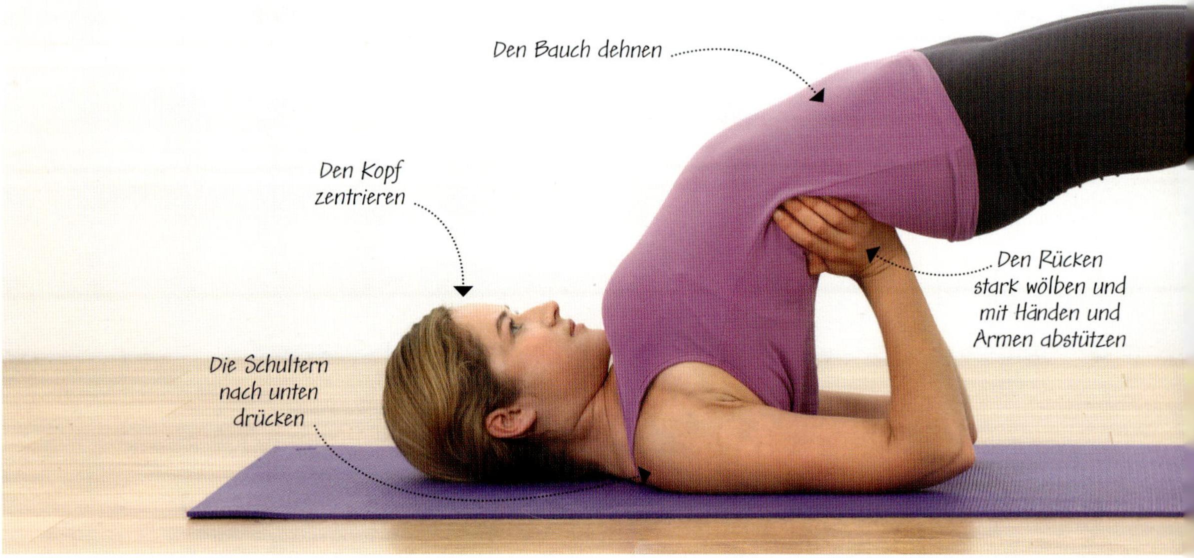
Den Bauch dehnen
Den Kopf zentrieren
Den Rücken stark wölben und mit Händen und Armen abstützen
Die Schultern nach unten drücken

2 Schieben Sie die Hände zu den Füßen. Entweder die Fersen oder die Fußgelenke umfassen. Die Füße fest verwurzeln. Einatmen, die Hüften und den unteren Rücken stark anheben, um die Wirbelsäule zu wölben. Die Schultern stützen den Oberkörper.

Tipp Ziehen Sie die Brust Richtung Kinn, indem Sie die Hüften noch höher heben und den Rücken noch etwas stärker wölben.

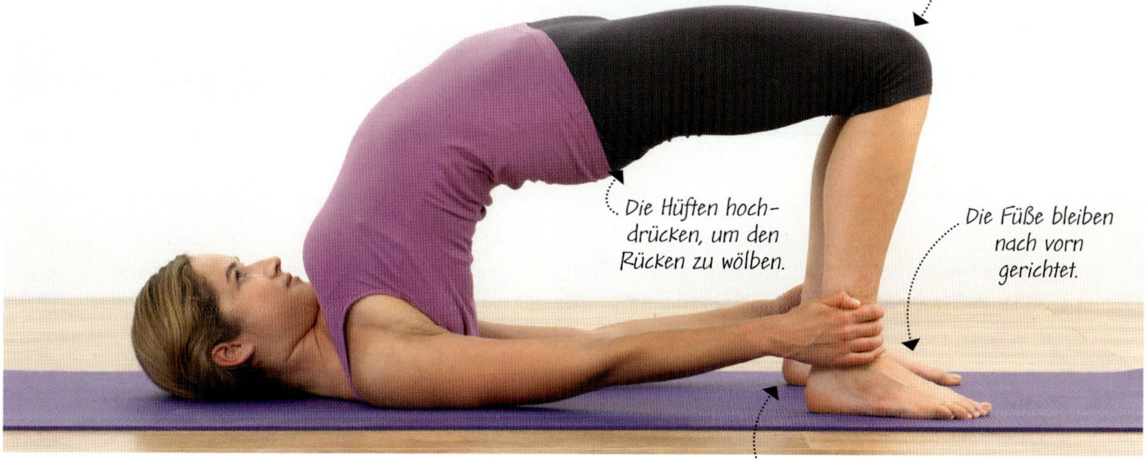
Die Beinmuskeln angespannt lassen, um die Hüften zu heben.
Die Hüften hoch-drücken, um den Rücken zu wölben.
Die Füße bleiben nach vorn gerichtet.
Die Füße hüftbreit öffnen

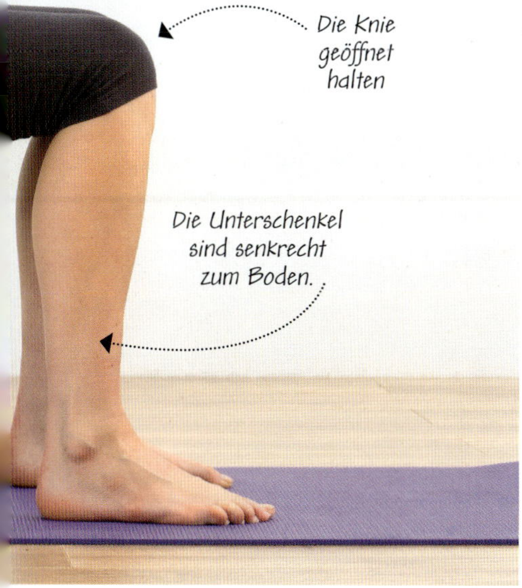
Die Knie geöffnet halten
Die Unterschenkel sind senkrecht zum Boden.

3 Bleiben Sie in der Haltung. Die Fußgelenke loslassen, die Ellbogen beugen und die Hände möglichst nah an den Schulterblättern unter dem Rücken platzieren. Mehrmals tief atmen, dann loslassen, indem Sie erst die Hände, dann Hüften und Rücken ablegen.

Beachten Sie Ihre Hände sollten unter dem Rücken stabil sein, die Finger außen, die Daumen innen sein. Drücken Sie die Oberarme nach unten und wölben Sie den Rücken mithilfe der Hände möglichst noch stärker.

Brücke-Varianten

Kräftigen die Beine • **Beleben** das Gehirn

Diese Haltung nimmt Gewicht von Ihren Beinen und lässt Sie die hintere Oberschenkelmuskulatur jedes Beins einzeln trainieren. Das senkt das Überlastungs- und Verletzungsrisiko.

Beginnen Sie in der Brücke. Prüfen Sie, ob Sie korrekt mit Füßen und Schultern verwurzelt sind. Mehrmals tief einatmen und die Füße nach vorn schieben, sodass die Unterschenkel etwa im 45-Grad-Winkel zum Boden stehen.

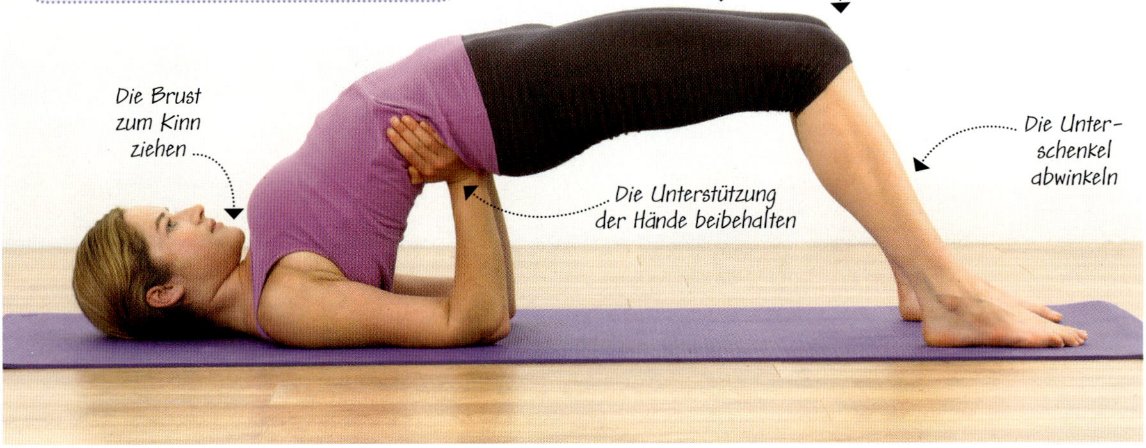
Die Oberschenkel parallel zum Boden halten
Die Knie weniger stark beugen
Die Brust zum Kinn ziehen
Die Unterschenkel abwinkeln
Die Unterstützung der Hände beibehalten

Häufige Fehler

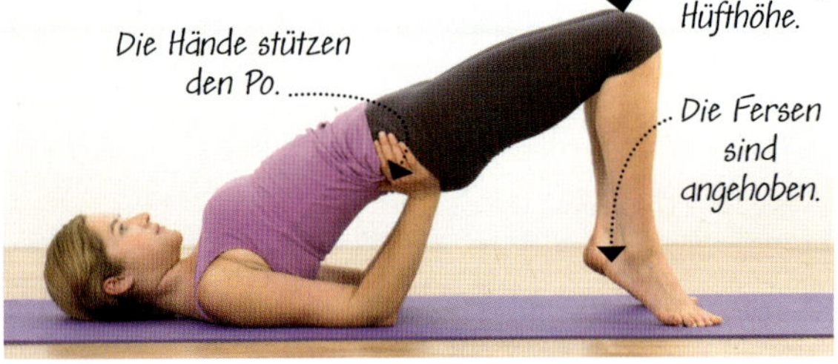
Die Hände stützen den Po.
Die Knie sind nicht auf Hüfthöhe.
Die Fersen sind angehoben.

Geben Sie acht …

Heben Sie nicht die Fersen vom Boden und winkeln Sie sie nicht ab. Konzentrieren Sie sich darauf, die Füße flach auf die Matte zu drücken.

Die Hände stützen den unteren Rücken, nicht das Gesäß.

Neigen Sie nicht den Kopf zur Seite und heben Sie nicht den Hals vom Boden ab.

Eine noch größere Herausforderung: Ein Bein heben

Heben Sie den linken Fuß, strecken Sie den Fuß und die Zehen, bis das Bein senkrecht zum Boden steht. Fünf volle Atemzüge lang halten, dann mit dem Ausatmen aus der Haltung kommen und mit dem anderen Bein wiederholen.

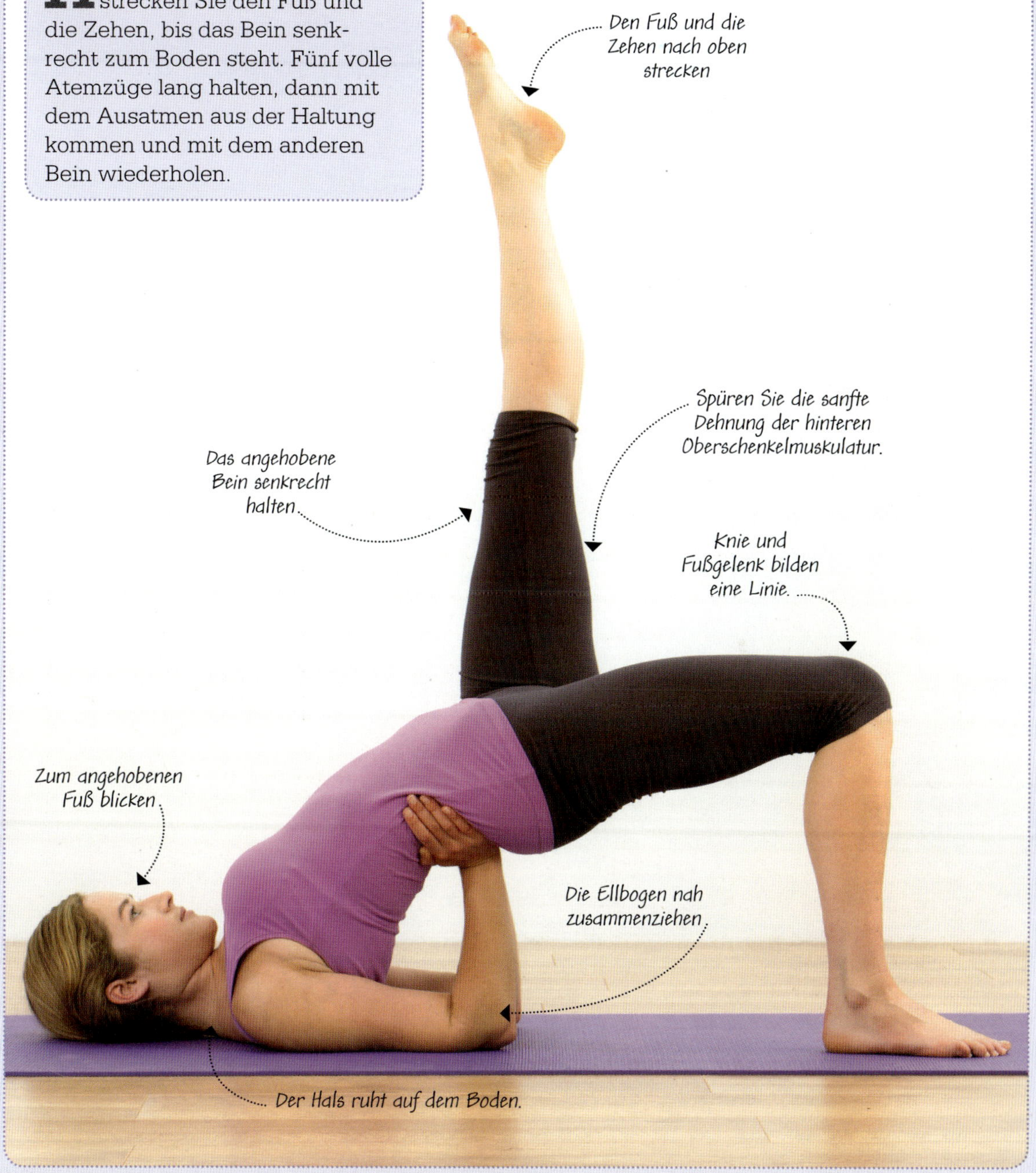
Den Fuß und die Zehen nach oben strecken
Spüren Sie die sanfte Dehnung der hinteren Oberschenkelmuskulatur.
Das angehobene Bein senkrecht halten
Knie und Fußgelenk bilden eine Linie.
Zum angehobenen Fuß blicken
Die Ellbogen nah zusammenziehen
Der Hals ruht auf dem Boden.

Schulterstand mithilfe der Wand

Verbessert die Durchblutung • **Fördert** die Jugendlichkeit

Diese Umkehrhaltung kehrt den Blutfluss um, verstärkt die Blutversorgung von Gesicht und Gehirn sowie die des Herzens und anderer Organe. Umkehrhaltungen regenerieren wirkungsvoll.

1 Legen Sie Ihre Matte mit der kurzen Seite an die Wand. Darauf eine gefaltete Decke mit der Faltkante an die Wand legen. Auf die Decke setzen, sodass die linke Schulter die Wand berührt. Die Knie beugen und die Finger unterhalb der Knie verschränken.

Beachten Sie Schultern, Arme und Hüften sollten die Wand leicht berühren, die Füße jedoch etwas Abstand zu ihr haben, damit der Körper nicht verdreht ist.

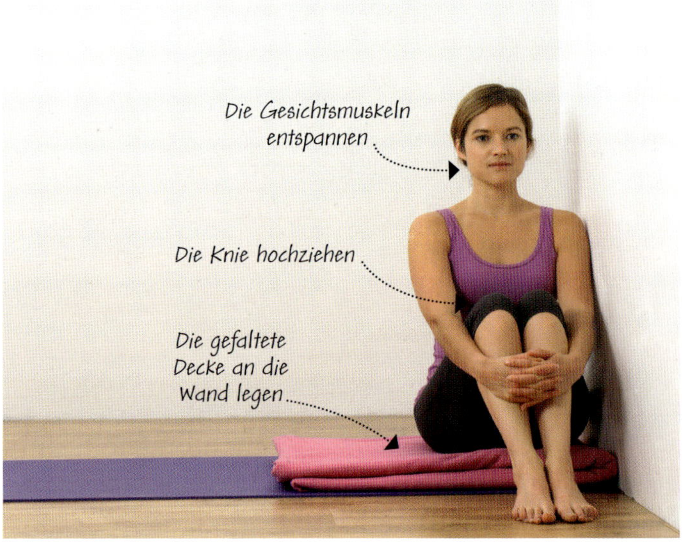
Die Gesichtsmuskeln entspannen
Die Knie hochziehen
Die gefaltete Decke an die Wand legen

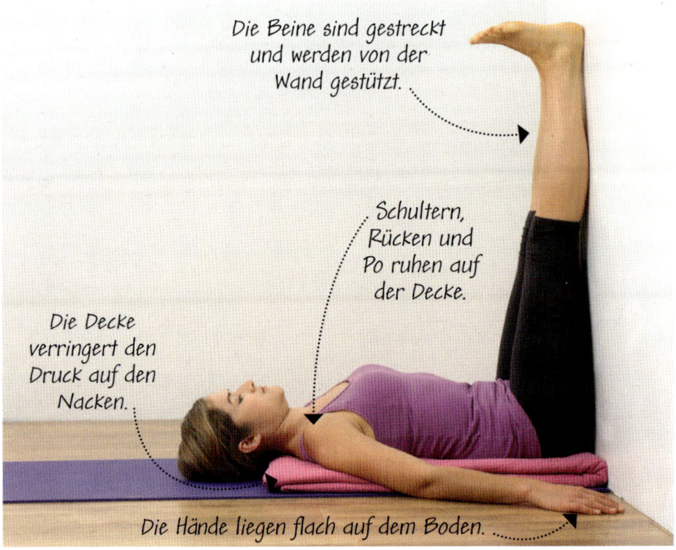
Die Beine sind gestreckt und werden von der Wand gestützt.
Schultern, Rücken und Po ruhen auf der Decke.
Die Decke verringert den Druck auf den Nacken.
Die Hände liegen flach auf dem Boden.

2 Schwenken Sie Ihre Hüften um 45 Grad und legen Sie Ihren Oberkörper auf der Matte ab. Gleichzeitig die Beine nach oben schwingen, sodass Beine und Hüften an der Wand liegen. Die Füße sind geschlossen.

Tipp Drücken Sie die Beine von unten bis oben gegen die Wand. Die Füße sind parallel zur Matte.

3 Beugen Sie Ihre Knie, sodass Ihre Füße flach an der Wand stehen. Mit den Füßen abdrücken und den Rumpf heben. Die Hände an den unteren Rücken setzen.

Tipp Ziehen Sie die Ellbogen stärker zusammen. Pressen Sie Schultern und Arme nach unten, wenn Sie die Füße von der Wand lösen.

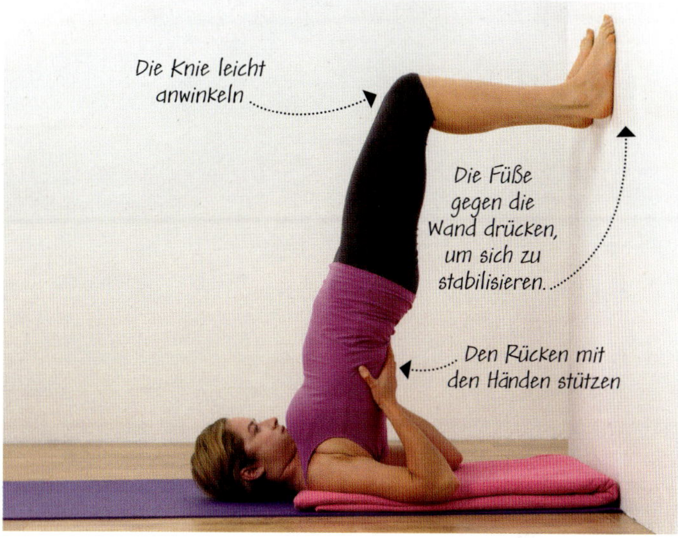
Die Knie leicht anwinkeln
Die Füße gegen die Wand drücken, um sich zu stabilisieren.
Den Rücken mit den Händen stützen

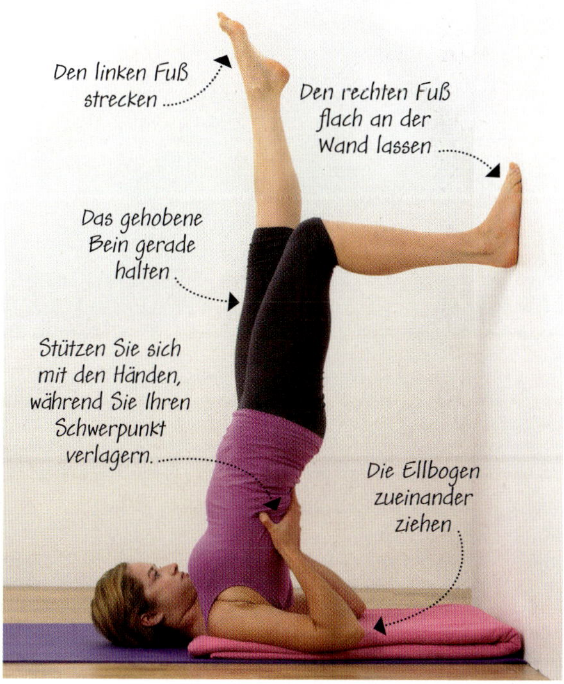
Den linken Fuß strecken
Den rechten Fuß flach an der Wand lassen
Das gehobene Bein gerade halten
Stützen Sie sich mit den Händen, während Sie Ihren Schwerpunkt verlagern.
Die Ellbogen zueinander ziehen

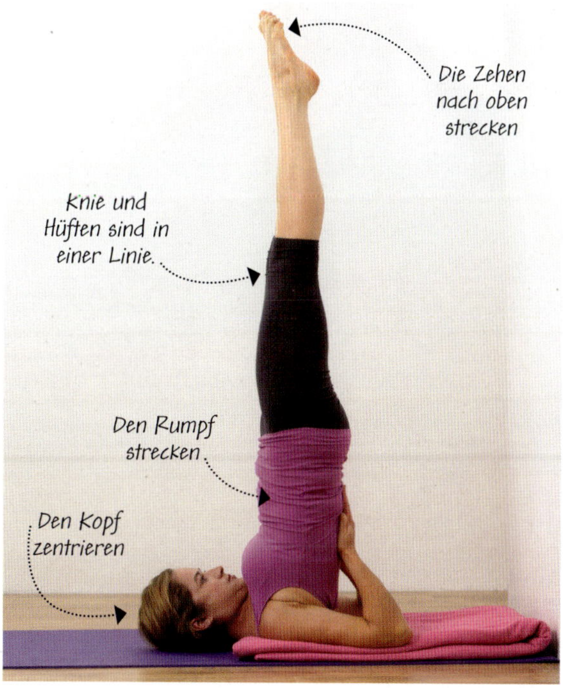
Die Zehen nach oben strecken
Knie und Hüften sind in einer Linie.
Den Rumpf strecken
Den Kopf zentrieren

4 Korrigieren Sie Ihre Haltung, sodass Ihr Rücken möglichst gerade ist. Ein Bein heben, bis es senkrecht nach oben zeigt.

5 Bringen Sie das zweite Bein neben das erste. Die Position der Hände so korrigieren, dass sie den Körper richtig stützen.

Geben Sie acht …

Wenn Sie die Füße von der Wand lösen, beginnt Ihr Körper vielleicht zu schwanken. Pressen Sie Schultern und Arme nach unten, um sich zu stabilisieren. Langsame Bewegungen und eine aktive Körpermitte schaffen beim Übergang Halt.

Man tendiert dazu, die Beine zu neigen, weil es schwierig ist, sie senkrecht zu halten. Ziehen Sie die Ellbogen näher zusammen. So können Sie Ihren Rücken besser stützen und den unteren Rücken stärker heben.

Bei einer falschen Ausrichtung von Rumpf und Beinen können Nacken- und Armmuskeln überbeansprucht werden. Das lässt sich vermeiden, indem Sie Ihr Körpergewicht gleichmäßig auf beide Schultern verteilen und Hüften, Knie und Füße in eine Linie bringen.

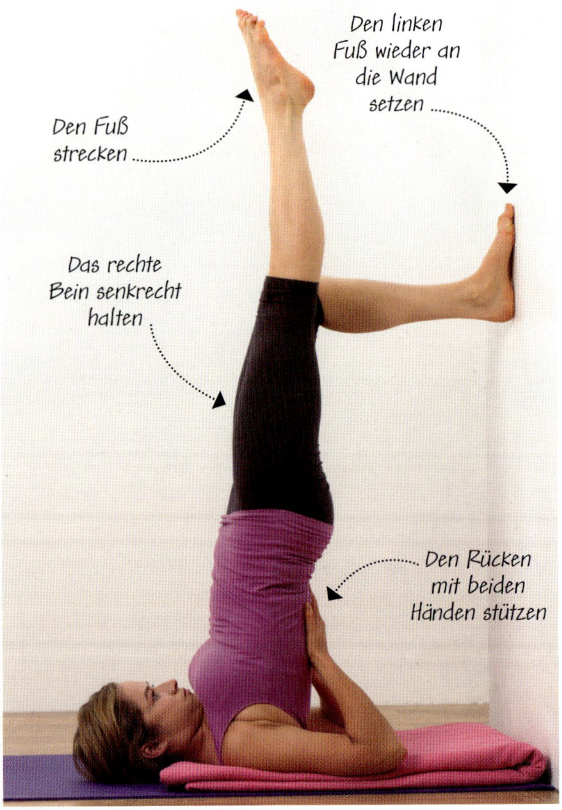
Den linken Fuß wieder an die Wand setzen
Den Fuß strecken
Das rechte Bein senkrecht halten
Den Rücken mit beiden Händen stützen

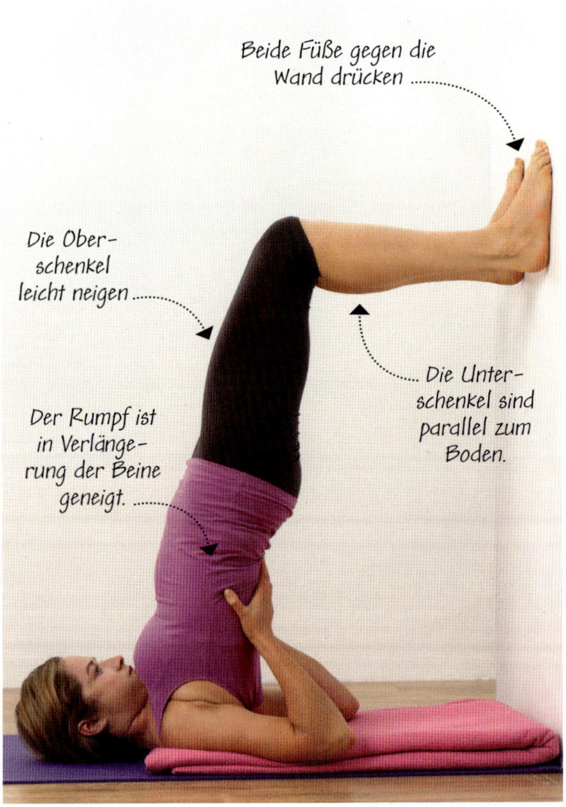
Beide Füße gegen die Wand drücken
Die Oberschenkel leicht neigen
Die Unterschenkel sind parallel zum Boden.
Der Rumpf ist in Verlängerung der Beine geneigt.

6 Kommen Sie aus der Haltung, indem Sie das linke Knie beugen und den Fuß wieder an die Wand setzen. Mithilfe der Hände und Arme das Gleichgewicht halten und den Rücken abstützen.

7 Setzen Sie den zweiten Fuß neben den ersten. Mit den Armen weiterhin den Rücken stützen und die Wirbelsäule allmählich kontrolliert wieder auf dem Boden ablegen.

8 Wenn Ihr Rücken flach auf dem Boden liegt, strecken Sie die Füße an der Wand hoch, die Beine sind leicht geöffnet. Die Arme um 45 Grad vom Körper abwinkeln. Die Augen sanft schließen und die wohltuende Wirkung der Haltung spüren. Mehrmals tief ein- und ausatmen.

Tipp Lassen Sie Ihr gesamtes Körpergewicht von Boden und Wand stützen und lösen Sie alle Anspannung, die Sie noch verspüren.

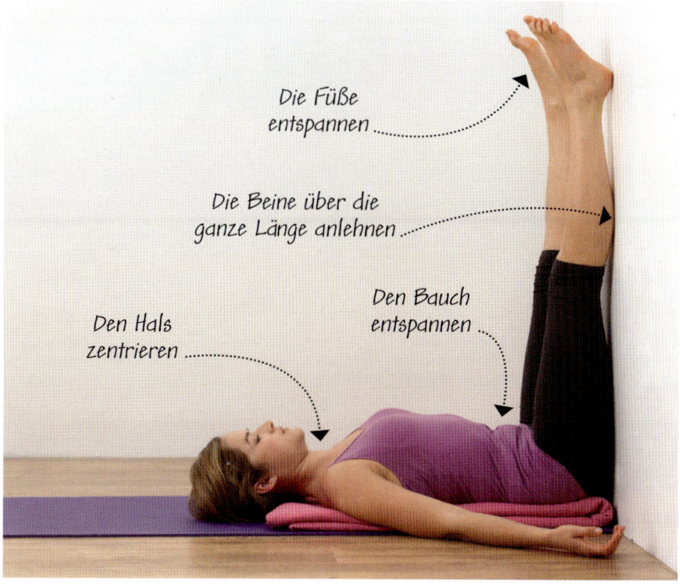
Die Füße entspannen
Die Beine über die ganze Länge anlehnen
Den Bauch entspannen
Den Hals zentrieren

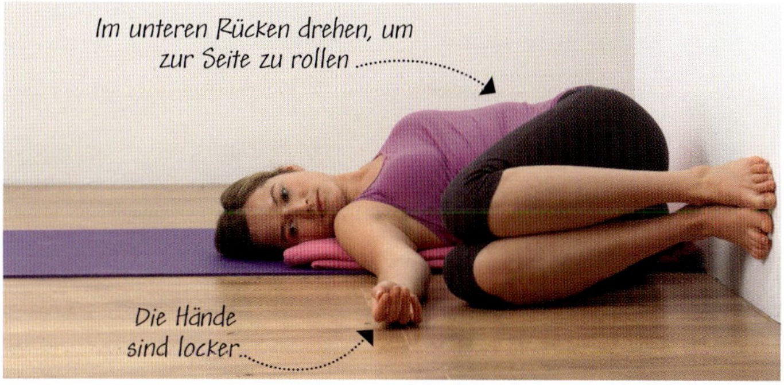
Im unteren Rücken drehen, um zur Seite zu rollen
Die Hände sind locker

9 Mit dem Ausatmen die Knie zur Brust beugen. Halten Sie den unteren Rücken und die Hüften gestreckt, um die Beine zur Seite zu rollen, bis die Knie den Boden berühren. Mehrere Atemzüge lang in dieser Haltung bleiben, dann aufsetzen.

So wird es leichter

Nach dem aktiven Einsatz der Beine im Schulterstand mithilfe der Wand bieten diese Ausgleichsübungen den Beinmuskeln eine sanfte Gegendehnung.

Beugen Sie die Knie zur Brust, und ziehen Sie die Füße nach unten. Die Fußsohlen bleiben dabei flach an der Wand (siehe rechts).

Beugen Sie die Knie zur Brust und öffnen Sie sie dann weit, sodass Sie die Fußsohlen gegeneinanderdrücken können. Lassen Sie die Fußaußenkanten an der Wand ruhen.

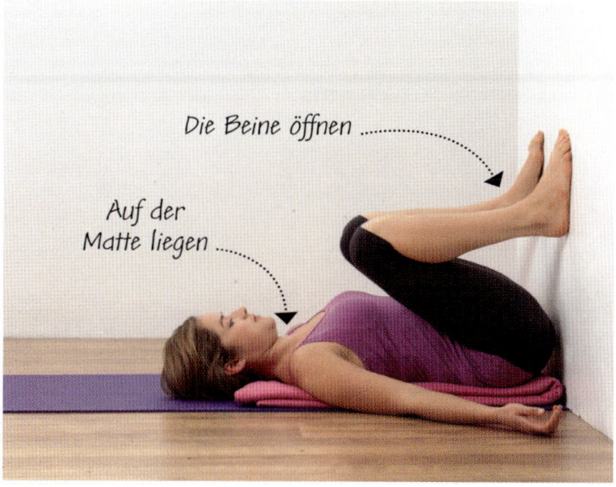
Die Beine öffnen
Auf der Matte liegen

15-Minuten-Sequenz

1 Berghaltung
S. 44–45

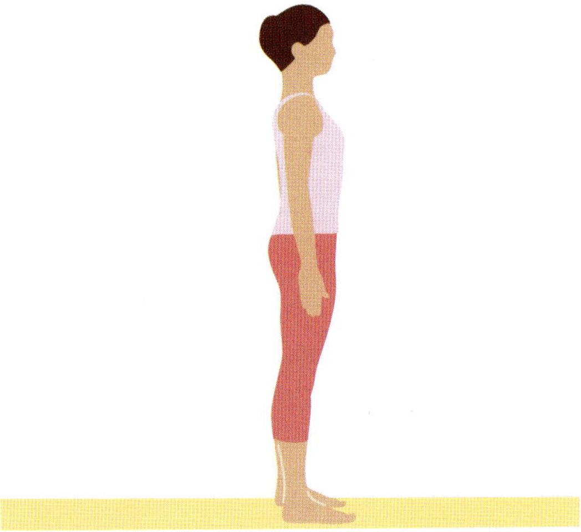

2 Armstreckung im Stehen
S. 46–47

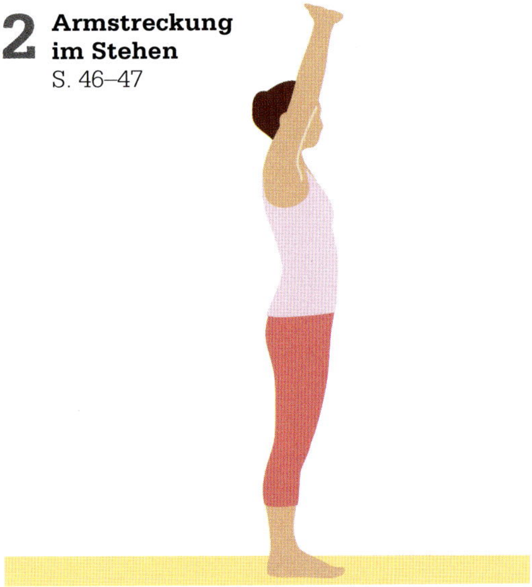

5 Kindhaltung
S. 62–63

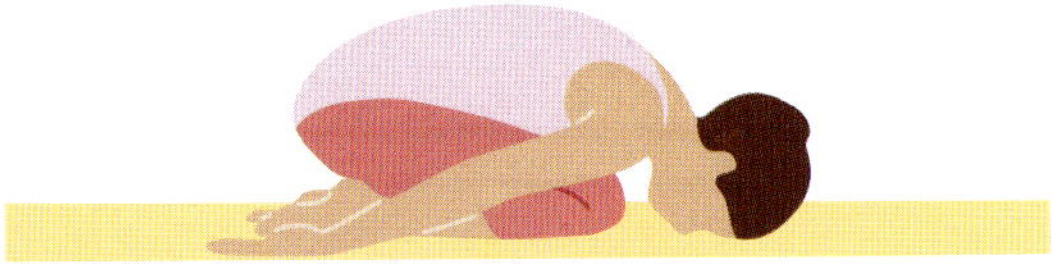

6 Halber Drehsitz
S. 120–121

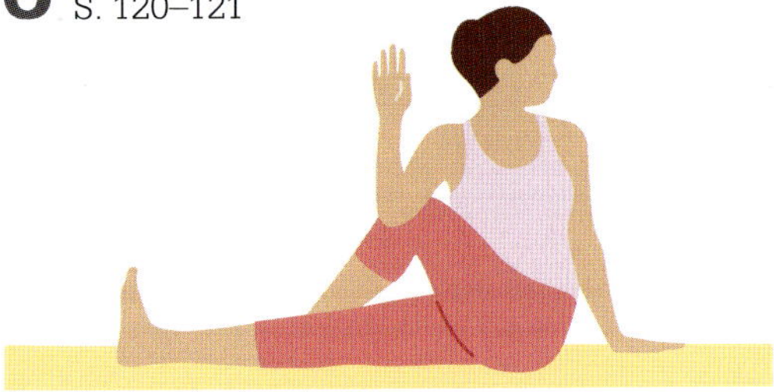

8 Gebundener Winkel
S. 74–75

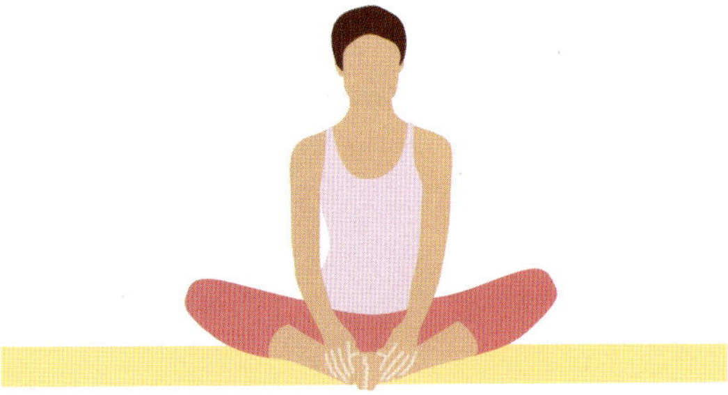

9 Vorbeuge im Schneidersitz
S. 122–123

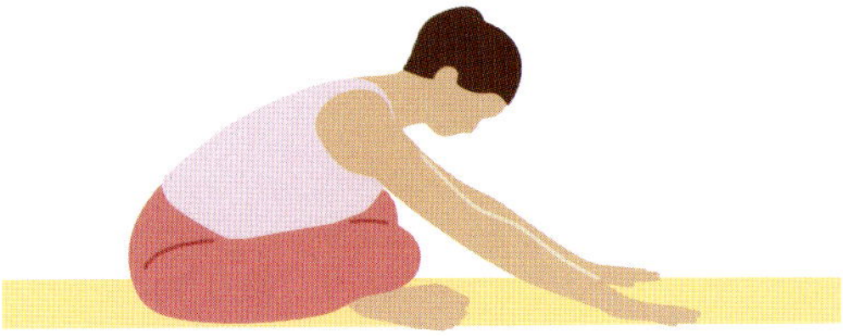

… mit Drehhaltungen

3 Drehsitz auf dem Stuhl S. 118–119

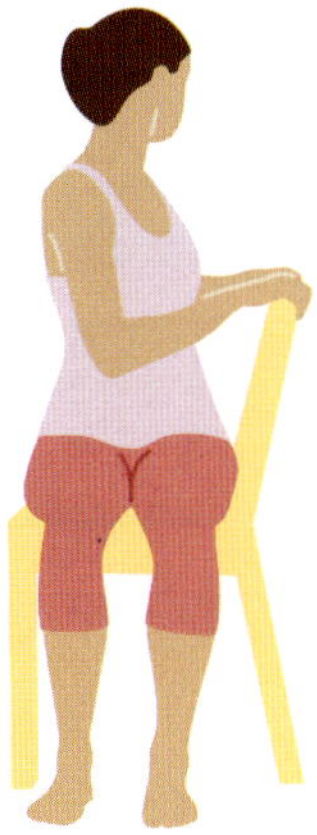

4 Adler S. 97

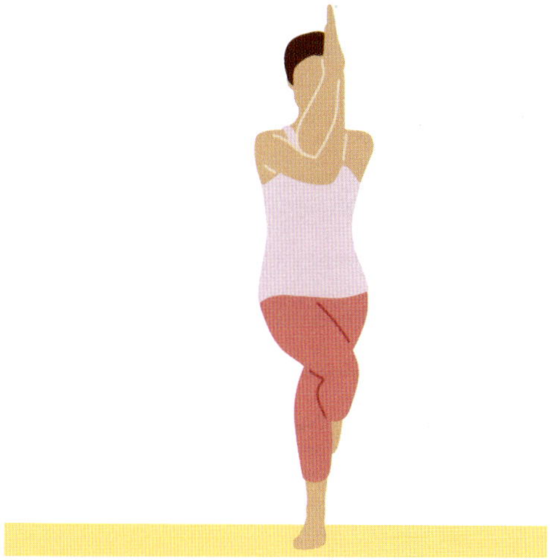

7 Drehung im Liegen S. 72–73

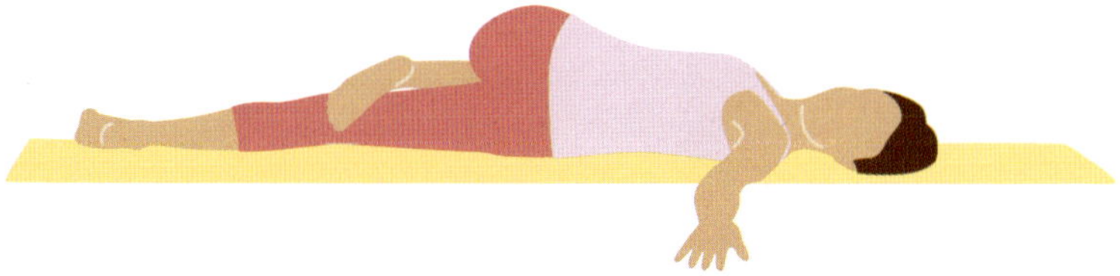

10 Totenstellung: Schlussentspannung S. 78–81

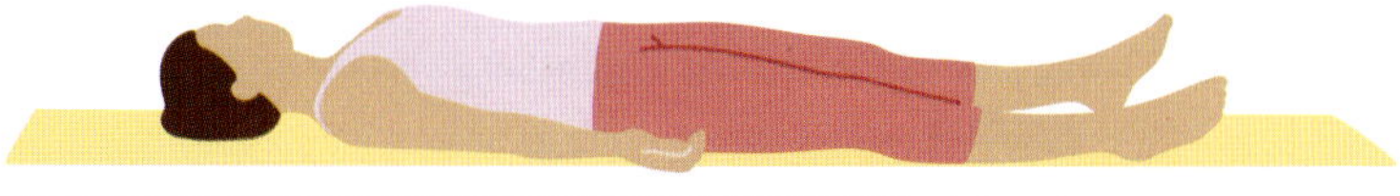

15-Minuten-Sequenz

1 Berghaltung
S. 44–45

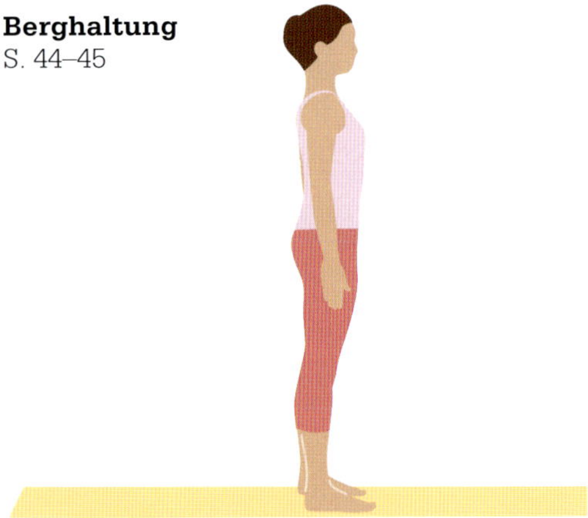

2 Vorbeuge im Stehen
S. 52–53

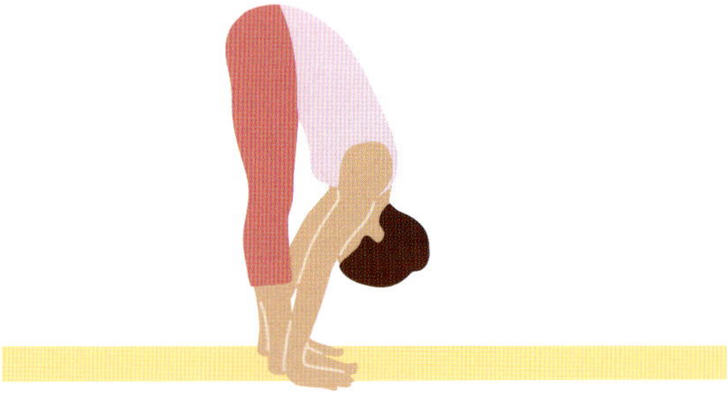

5 Herabschauender Hund S. 56–57

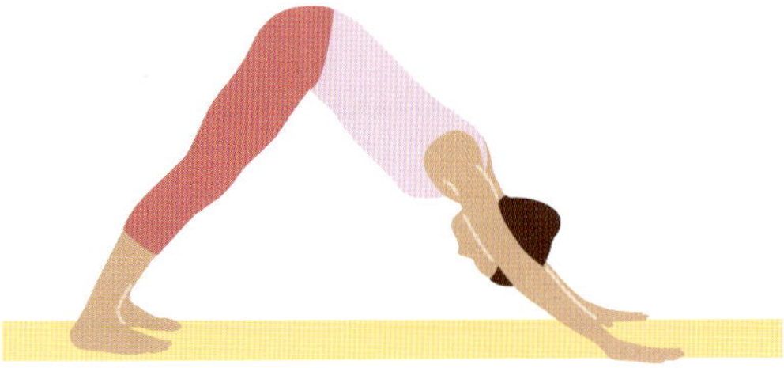

6 Kindhaltung
S. 62–63

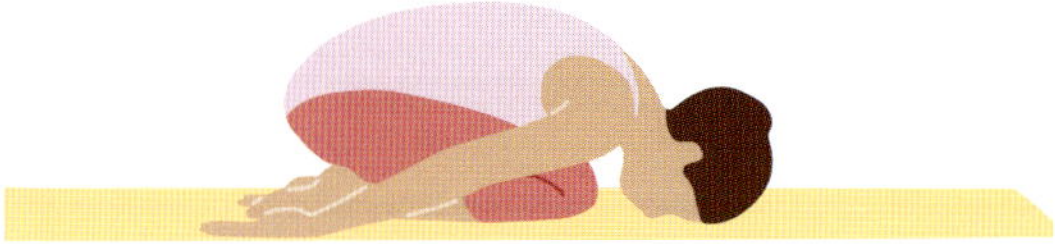

9 Schulterstand mithilfe der Wand
S. 128–131

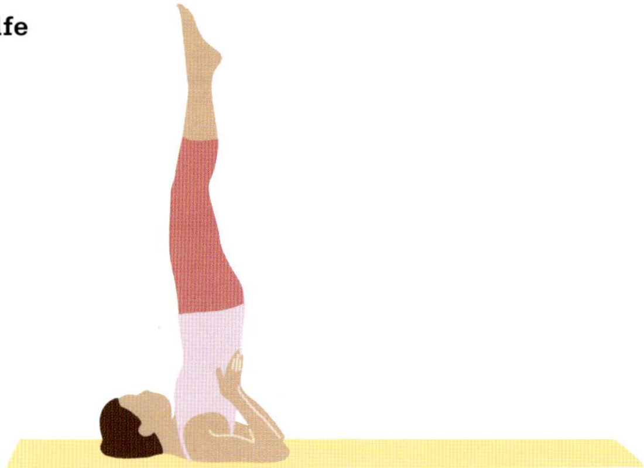

... mit einfachen Umkehrhaltungen

3 Gegrätschte Vorbeuge
S. 106–107

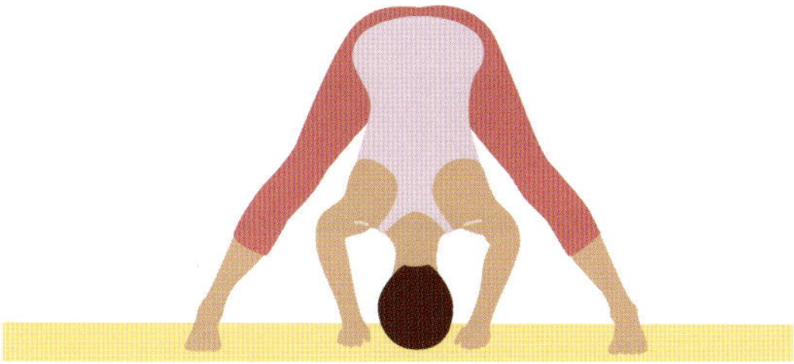

4 Kindhaltung
S. 62–63

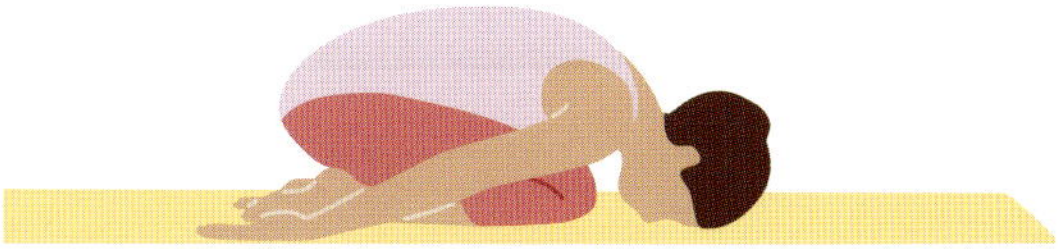

7 Brücke
S. 124–125

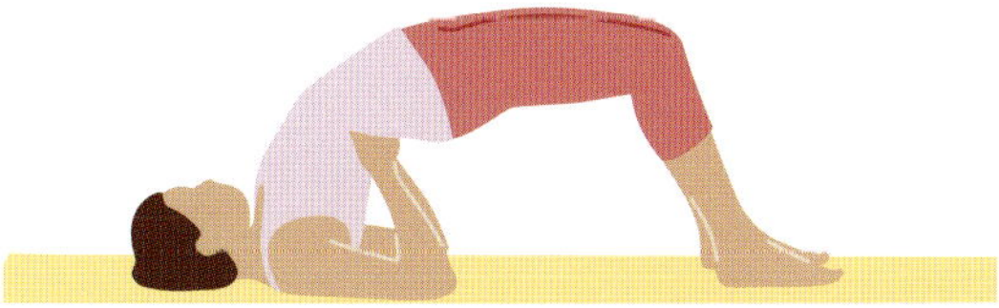

8 Beinheben 1
S. 48

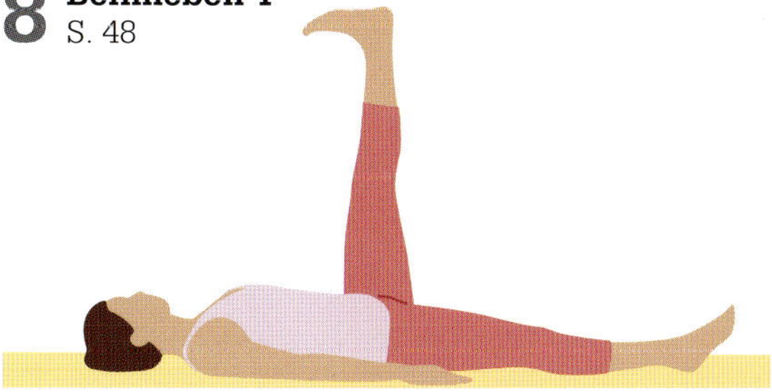

10 Totenstellung: Schlussentspannung
S. 78–81

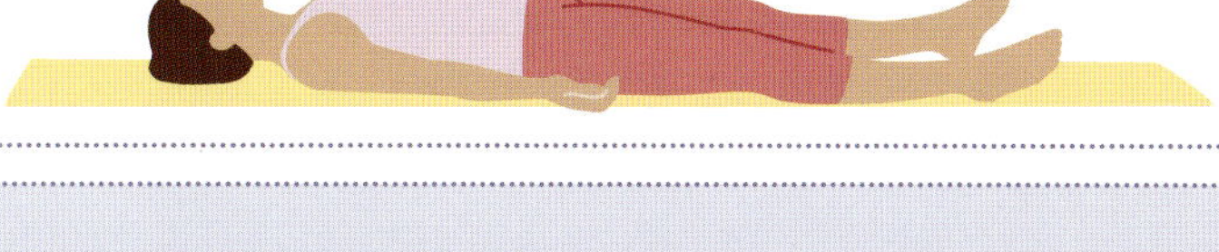

30-Minuten-Sequenz

1

Sonnengruß
S. 64–71

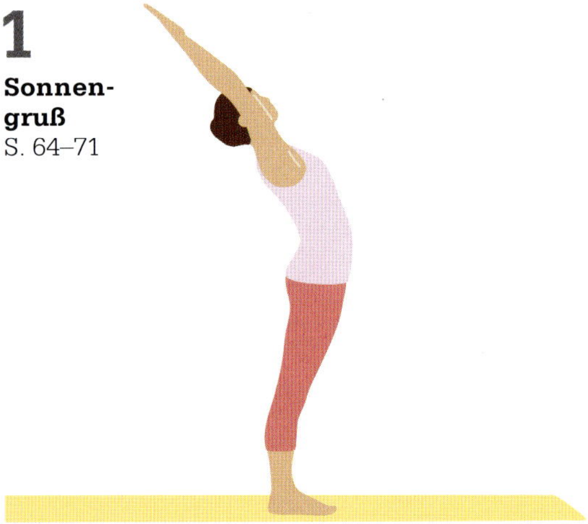

2 **Armstreckung im Stehen**
S. 46–47

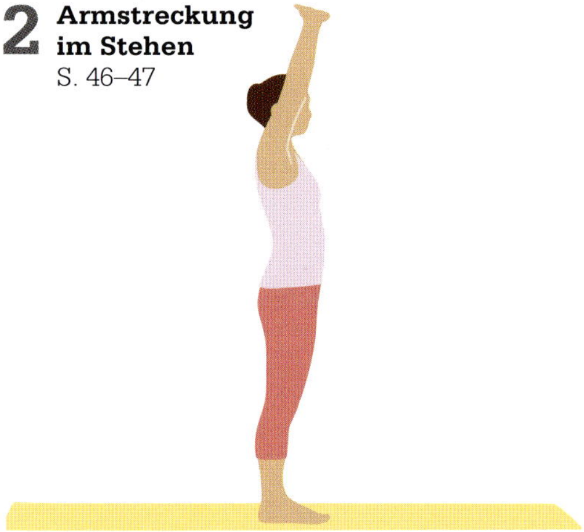

5 **Gespreizte Hocke**
S. 102–103

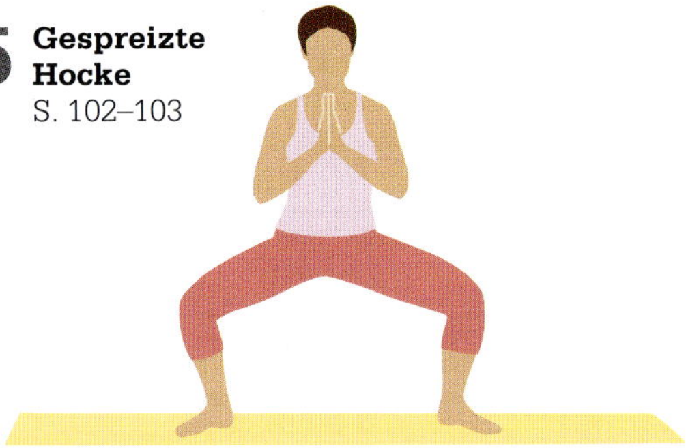

6 **Gestreckter seitlicher Winkel**
S. 100–101

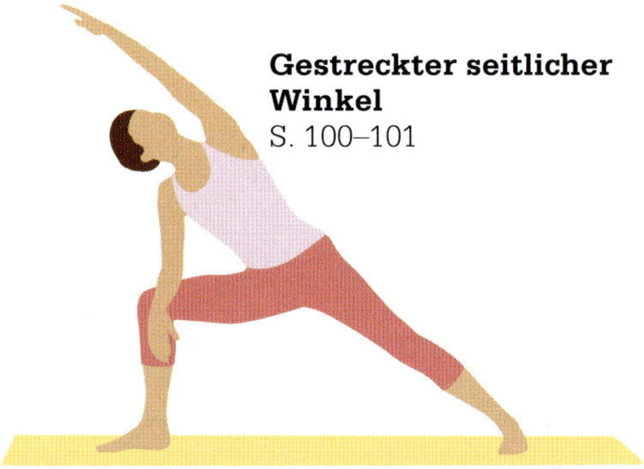

9 **Ausfallschritt**
S. 104–105

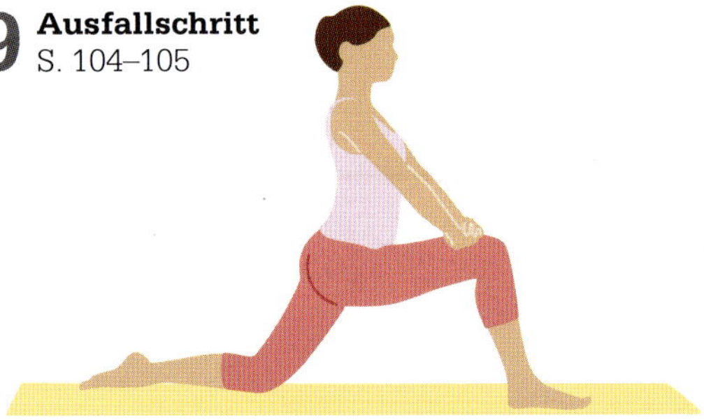

10 **Kindhaltung**
S. 62–63

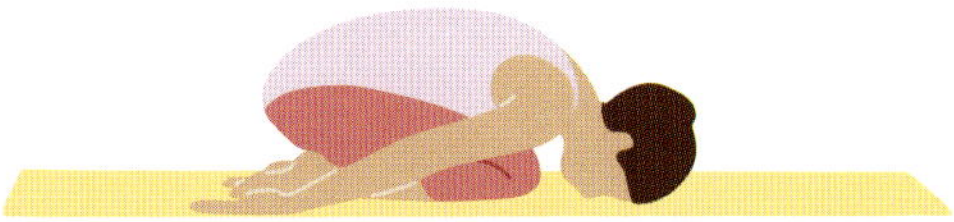

… mit einfachen Stehhaltungen

3 Baum
S. 94–95

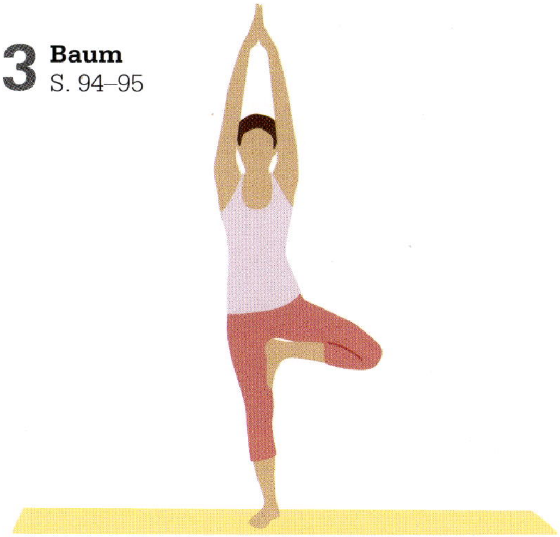

4 Dreieck
S. 50–51

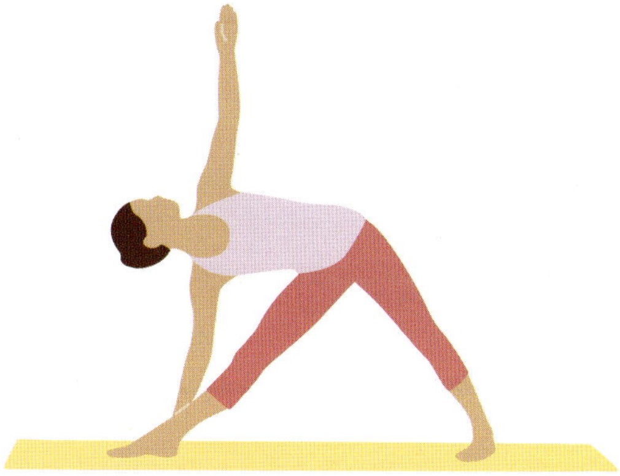

7 Gegrätschte Vorbeuge
S. 106–107

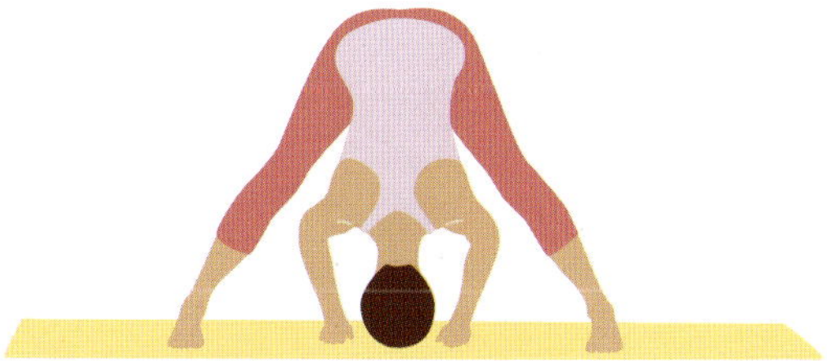

8 Kindhaltung
S. 62–63

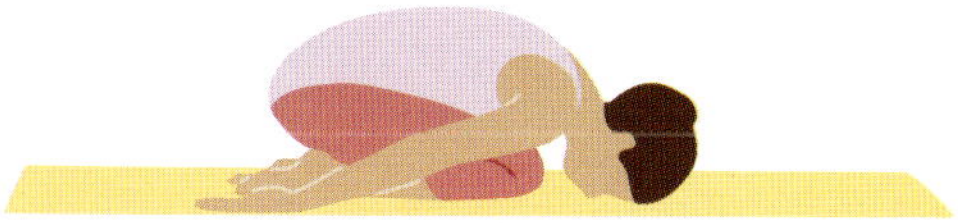

11 Vorbeuge im Schneidersitz
S. 122–123

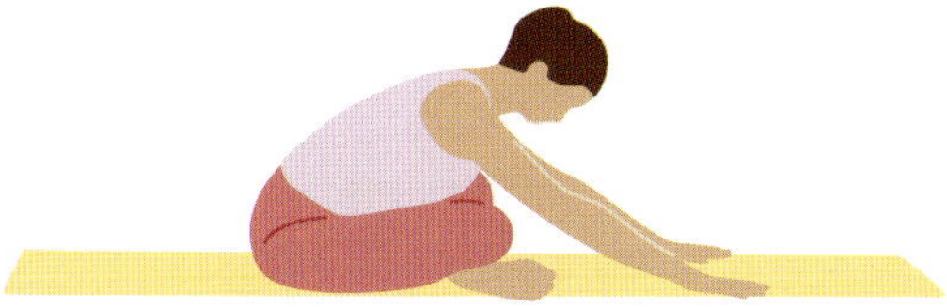

12 Totenstellung: Schlussentspannung
S. 78–81

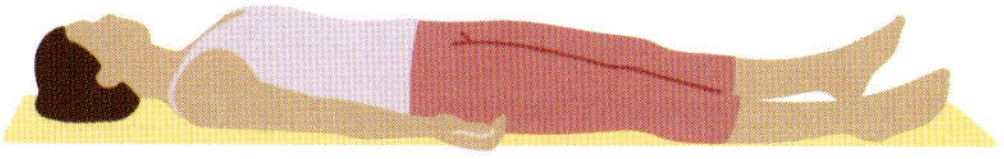

45-Minuten-Sequenz

1 Sonnengruß × 2
S. 64–71

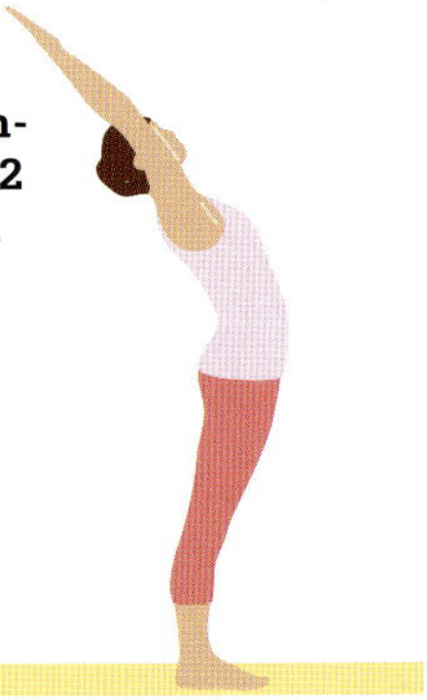

2 Gestreckter seitlicher Winkel
S. 100–101

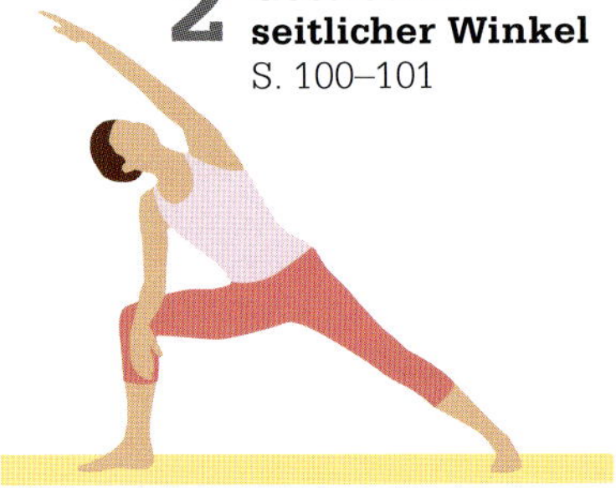

3 Heldenstellung 2
S. 98–99

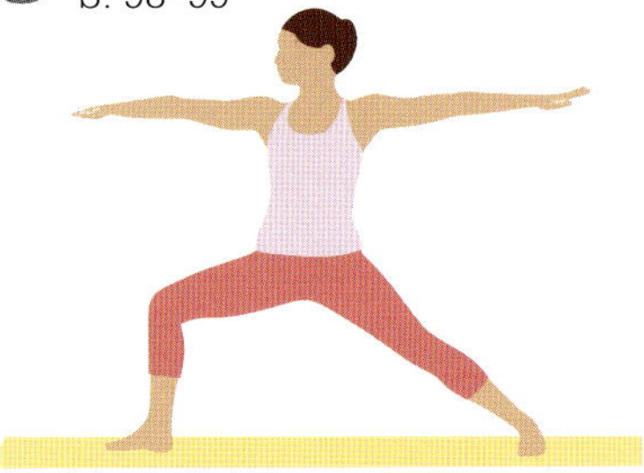

7 Kopf-zum-Knie-Haltung
S. 116–117

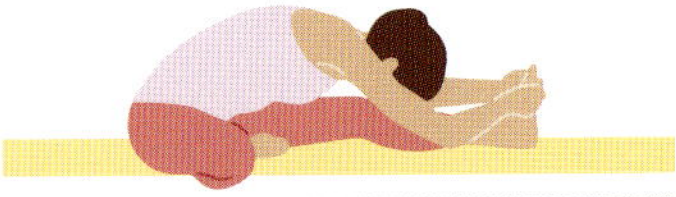

8 Vorbeuge im Schneidersitz S. 122–123

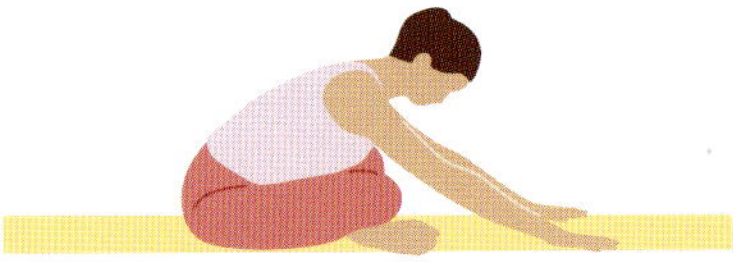

9 Halber Drehsitz
S. 120–121

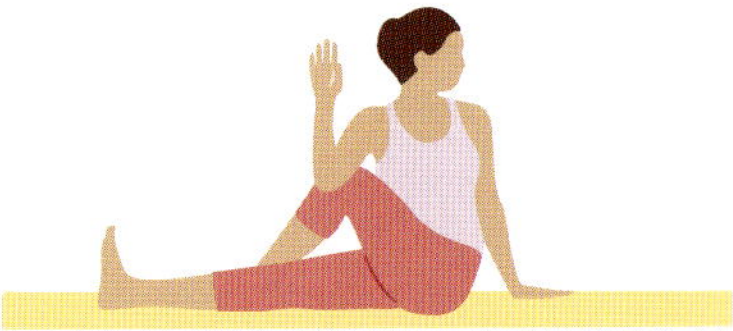

13 Kindhaltung
S. 62–63

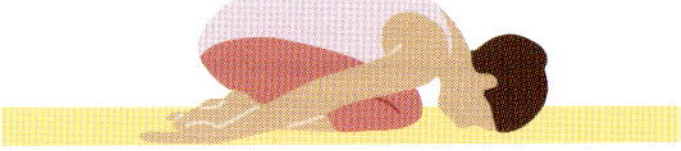

14 Brücke
S. 124–125

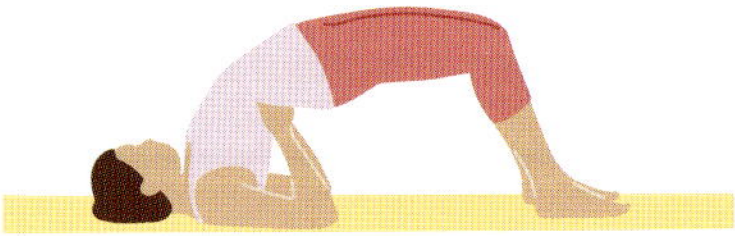

15 Schulterstand mithilfe der Wand
S. 128–131

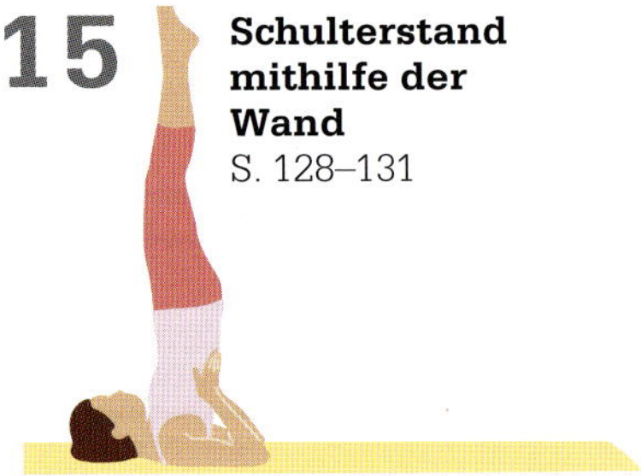

19 Totenstellung: Schlussentspannung
S. 78–81

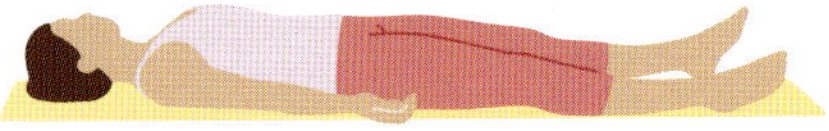

4 Vorbeuge im Schneidersitz
S. 122–123

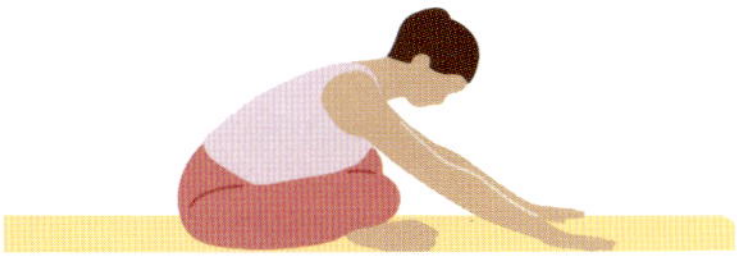

5 Gestreckter seitlicher Winkel
S. 100–101

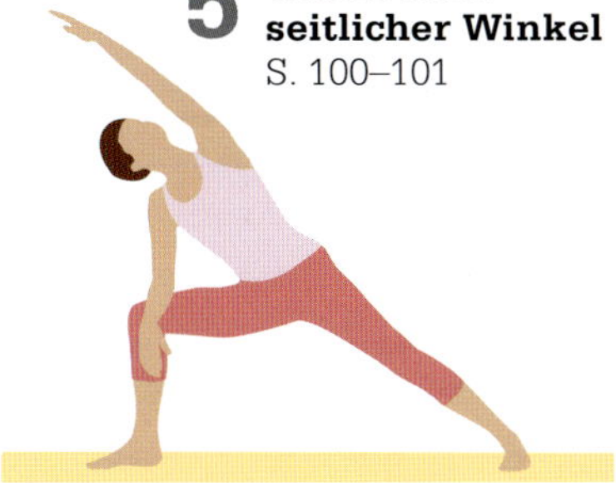

6 Halber Lotus im Stehen
S. 96

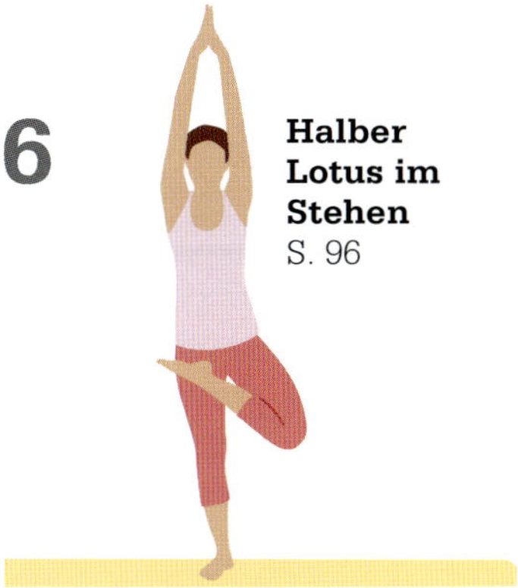

10 Katzenbuckel
S. 110–111

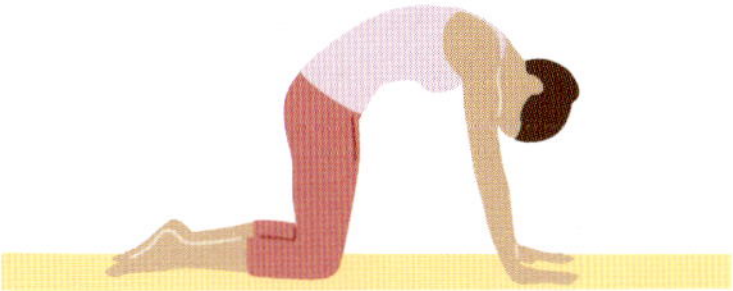

11 Balancieren im Vierfüßlerstand
S. 112–113

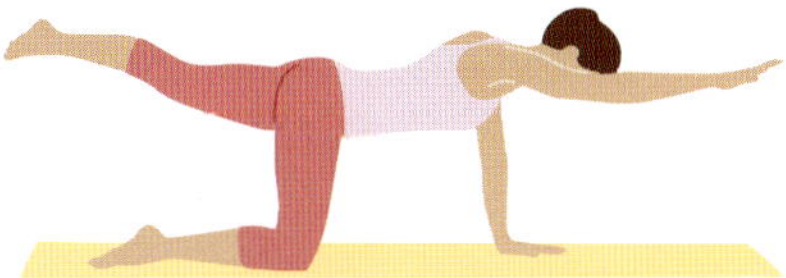

12 Kuhgesicht
S. 108–109

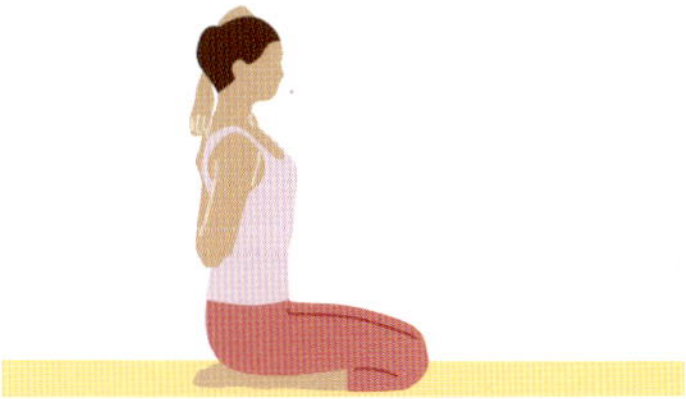

16 Streckung im Sitzen
S. 114–115

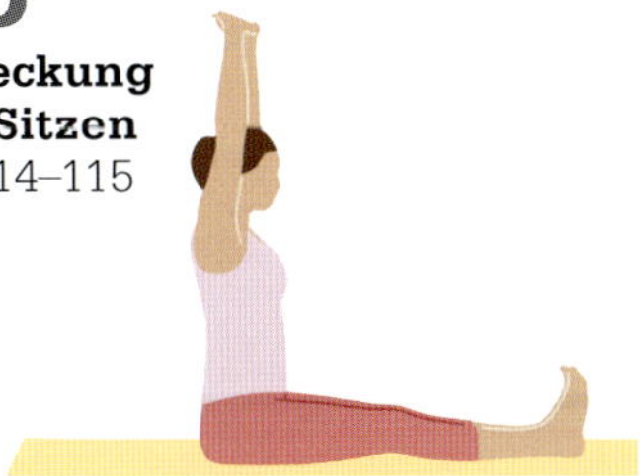

17 Gebundener Winkel
S. 74–75

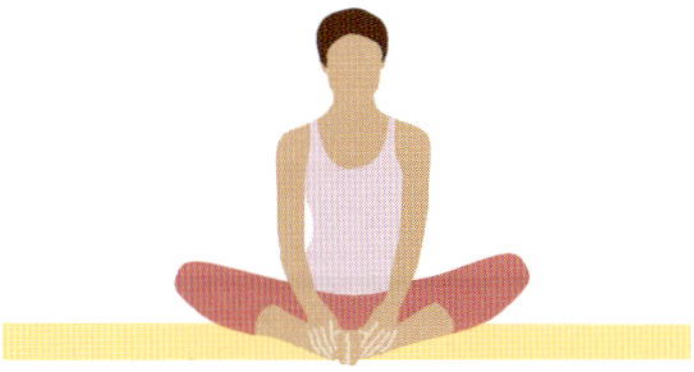

18 Vorbeuge im Schneidersitz
S. 122–123

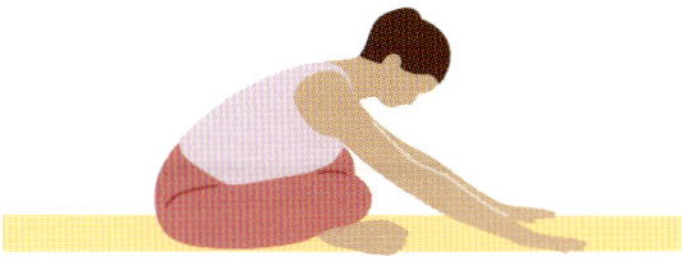

Bewerten Sie Ihren Fortschritt

Nun ist ein guter Zeitpunkt gekommen, um zu überprüfen, was Sie bisher gelernt haben und Ihre Fortschritte einzuschätzen. Inzwischen werden Sie nicht nur mit den fünf Prinzipien des Yoga vertraut sein, sondern auch mit den Atemtechniken, den Aufwärmübungen und den Haltungen der Stufen 1 und 2.

Sequenzen lernen

Wenn Sie die Übungsfolgen der Stufen 1 und 2 mehrmals praktiziert haben, sollten Sie versuchen, sie auswendig zu lernen. Dadurch verstehen Sie, warum die einzelnen Haltungen Bestandteil der Sequenz sind, und lernen, den Atem während des Übens zu regulieren.

Schritte und Tipps nachlesen

- **Wenn Sie mehr Übung haben** und fähig sind, auf Ihren Körper zu hören, sollten Sie allmählich darauf vertrauen, dass Ihre Intuition Ihnen sagt, ob eine Haltung richtig oder falsch ist. Wenn Sie diese Intuition verfeinern, haben Sie die Möglichkeit, sich selbst zu korrigieren, sobald Sie fehlerhaft in einer Haltung sind. Weil alle Körperteile miteinander verbunden sind, wirkt sich die falsche Positionierung eines Glieds auf die Gesamthaltung aus, denn der ganze Körper wird dadurch verschoben.
- **Prüfen Sie, ob Sie Ihren Körper** korrekt ausrichten, indem Sie die Haltungen vor einem Spiegel üben. Beachten Sie die Tipps zu den Übungen. Sie geben Ihnen Richtlinien für Anfangshaltungen, Hinweise zur korrekten Ausrichtung und zur richtigen Atmung. Sollten Sie in einer Haltung Schmerzen oder Unwohlsein verspüren, ist es ratsam, einen Arzt aufzusuchen.

Schlagen Sie die Haltungen nach

- **Prüfen Sie die** Schritt-für-Schritt-Bilder – einige davon zeigen häufige Fehler.
- **Prüfen Sie Ihre Ausrichtung**, möglichst vor einem Spiegel, da sich ein falsch positioniertes Glied auf den ganzen Körper auswirken kann.
- **Achten Sie darauf,** wie sich Ihre Yoga-Intuition entwickelt.
- **Schlagen Sie Haltungen** und einzelne Schritte immer wieder im Buch nach. Auch die Anmerkungen sind wichtig.
- **Versuchen Sie, immer wieder die** Anforderungen der Haltungen zu rekapitulieren.
- **Suchen Sie einen Arzt auf,** wenn Sie in einer Haltung Schmerzen oder Unwohlsein verspüren.
- **Lesen Sie erneut die Hinweise und Tipps,** da sie Ratschläge zu Anfangshaltungen geben.

Im Tempo des eigenen Körpers

Mit der Zeit werden Sie durch regelmäßiges Üben auch ein immer klareres Bild von Ihrer körperlichen Verfassung und Kondition gewinnen. Wenn Sie Ihre körperlichen Stärken und Schwächen kennen, haben Sie ein weiteres Mittel zur Hand, um sich zu beurteilen. Lassen Sie sich von diesem Wissen bei Ihrem Zugang zu den Haltungen leiten, und lernen Sie mithilfe Ihrer sich entwickelnden Intuition »guten« von »schlechtem« Schmerz zu unterscheiden. Sie werden nicht nur einschätzen können, wie weit Sie in eine Haltung gehen möchten, sondern auch besser entscheiden können, wie und wann Sie Klötze, Polster, Kissen, Möbel und andere Hilfen sicher und effektiv einsetzen.

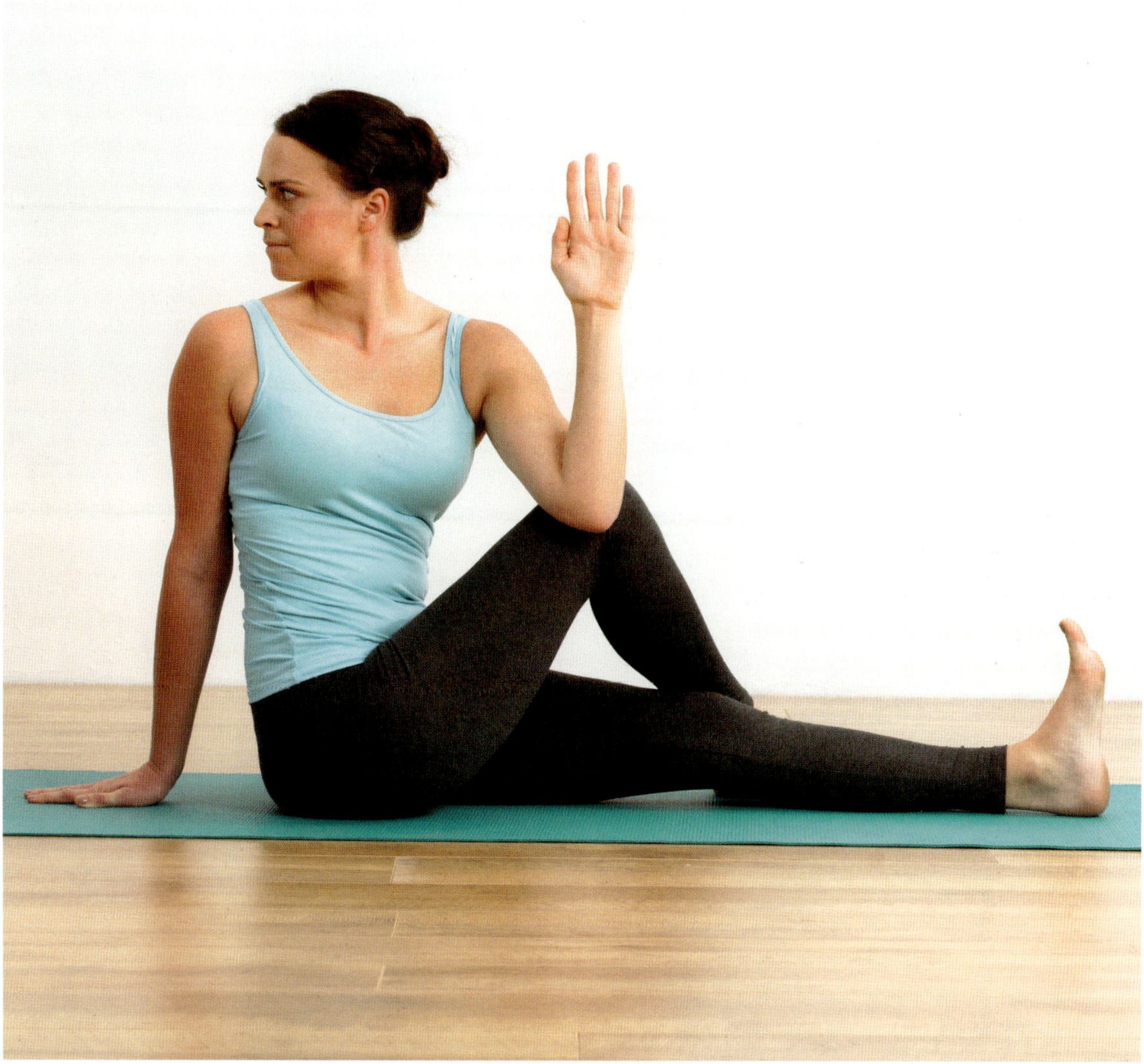

Lesen Sie Ihr Yoga-Tagebuch

Es ist bekannt, dass Yoga latente Gefühle offenlegen kann, darunter zwangsläufig auch negative und selbstkritische. Wenn Sie über diese Gefühle im Kontext von Yoga schreiben, können Sie sie in einer privaten, geborgenen Umgebung ausdrücken. Diese Gefühle aus dem Körper freizusetzen und auf Papier zu bringen, ist eine Möglichkeit, sich von negativen Gewohnheiten und Einstellungen zu befreien. Denn sie sind oft das Resultat im Körper festsitzender negativer Gefühle. Umgekehrt ist es ebenso wichtig, auch alle freudigen und positiven Gefühle aufzuschreiben, mit denen Yoga Ihr Leben bereichert. Sie sollten immer wieder einen Blick in Ihr Yoga-Tagebuch werfen, um zu sehen, wie Ihr Yoga-Training fortschreitet und wie weit Sie schon gelernt haben, Ihr volles Potenzial zu entfalten.

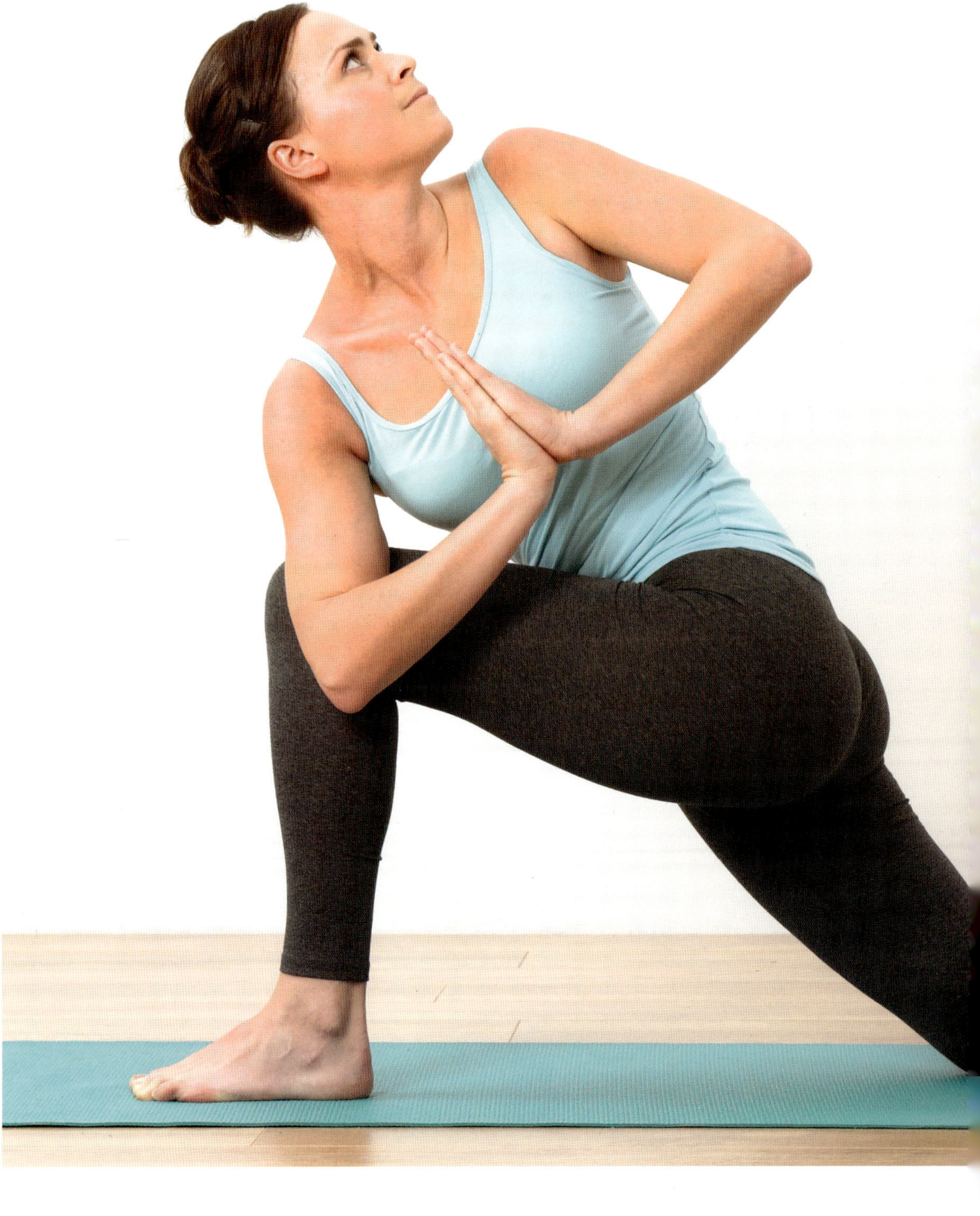

3

Sich steigern

Bauen Sie das bisher Erreichte weiter aus, indem Sie wiederholen und vertiefen, was Sie gelernt haben. Suchen Sie stets nach Methoden, um Ihre Übungsweise zu verfeinern und so Ihr Wissen über die Disziplin des Yoga zu erweitern. Dadurch eignen Sie sich solide Kenntnisse und korrekte Prinzipien für Ihr zukünftiges Training an. Yoga erfordert, dass man sich das Gelernte und Eingeübte immer wieder vornimmt und es mit neuen Augen betrachtet. Das wird Ihnen zeigen, dass man sich unentwegt weiterentwickeln kann.

Körperbewusstsein

Jede Yoga-Übung, wie einfach sie auch ist, sollte das Körperbewusstsein steigern. Je präziser die körperliche und geistige Selbstwahrnehmung ist, desto besser kann man auch seine Fortschritte bewerten – und im Yoga geht es ja vor allem darum, sich genauer kennenzulernen, sich zu akzeptieren, wie man ist, und den Weg der Selbstentfaltung zu beschreiten.

Herangehensweise

Einige besonders wichtige Aspekte der körperlichen und geistigen Entwicklung im Yoga werden auf diesen Seiten aufgeführt. Wenn Sie diese Aspekte beim Üben berücksichtigen, sollte das Ihr Selbstvertrauen stärken. Sie werden neue Haltungen erwartungsvoll statt ängstlich angehen, weil Sie wissen, dass Sie das nötige Rüstzeug haben, um Ihren Lernprozess vernünftig zu gestalten.

1. Bewusste Ausrichtung

Haltungen wie die Berghaltung (siehe S. 44–45) haben den Zweck, Ihnen die Ausrichtung Ihres Körpers bewusst zu machen. Wenn Sie Fehler in der Ausrichtung einer Haltung zunehmend wahrnehmen und entsprechend korrigieren können, zeigt das, dass Sie bereits wichtige Fortschritte gemacht haben. Weil es bei der Berghaltung einfach um das Stehen geht, kommt ihr eine wichtige Vermittlerrolle zwischen Yoga-Training und Alltag zu. Wann immer Sie irgendwo Schlange stehen müssen, haben Sie Gelegenheit, die Kunst des Stehens mithilfe dieser Haltung zu perfektionieren. Letztendlich sollten Sie sich dadurch zentrierter und standfester fühlen.

2. Positive Einstellung

Vielleicht haben Sie sich in der Vergangenheit geweigert, körperliche Probleme wahrzunehmen, und sie bewusst ignoriert oder verdrängt – in der Hoffnung, dass sie von selbst verschwinden. Yoga kann Ihnen helfen, ein solches Verhaltensmuster abzulegen. Mehr noch, das Yoga-Training lehrt Sie, dass es in Ihrer Macht steht, körperliche Probleme aktiv zu beheben. Mit der Zeit werden Sie durch Yoga eine positive Einstellung zu Ihrem Körper entwickeln. Dazu gehört auch Ehrlichkeit im Umgang mit körperlichen Problemen, die zwangsläufig auftreten werden.

3. Kontrollierte Atmung

Wenn Sie ein Bewusstsein für die Korrektheit und Angemessenheit einer Yoga-Haltung entwickeln wollen, müssen Sie Ihren Atem beobachten. Ist Ihre Atmung stoßweise oder unregelmäßig, so überfordern Sie sich. Gehen Sie dann einen Schritt zurück und analysieren Sie sich. Wenn Sie erkennen, dass Sie im Alltag stressbedingt flach atmen und daraufhin Ihre Atmung bewusst vertiefen, wird Stress Sie weniger belasten. Prüfen Sie es nach und vergleichen Sie Ihre Reaktion auf Stress vor und nach Beginn Ihres Yoga-Trainings.

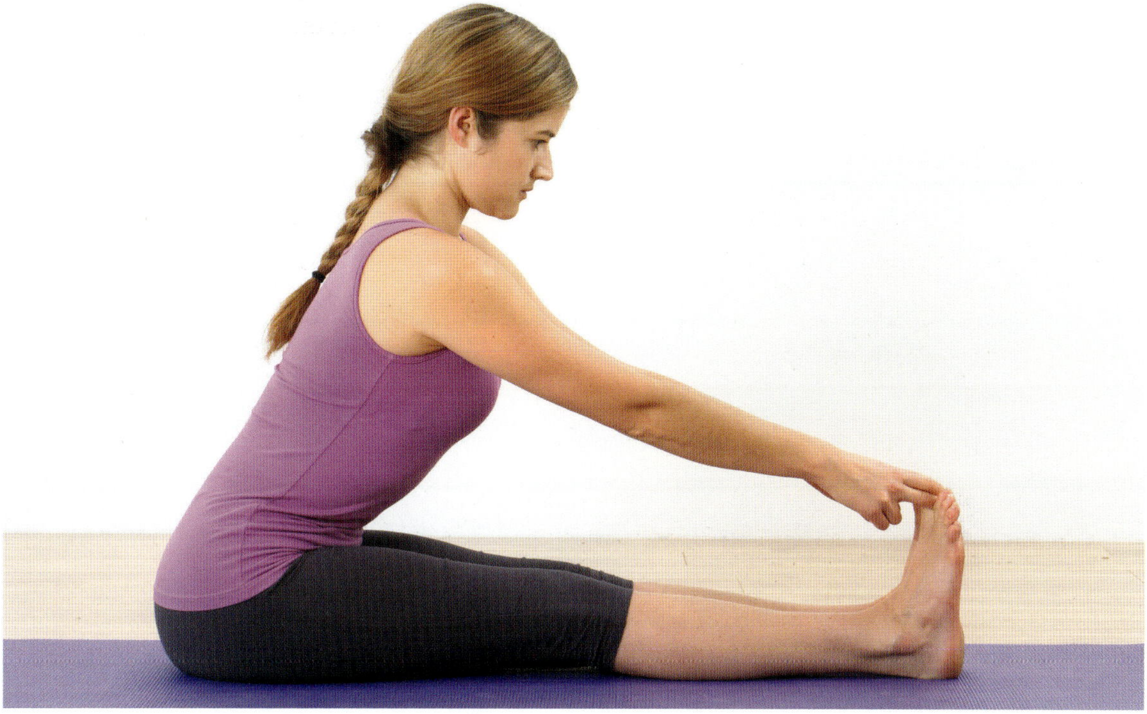

4. »Guter« und »schlechter« Schmerz

Lernen Sie, auf Ihren Körper zu hören und »guten« von »schlechtem« Schmerz zu unterscheiden. Lassen Sie sich von Ihrem Körper sagen, wann Sie Ihre Grenzen überschreiten und beugen Sie so Verletzungen vor. Beim Yoga aktivieren Sie vernachlässigte Körperbereiche, sodass Sie ziemlich sicher Steifheit oder Schmerzen in Muskeln und Gelenken verspüren. »Schlechter« Schmerz tritt meist plötzlich auf und ist stark und stechend. Wenn Sie ihn spüren, ist der Schaden bereits angerichtet. »Guter« Schmerz hingegen zeigt sich eher allmählich und gehört zum Prozess, den Ihr Körper auf dem Weg zur korrekten Ausrichtung durchläuft. Gehen Sie aus einer Haltung, bevor Sie sich verletzen. Wenn Sie langsam und mit Pausen vorgehen und sich richtig ernähren, sollten Sie anhand des »guten« Schmerzes Ihre Fortschritte einschätzen und Ihre Kondition allmählich verbessern können.

5. Stärken und Schwächen

Lernen Sie, Ihre körperlichen Stärken und Schwächen zu sehen und identifizieren Sie die täglichen Gewohnheiten, durch die sie entstehen. Vielleicht stellen Sie fest, dass Ihre hintere Oberschenkelmuskulatur verkürzt ist, weil Sie jeden Tag mit dem Rad zur Arbeit fahren. Einfache Dehnübungen vor und nach dem Radfahren können die benutzten Muskeln ausgleichen. Mit einer genauen Vorstellung von Ihren körperlichen Stärken und Schwächen haben Sie eine wertvolle Leitlinie zur Hand, um zu Hause risikofrei und effektiv zu üben.

Heldenstellung 1

Kräftigt den unteren Rücken • **Vergrößert** die Lungenkapazität

Diese Haltung kräftigt den gesamten Körper sowie den Geist. Die Beine sollten fest verwurzelt sein, damit sich der Oberkörper kontrolliert und zielgerichtet bewegen kann.

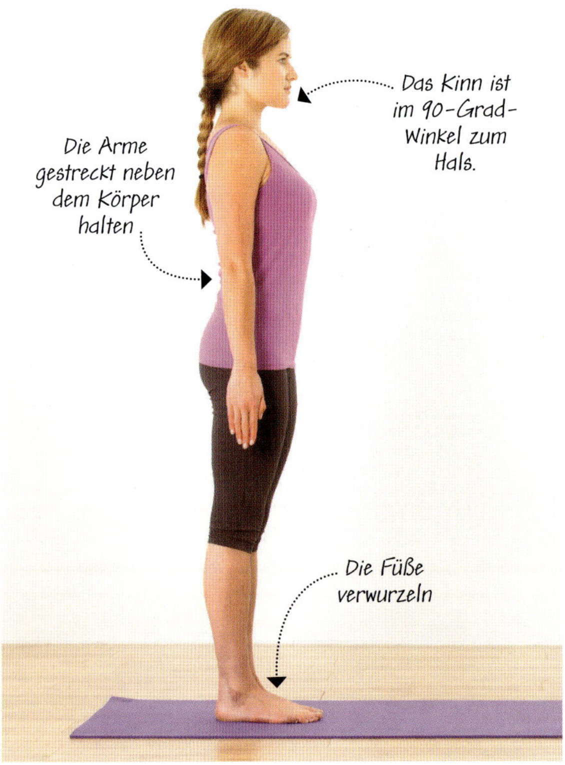
Die Arme gestreckt neben dem Körper halten
Das Kinn ist im 90-Grad-Winkel zum Hals.
Die Füße verwurzeln

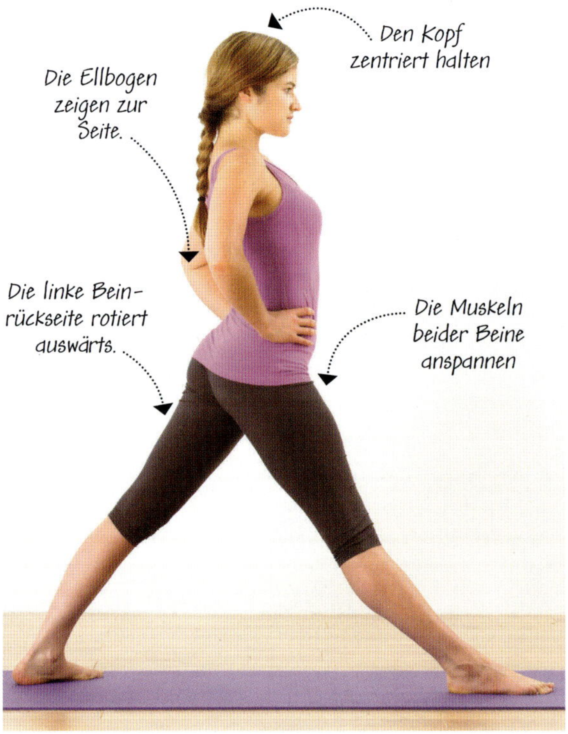
Den Kopf zentriert halten
Die Ellbogen zeigen zur Seite.
Die linke Beinrückseite rotiert auswärts.
Die Muskeln beider Beine anspannen

1 Nehmen Sie die Berghaltung ein. Die Arme sind seitlich am Körper, die Füße geschlossen. Die Wirbelsäule längen und in sanftem Rhythmus atmen.

Tipp Stellen Sie sich vor, dass eine Kraft Ihr Steißbein nach unten und gleichzeitig Ihren Kopf nach oben zieht.

2 Mit dem Ausatmen den rechten Fuß einen großen Schritt nach vorn setzen. Die Hüften zeigen nach vorn und die Knie sind verriegelt. Den linken Fuß um etwa 60 Grad nach außen drehen.

Tipp Prüfen Sie mit den Händen, ob Ihre Hüften nach vorn zeigen.

3 Mit dem Einatmen das rechte Knie beugen, bis es über dem Fußgelenk steht. Beide Arme gerade hochstrecken und die Hände aneinanderlegen. Die linke Ferse bleibt auf dem Boden. Zu den Händen blicken. Fünfmal ein- und ausatmen. Mit einem Ausatmen die Hände auf die Hüften setzen und das rechte Bein strecken. Mit einem Schritt nach hinten in die Berghaltung zurückkehren. Schritt 1, 2 und 3 mit der anderen Seite wiederholen.

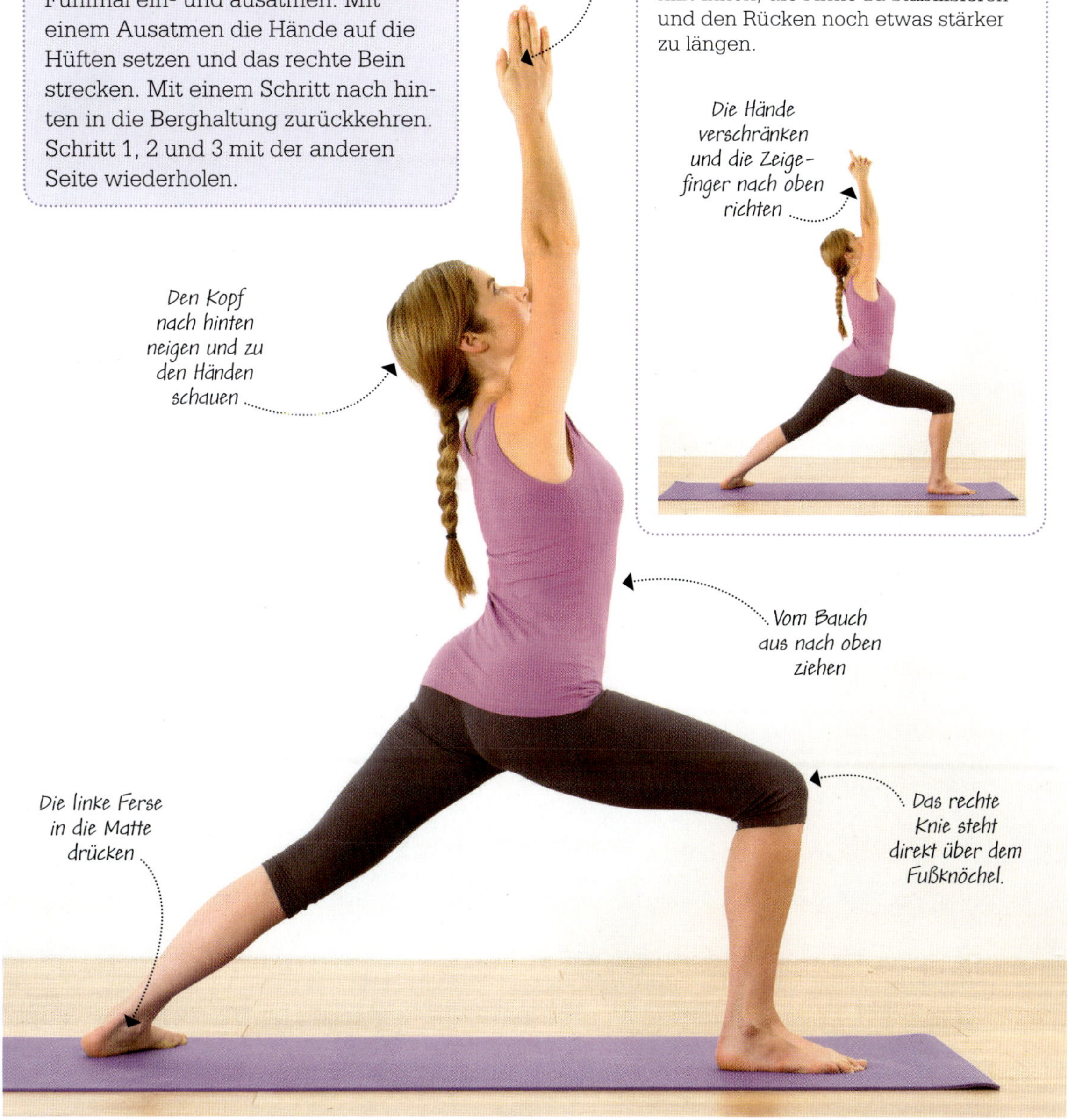
Die Handflächen aneinanderdrücken
Den Kopf nach hinten neigen und zu den Händen schauen
Vom Bauch aus nach oben ziehen
Das rechte Knie steht direkt über dem Fußknöchel.
Die linke Ferse in die Matte drücken

So wird es leichter

Sie können die Handhaltung in der Heldenstellung 1 variieren. Verschränken Sie alle Finger, mit Ausnahme der Zeigefinger, die Sie nach oben strecken. Diese Handhaltung hilft Ihnen, die Arme zu stabilisieren und den Rücken noch etwas stärker zu längen.
Die Hände verschränken und die Zeigefinger nach oben richten

Ausfallschritt mit Drehung

Strafft die Beine • **Dehnt** die Wirbelsäule

Diese Haltung dehnt die Oberschenkel, strafft und kräftigt die Muskeln und verbessert die Beweglichkeit der Wirbelsäule.

1 Gehen Sie in den Vierfüßlerstand. Die Arme stehen schulterbreit, die Finger sind gespreizt und die Mittelfinger zeigen gerade nach vorn. Blicken Sie auf Ihre Finger.

Vorsicht Ziehen Sie den Bauchnabel zur Wirbelsäule, damit Ihr Rücken nicht durchhängt.

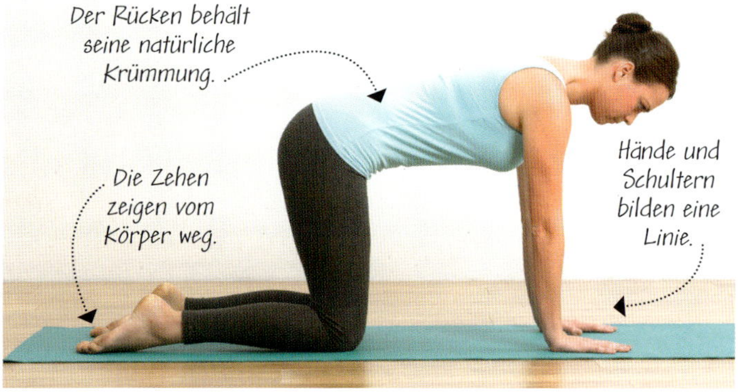
Der Rücken behält seine natürliche Krümmung.
Die Zehen zeigen vom Körper weg.
Hände und Schultern bilden eine Linie.

2 Mit dem Einatmen das rechte Bein vor den Körper setzen, den Rumpf aufrichten und das rechte Knie über den Fußknöchel bringen. Beide Hände auf das rechte Knie legen.

Tipp Spannen Sie die Beine an. Drücken Sie die Füße nach unten, um sich zu stabilisieren.

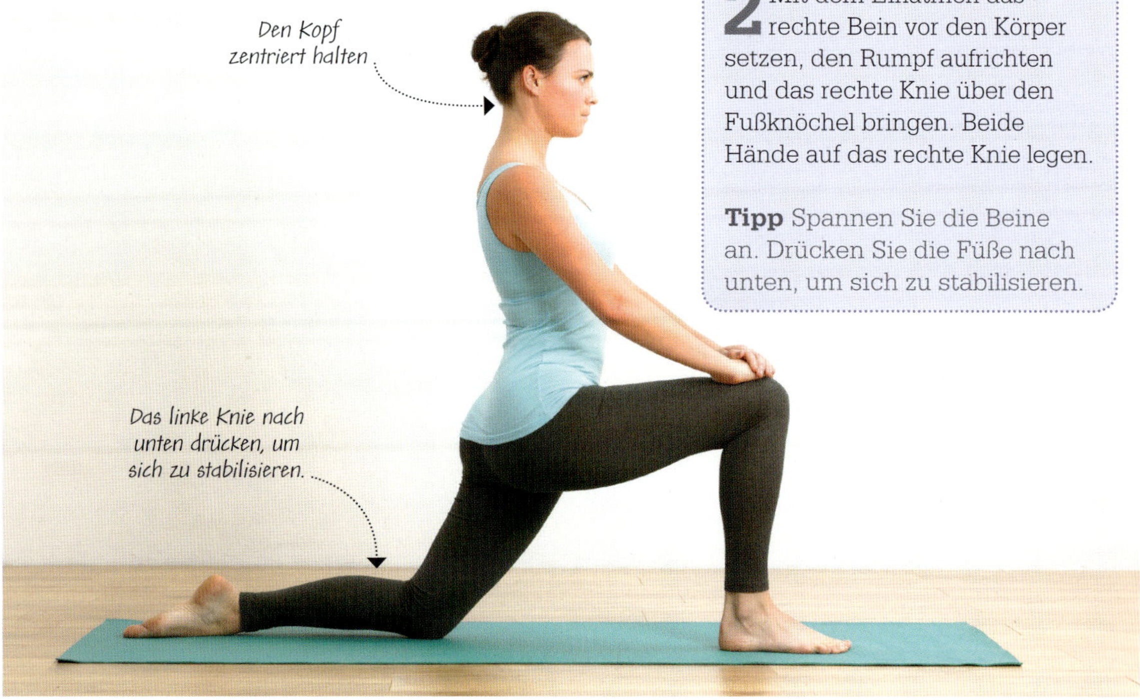
Den Kopf zentriert halten
Das linke Knie nach unten drücken, um sich zu stabilisieren.

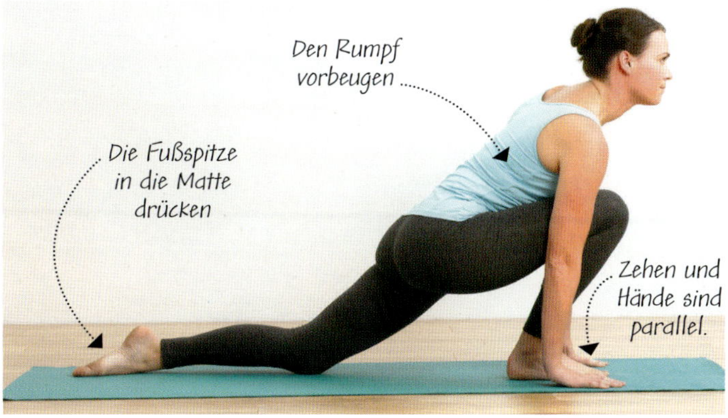
Den Rumpf vorbeugen
Die Fußspitze in die Matte drücken
Zehen und Hände sind parallel.

3 Die Position beider Füße halten und mit dem Einatmen vorbeugen; dabei das rechte Knie stärker beugen und die Hände neben den Füßen aufsetzen. Prüfen Sie, ob Hände und Füße parallel sind, blicken Sie dann aber geradeaus. Die Wirbelsäule längen. Schieben Sie sich nach vorn und spüren Sie die Dehnung in den Beinen.

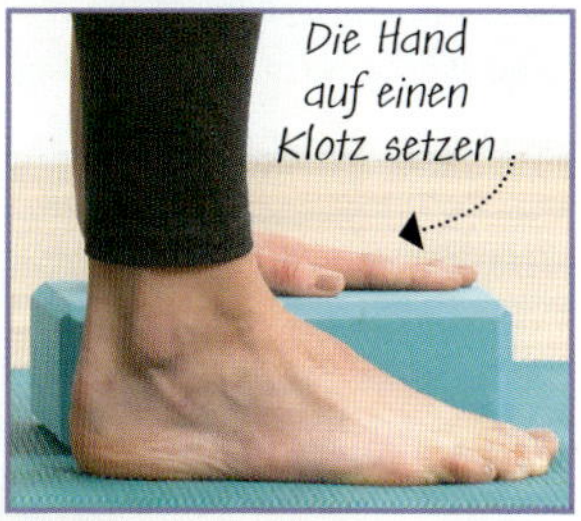

So wird es leichter

4 Mit dem Ausatmen die linke Hand in die Matte drücken, dann den rechten Arm hochstrecken. Die Hand dabei geöffnet lassen, die Finger zeigen zur Decke. Den Kopf drehen, um zur angehobenen Hand zu blicken. Fünf Atemzüge lang halten. Aus der Stellung lösen und die rechte Hand auf die Matte setzen. Das rechte Bein nach hinten bringen und strecken, dann in den Vierfüßlerstand zurückkehren. Zentrieren und mit der linken Seite wiederholen.

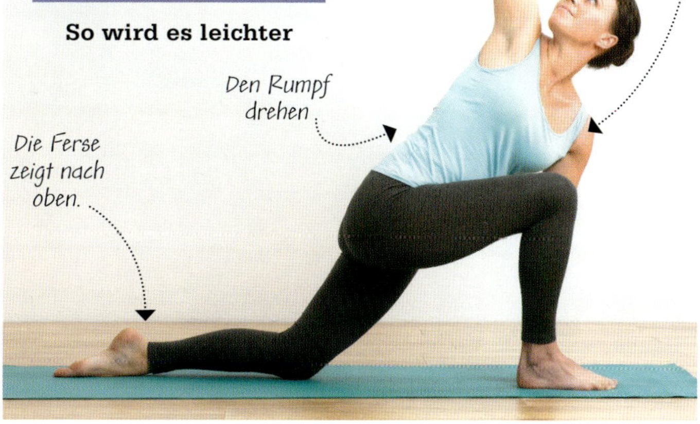
Der linke Arm steht parallel zum rechten Unterschenkel.
Den Rumpf drehen
Die Ferse zeigt nach oben.

Die Drehung intensivieren

Dies ist eine fortgeschrittene Variante von Schritt 4. Bringen Sie den linken Arm über das rechte Knie und senken Sie den rechten Arm, um die Hände in Gebetshaltung zu bringen. Über die rechte Schulter nach oben schauen. Mit dem Ausatmen den Brustkorb öffnen und den Rumpf noch stärker drehen. Fünf Atemzüge lang halten und mit der anderen Seite wiederholen.

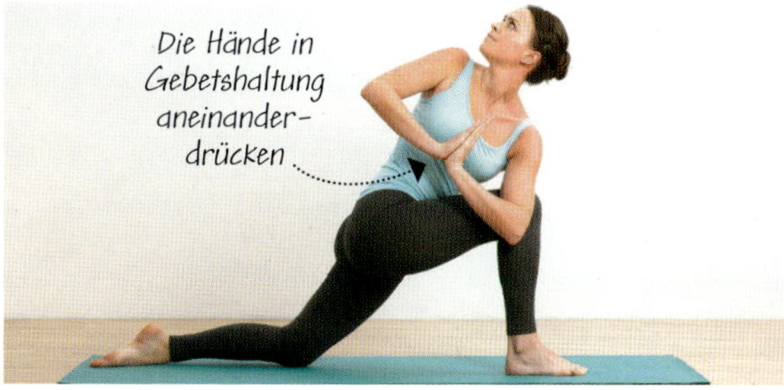
Die Hände in Gebetshaltung aneinanderdrücken

Halbmondstellung

Steigert das Körperbewusstsein • **Lockert** die Hüften

Diese anspruchsvolle Gleichgewichtsübung zielt auf Beine, Po und Hüften. Damit verbessern Sie Ihren Gleichgewichtssinn und kräftigen Beine und Wirbelsäule.

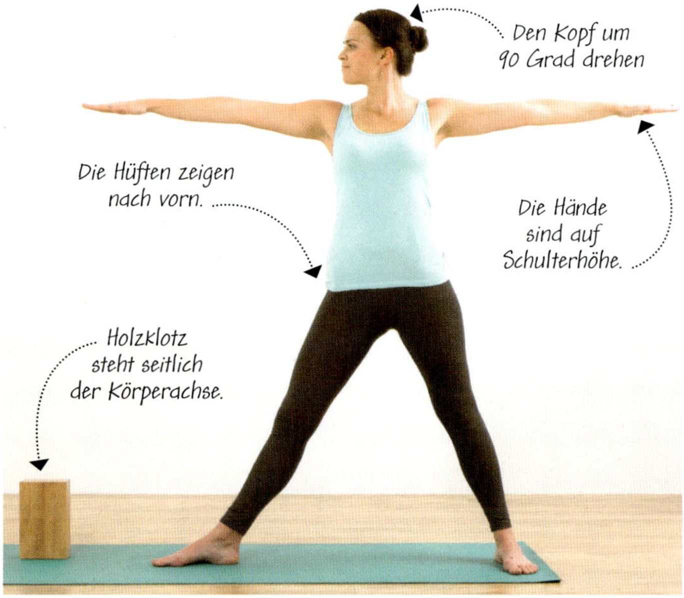
Den Kopf um 90 Grad drehen
Die Hüften zeigen nach vorn.
Die Hände sind auf Schulterhöhe.
Holzklotz steht seitlich der Körperachse.

1 Stehen Sie mit weit geöffneten Beinen. Die Arme auf Schulterhöhe heben. Den linken Fuß quer zur Matte aufstellen, der rechte Fuß zeigt nach vorn. Der Klotz ist 20–25 cm vor dem rechten Fuß platziert. Blicken Sie nach rechts.

Hilfe! Üben Sie die Haltung an einer Wand, wenn Sie Probleme mit dem Gleichgewicht haben.

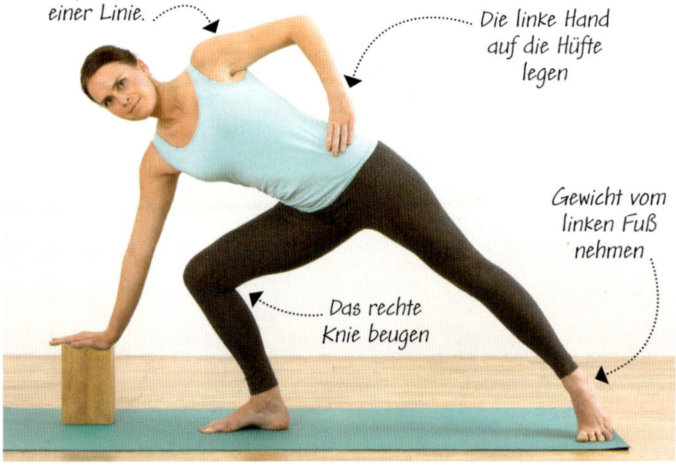
Schultern und Rumpf sind in einer Linie.
Die linke Hand auf die Hüfte legen
Gewicht vom linken Fuß nehmen
Das rechte Knie beugen

2 Mit dem Ausatmen das rechte Knie beugen, die rechte Hand auf den Klotz setzen und die linke Ferse leicht heben. Die linke Hand auf die linke Hüfte legen, sodass Sie prüfen können, ob Hüften und Rumpf eine Linie bilden.

Tipp Setzen Sie Ihren linken Fuß etwas nach vorn, wenn Sie die rechte Hand auf den Klotz bringen.

3 Heben Sie Ihr linkes Bein, indem Sie das rechte Bein strecken und das Knie verriegeln. Das linke Bein parallel zum Boden heben. Dabei die linke Hüfte nach oben und hinten drehen.

Tipp Halten Sie den Kopf stabil und fixieren Sie einen Punkt, um im Gleichgewicht zu bleiben.

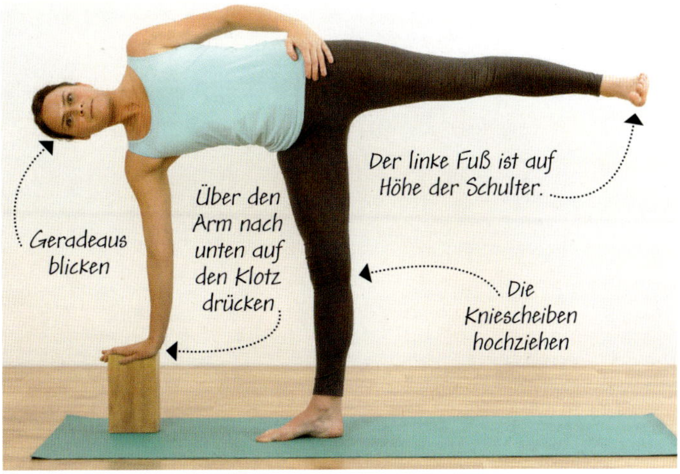
Geradeaus blicken
Über den Arm nach unten auf den Klotz drücken
Der linke Fuß ist auf Höhe der Schulter.
Die Kniescheiben hochziehen

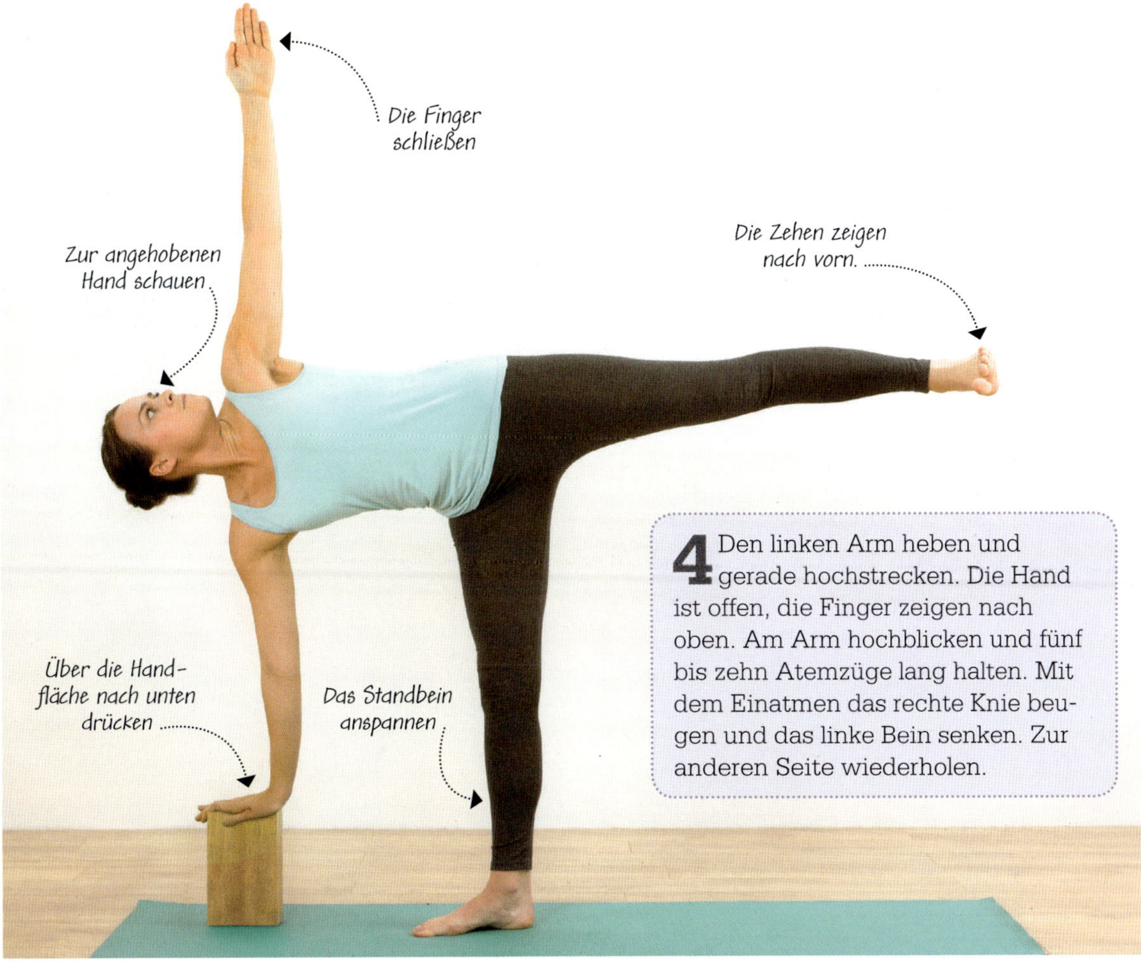
Die Finger schließen
Zur angehobenen Hand schauen
Die Zehen zeigen nach vorn.
Über die Handfläche nach unten drücken
Das Standbein anspannen

4 Den linken Arm heben und gerade hochstrecken. Die Hand ist offen, die Finger zeigen nach oben. Am Arm hochblicken und fünf bis zehn Atemzüge lang halten. Mit dem Einatmen das rechte Knie beugen und das linke Bein senken. Zur anderen Seite wiederholen.

Heuschrecke

Kräftigt Körpermitte und Wirbelsäule • **Beruhigt** den Geist

Diese Stellung verhilft zur Ruhe bei Stress und verbessert die Körperhaltung. Außerdem kräftigt die Heuschrecke die Körpermitte und die Wirbelsäule.

1 Legen Sie sich auf den Bauch. Die Füße sind entspannt, die Fußsohlen zeigen nach oben, die großen Zehen berühren sich. Die Arme liegen neben dem Körper, die Hände zeigen nach oben. Der Kopf ruht auf einer Wange. Atmen Sie sanft und gleichmäßig.

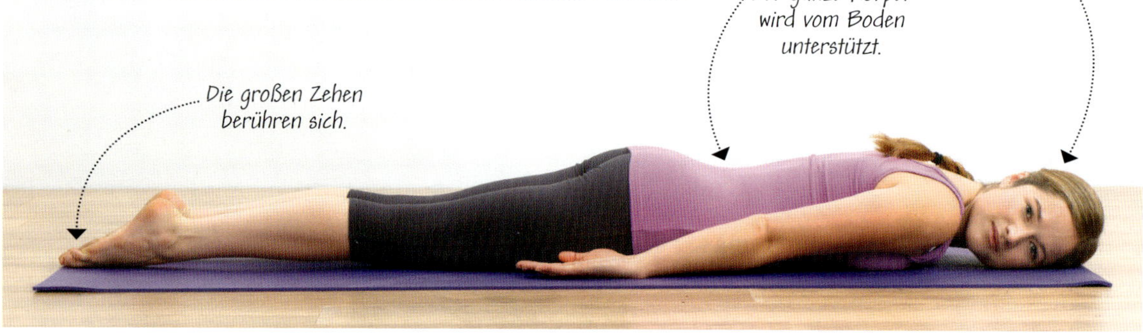
Der Kopf ruht auf der Seite.
Der ganze Körper wird vom Boden unterstützt.
Die großen Zehen berühren sich.

2 Mit dem Einatmen die Stirn zur Matte drehen und beide Arme Richtung Füße strecken. Mit dem Ausatmen erst den Kopf, dann den oberen Rumpf und die Arme vom Boden heben. Fünf bis acht Atemzüge lang halten, mit einem Einatmen wieder ablegen.

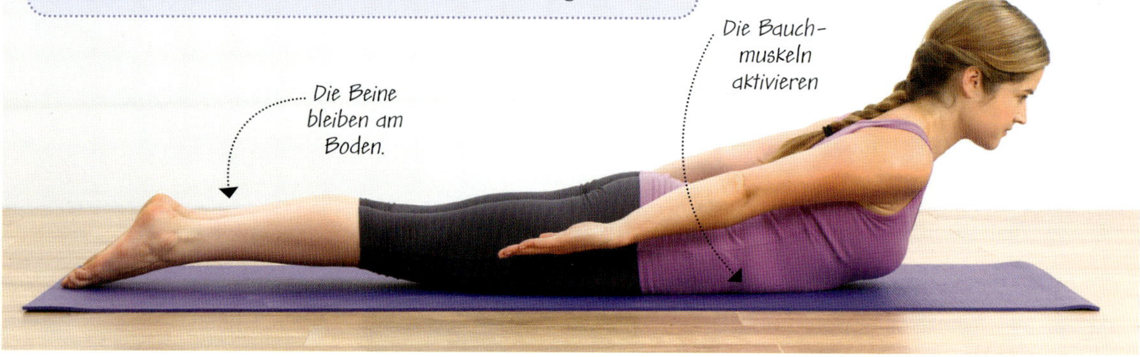
Den Kopf anheben
Die Bauchmuskeln aktivieren
Die Beine bleiben am Boden.

3 Wiederholen, aber nun mit dem Ausatmen noch tiefer in die Haltung gehen, indem Sie die Arme weiter anheben und die Schulterblätter zusammenziehen. Den Kopf heben und geradeaus blicken.

Tipp Pressen Sie Hüften und Beine in die Matte, um den angehobenen Oberkörper zu stabilisieren.

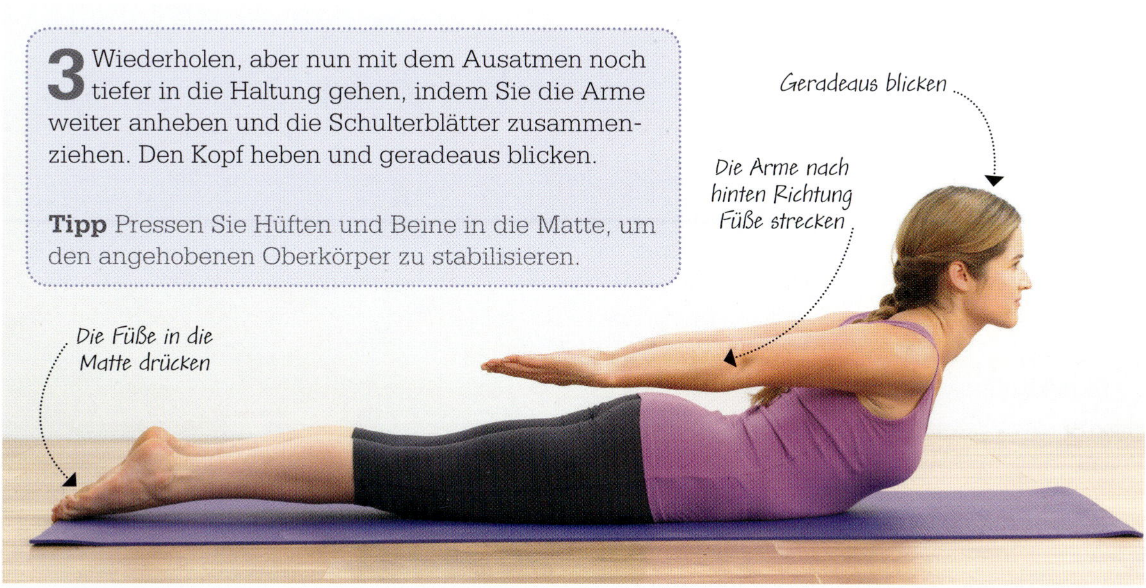
Geradeaus blicken
Die Arme nach hinten Richtung Füße strecken
Die Füße in die Matte drücken

4 Wiederholen, aber diesmal beide Beine mit den Armen und dem Oberkörper heben, während Sie ausatmen. Fünf bis acht Atemzüge lang halten und mit dem Einatmen loslassen.

Tipp Wenn Sie nicht beide Beine gleichzeitig heben können, heben Sie sie nacheinander.

Geben Sie acht ...

Diese Haltung aktiviert Muskeln, die häufig schwach sind. Wenn Ihre Gliedmaßen zittern, legen Sie sie nach ein bis zwei Atemzügen ab. Dann erneut heben.

Man neigt dazu, die Knie zu beugen, um die Beine zu heben. Die Knie sollten gestreckt bleiben. Heben Sie sie nur so weit, wie es für Sie angenehm ist.

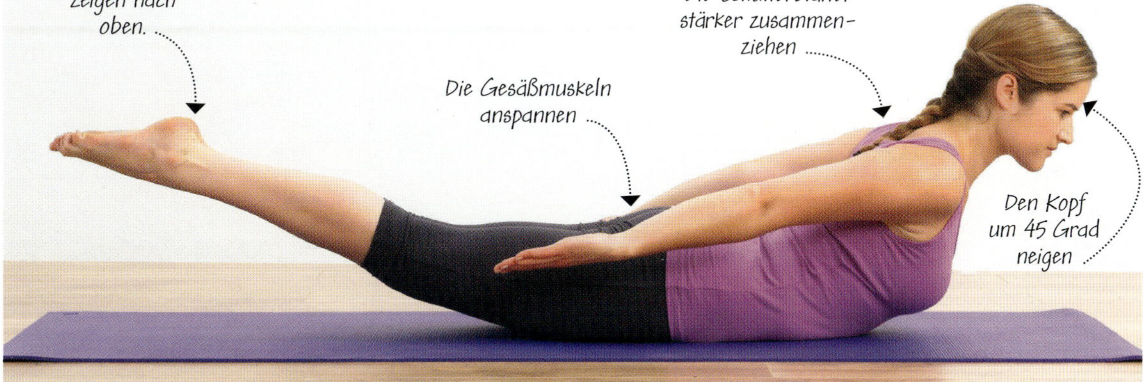
Die Fersen zeigen nach oben.
Die Gesäßmuskeln anspannen
Die Schulterblätter stärker zusammenziehen
Den Kopf um 45 Grad neigen

Halber Bogen

Kräftigt die Gliedmaßen • **Reinigt** die Organe

Der halbe Bogen kräftigt die Körpermitte. Er regt die Nieren, die Nebennieren und das Fortpflanzungssystem an, und hat somit eine positive Wirkung auf wichtige innere Organe.

1 Legen Sie sich auf den Bauch. Die Füße sind entspannt, die Fußsohlen zeigen nach oben, die großen Zehen berühren sich. Die Arme liegen neben dem Körper, die Hände zeigen nach oben. Der Kopf ruht auf einer Wange. Atmen Sie sanft und gleichmäßig.

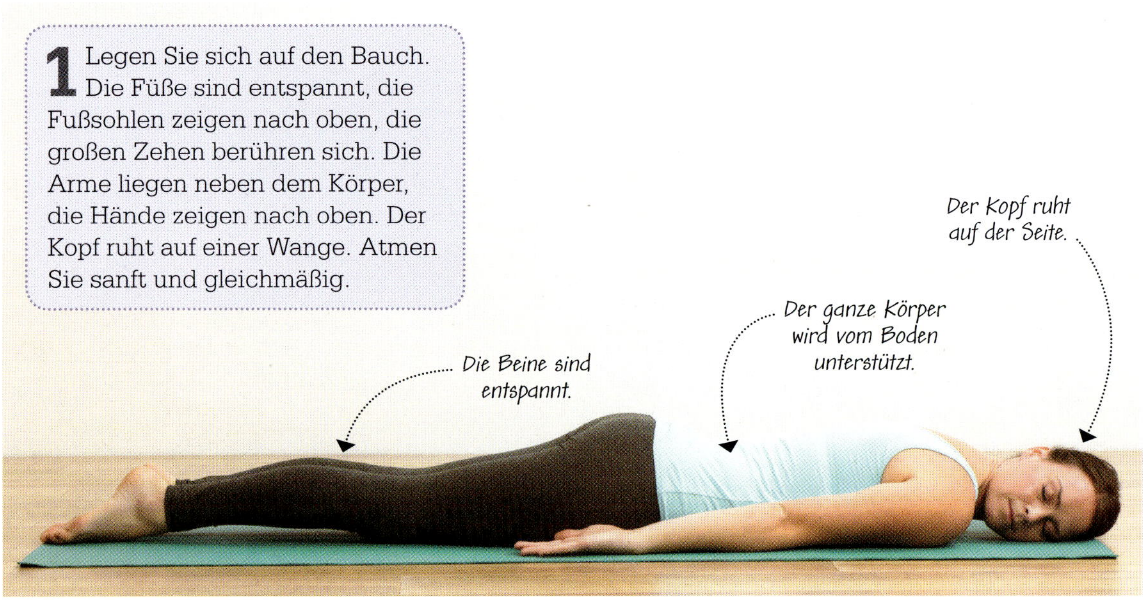
Der Kopf ruht auf der Seite.
Der ganze Körper wird vom Boden unterstützt.
Die Beine sind entspannt.

3 Ändern Sie den Griff der rechten Hand und legen Sie sie um das Fußgelenk. Strecken Sie das Bein, bis der Arm gestreckt ist. Mit dem Einatmen den rechten Oberschenkel anheben. Fünf bis acht Atemzüge lang halten. Beim Ausatmen loslassen und auf der anderen Seite wiederholen.

Beachten Sie Beide Hüften müssen in die Matte gepresst werden, Kopf und Hals bleiben zentriert.

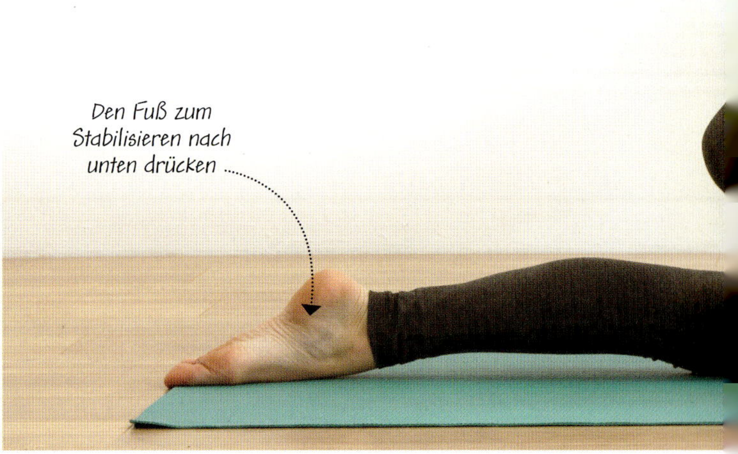
Den Fuß zum Stabilisieren nach unten drücken

2 Legen Sie den linken Unterarm vor sich auf die Matte, heben Sie Kopf und Brust und verlagern Sie das Gewicht Ihres Oberkörpers auf den Unterarm. Das rechte Knie beugen und mit der rechten Hand sanft auf den Fuß drücken, bis Sie im rechten Oberschenkel eine leichte Dehnung spüren.

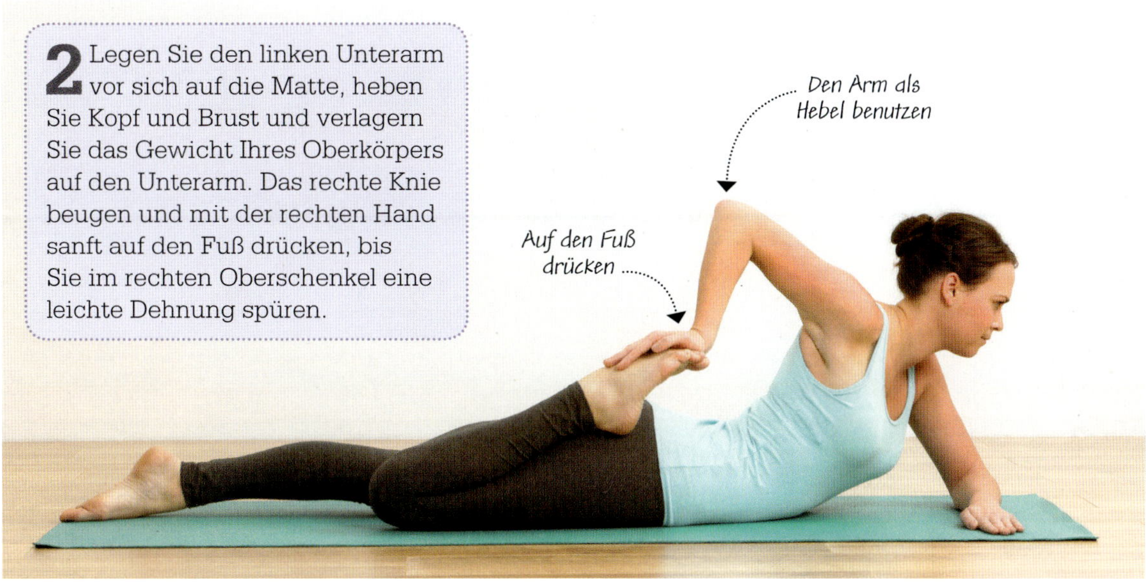
Den Arm als Hebel benutzen
Auf den Fuß drücken

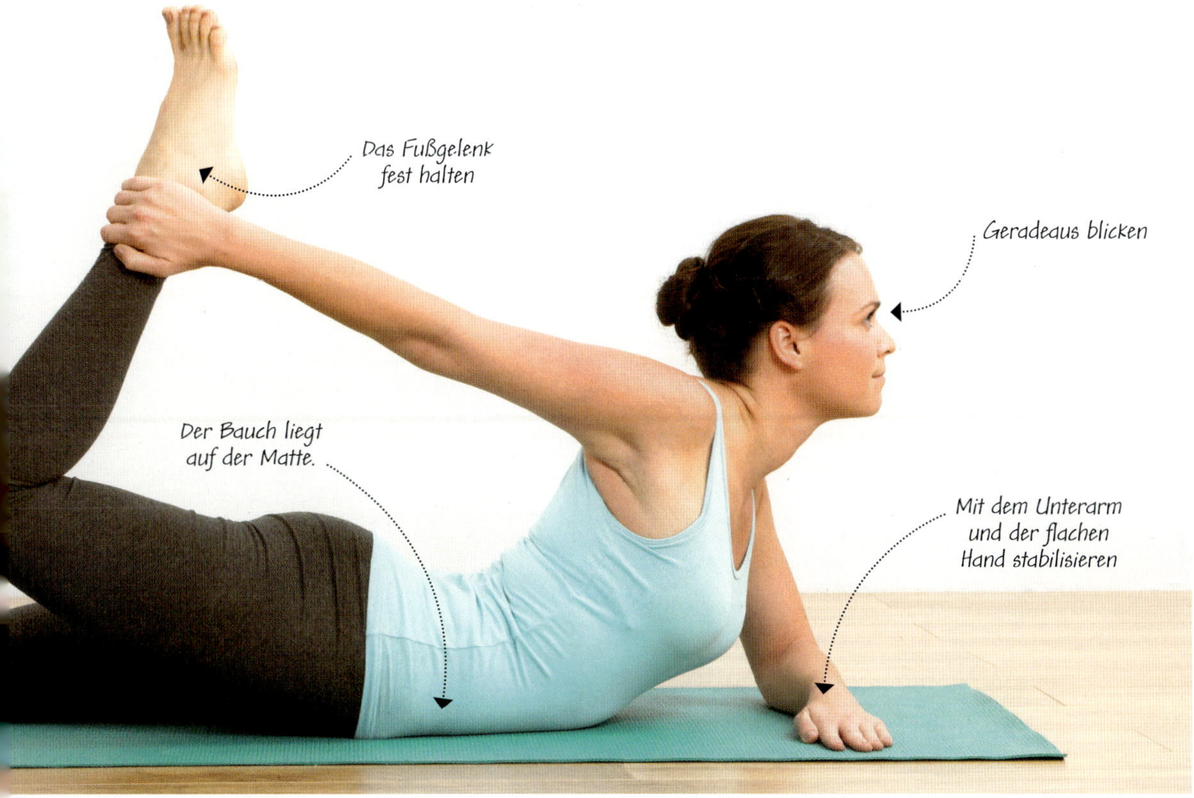
Das Fußgelenk fest halten
Geradeaus blicken
Der Bauch liegt auf der Matte.
Mit dem Unterarm und der flachen Hand stabilisieren

Bogen

Kräftigt die Wirbelsäule • **Massiert** die Bauchorgane

Der Bogen kombiniert Elemente der Kobra und der Heuschrecke. Er kräftigt die Rückenmuskeln und stimuliert die Bauchorgane.

1 Legen Sie sich auf den Bauch. Die Stirn ruht auf der Matte und die Arme, mit den Händen nach oben, neben dem Körper. Ausatmen, die Knie beugen, dabei die Fersen möglichst weit nach vorn bringen. Um die Fußgelenke fassen. Die Knie hüftbreit öffnen.

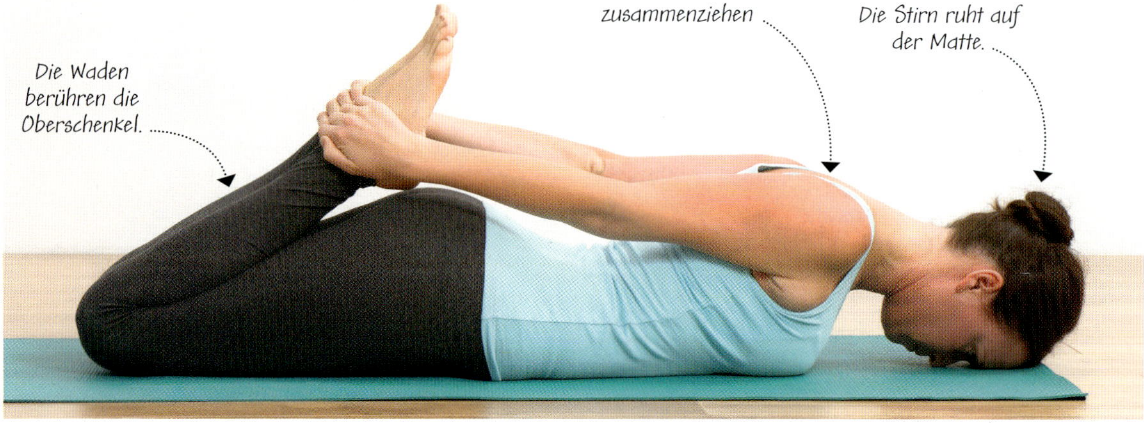
Die Waden berühren die Oberschenkel.
Die Schulterblätter stärker zusammenziehen
Die Stirn ruht auf der Matte.

Geben Sie acht ...

Ihre Füße und Schienbeine sollen in der Endhaltung fast senkrecht sein. Öffnen Sie die Füße nicht zu weit, denn das zieht die Schienbeine und die Fußspitzen nach unten.

Die Arme sollten vollständig gestreckt sein, bevor Sie Kopf und Rumpf heben. Halten Sie sie während der gesamten Übung gestreckt.

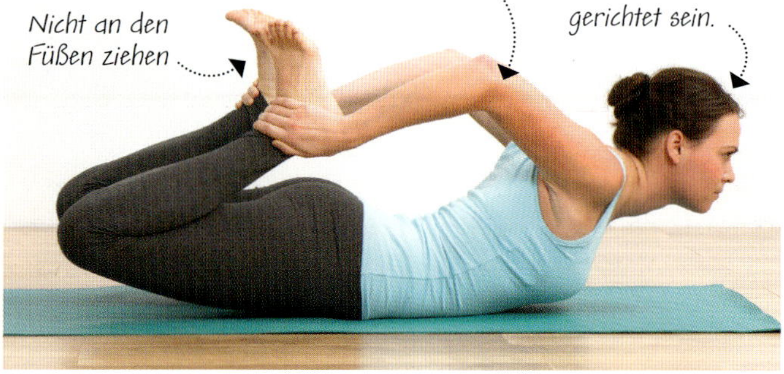
Nicht an den Füßen ziehen
Nicht die Arme beugen
Der Kopf soll nach vorn gerichtet sein.

2 Einatmen, die Füße kraftvoll vom Körper wegbringen und die Oberschenkel anheben, dabei Rumpf und Kopf ebenfalls heben und die Schulterblätter zusammenziehen. Mehrere Atemzüge lang halten. Ausatmen und die Füße loslassen.

Tipp Legen Sie sich eine Handtuchrolle unter die Oberschenkel, wenn es Ihnen schwerfällt, sie zu heben.

So wird es leichter

Wenn Sie Mühe haben, Ihre Fußknöchel zu umfassen, wenn Oberschenkel, Brust und Kopf gehoben sind, kann ein Gurt helfen.

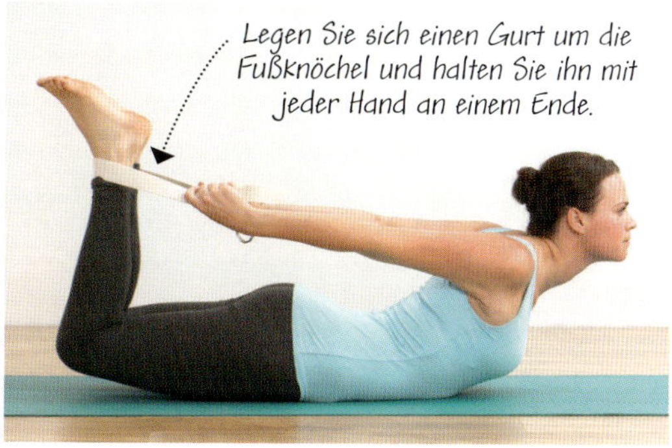
Legen Sie sich einen Gurt um die Fußknöchel und halten Sie ihn mit jeder Hand an einem Ende.

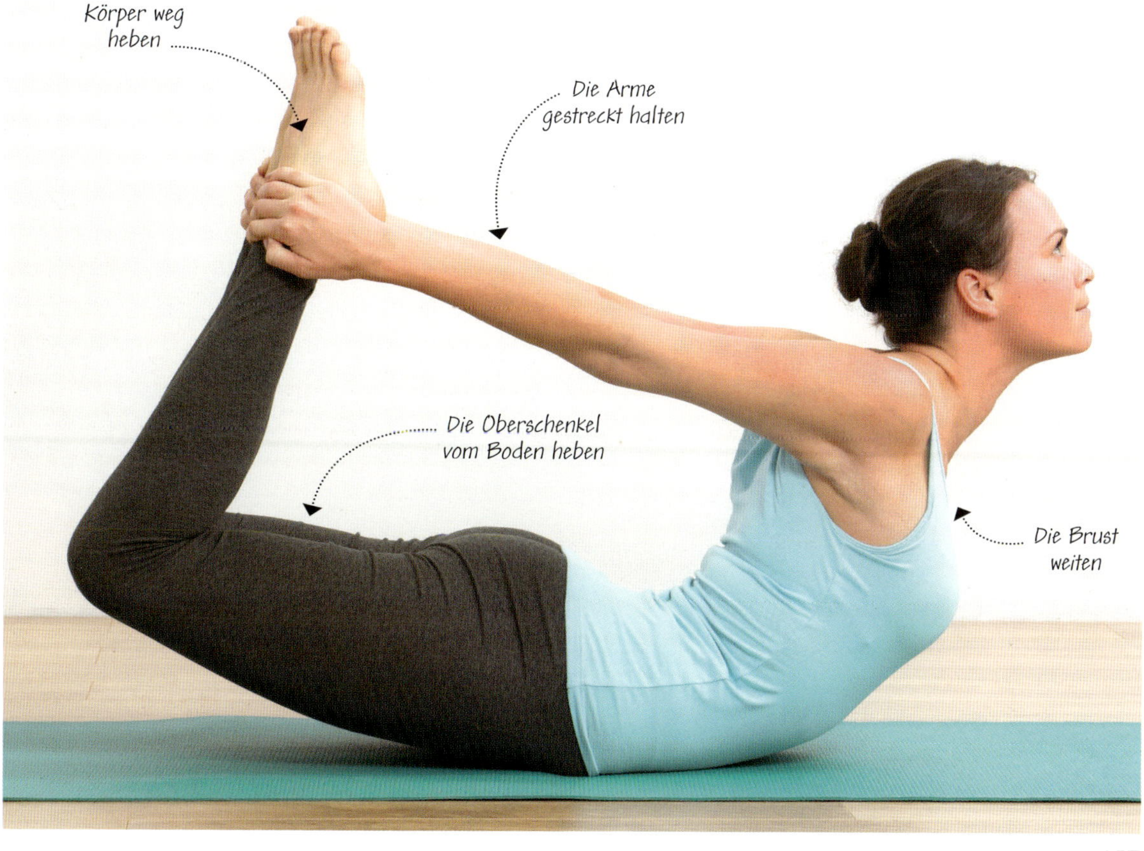
Die Füße vom Körper weg heben
Die Arme gestreckt halten
Die Oberschenkel vom Boden heben
Die Brust weiten

Vorbeuge im Sitzen

Dehnt die Oberschenkelrückseiten • **Belebt** die Wirbelsäule

Korrekt ausgeführt ist diese täuschend einfache Haltung äußerst wohltuend für Oberschenkelrückseiten und Wirbelsäule.

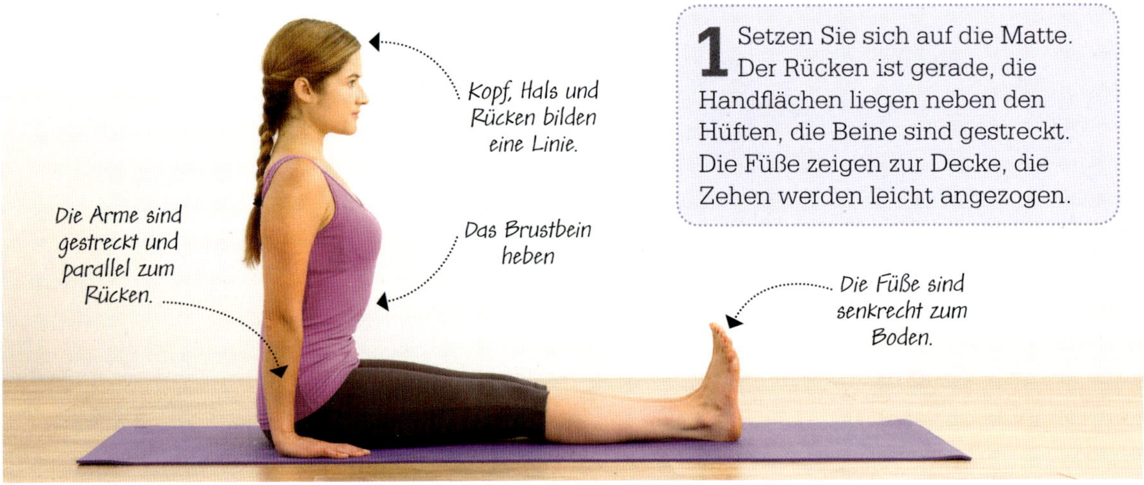
Kopf, Hals und Rücken bilden eine Linie.
Die Arme sind gestreckt und parallel zum Rücken.
Das Brustbein heben
Die Füße sind senkrecht zum Boden.

1 Setzen Sie sich auf die Matte. Der Rücken ist gerade, die Handflächen liegen neben den Hüften, die Beine sind gestreckt. Die Füße zeigen zur Decke, die Zehen werden leicht angezogen.

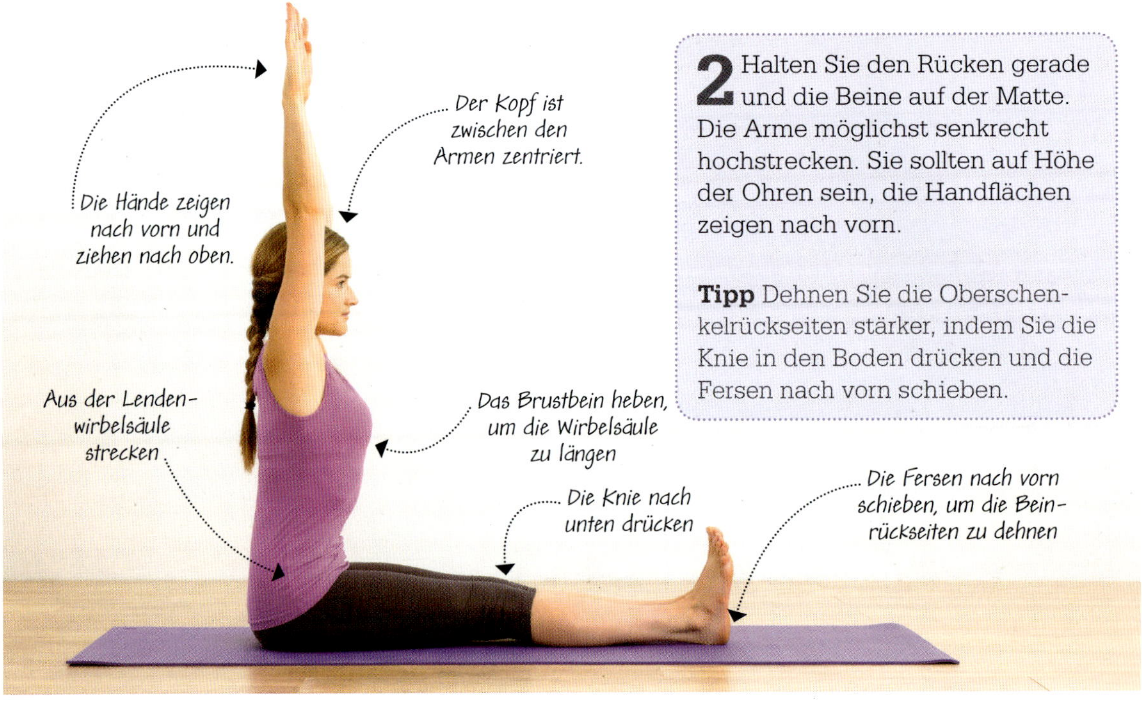
Die Hände zeigen nach vorn und ziehen nach oben.
Der Kopf ist zwischen den Armen zentriert.
Aus der Lendenwirbelsäule strecken
Das Brustbein heben, um die Wirbelsäule zu längen
Die Knie nach unten drücken
Die Fersen nach vorn schieben, um die Beinrückseiten zu dehnen

2 Halten Sie den Rücken gerade und die Beine auf der Matte. Die Arme möglichst senkrecht hochstrecken. Sie sollten auf Höhe der Ohren sein, die Handflächen zeigen nach vorn.

Tipp Dehnen Sie die Oberschenkelrückseiten stärker, indem Sie die Knie in den Boden drücken und die Fersen nach vorn schieben.

3 Lehnen Sie sich mit geradem Rücken aus der Hüfte vor und legen Sie Ihre Hände an die Fußgelenke.

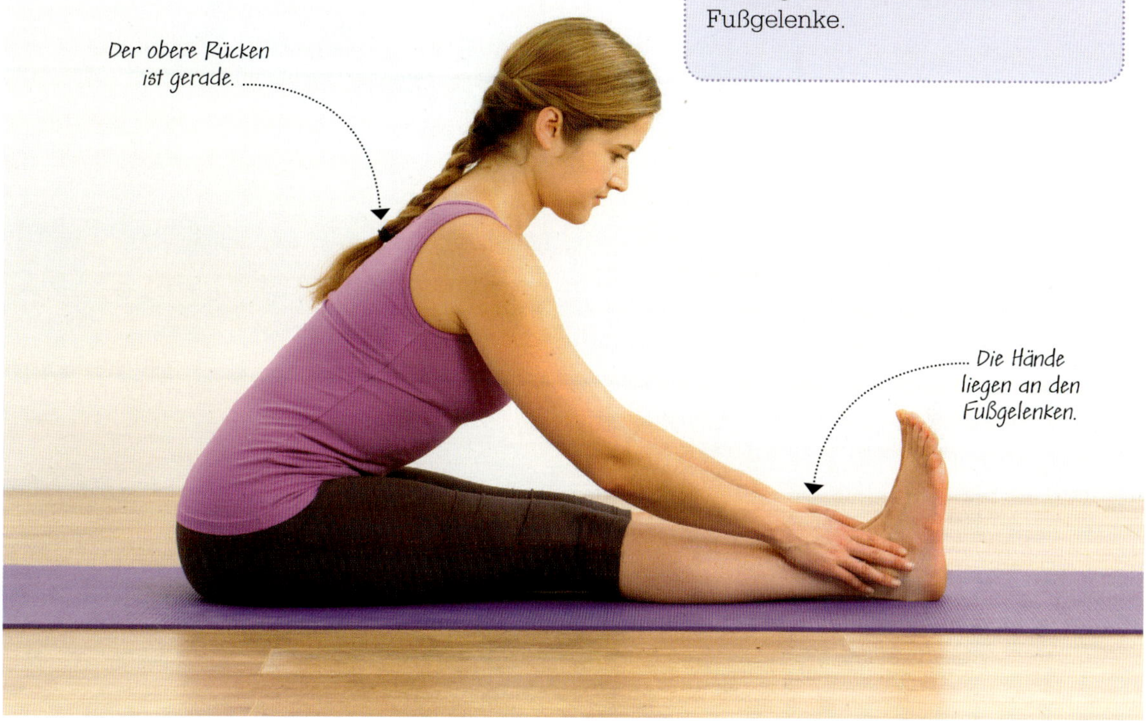
Der obere Rücken ist gerade.
Die Hände liegen an den Fußgelenken.

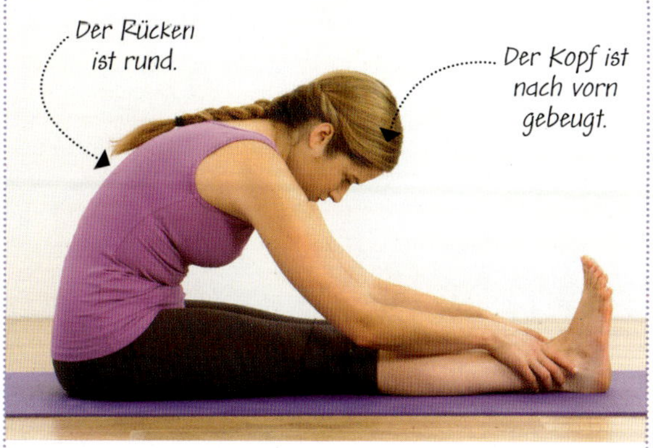
Der Rücken ist rund.
Der Kopf ist nach vorn gebeugt.

Häufige Fehler

Man neigt dazu, beim Vorbeugen den oberen Rücken zu krümmen, um Steifheit im unteren Rücken auszugleichen.

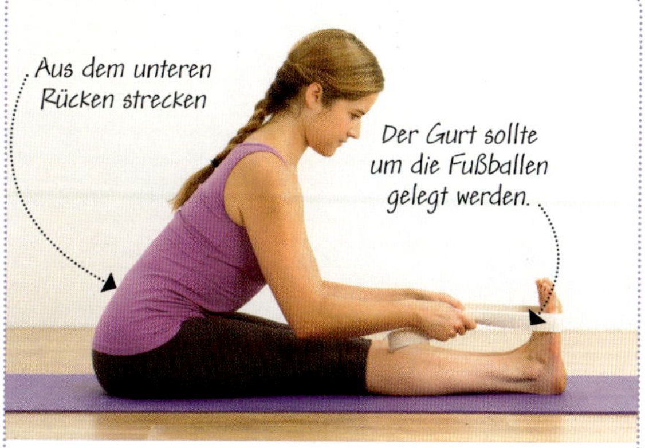
Aus dem unteren Rücken strecken
Der Gurt sollte um die Fußballen gelegt werden.

So wird es leichter

Wenn Ihre Hände die Fußgelenke nicht erreichen, legen Sie sich einen Gurt um die Füße. So gelingt Ihnen die Vorbeuge mit geradem Rücken.

Vorbeuge im Sitzen – Variante

Streckt den unteren Rücken • **Stärkt** das Körpergefühl

Bei dieser Variante der Vorbeuge im Sitzen wird ein fester Griff angewandt, um das Strecken der unteren Wirbelsäule und der hinteren Oberschenkelmuskulatur zu intensivieren.

1 Setzen Sie sich auf die Matte. Die Beine sind nach vorn gestreckt. Mit dem Ausatmen vorbeugen, die Arme strecken und den Rücken gerade halten. Die großen Zehen fest mit dem Zangengriff umfassen, wie rechts gezeigt.

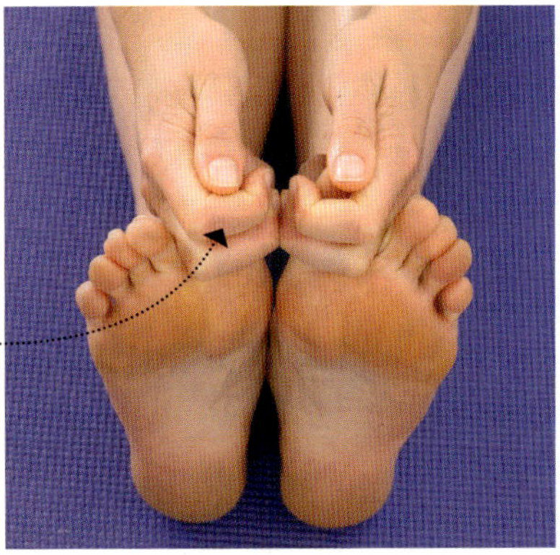

Haltung der Hände

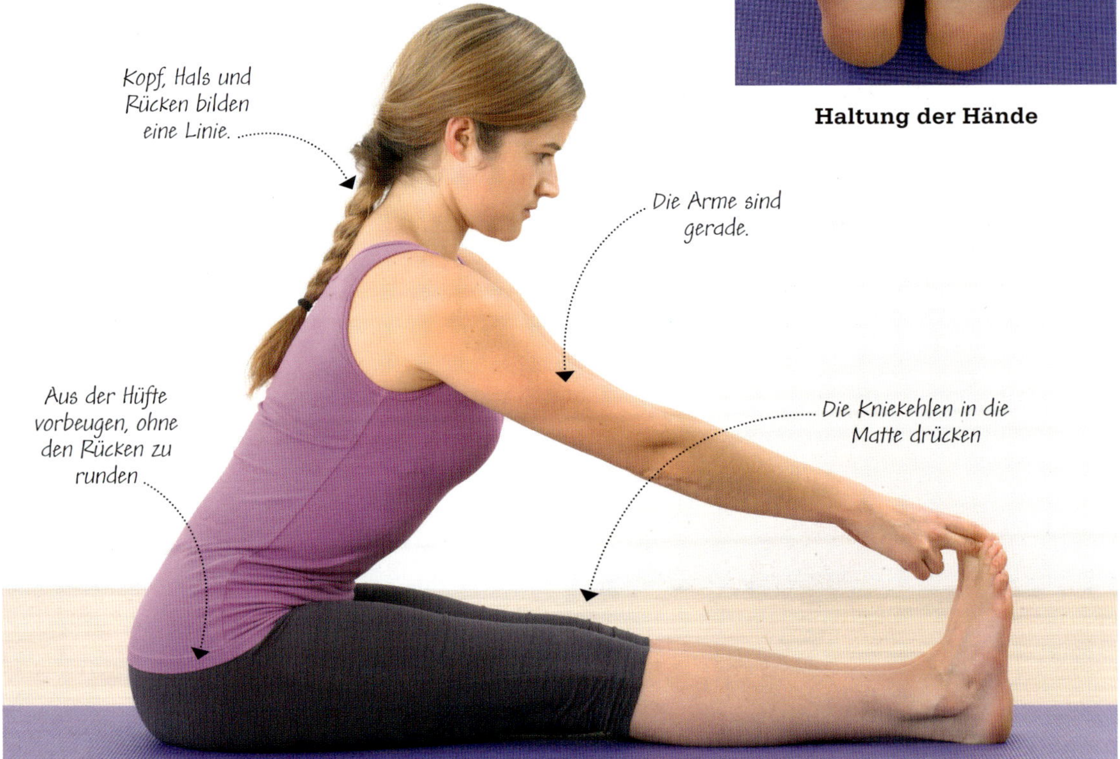
Kopf, Hals und Rücken bilden eine Linie.
Die Arme sind gerade.
Aus der Hüfte vorbeugen, ohne den Rücken zu runden
Die Kniekehlen in die Matte drücken

2 Beugen Sie sich mit dem Ausatmen weiter vor, um die Wirbelsäule zu längen. Die Ellbogen beugen und mit den Armen die Vorwärtsbewegung aktiv unterstützen. Die Beine gestreckt lassen und die Zehen weiter halten.

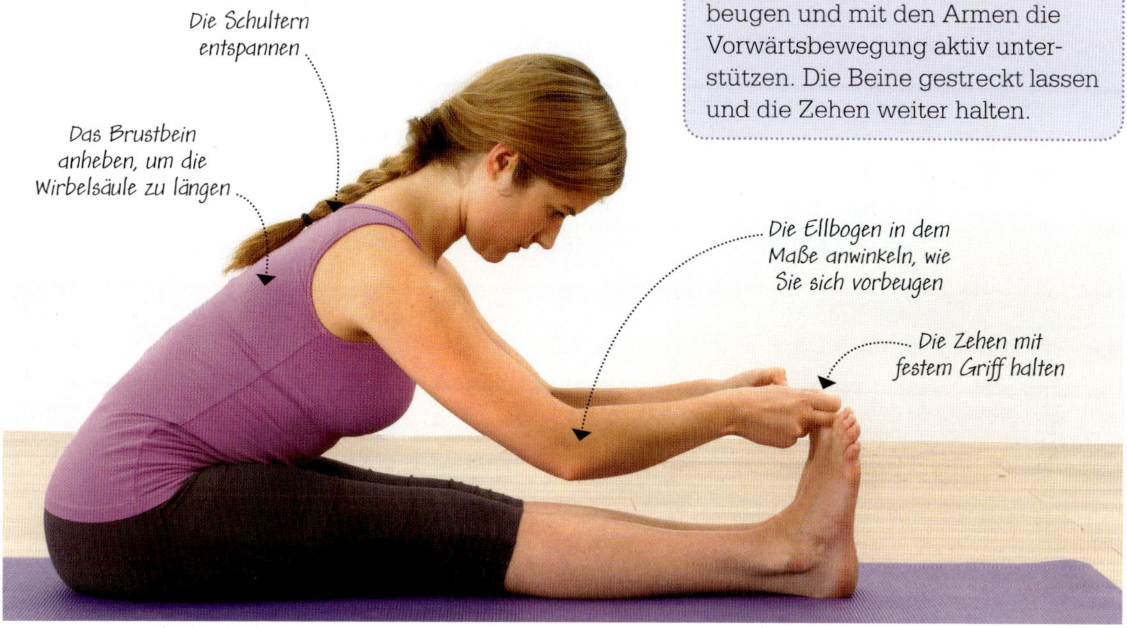
Die Schultern entspannen
Das Brustbein anheben, um die Wirbelsäule zu längen
Die Ellbogen in dem Maße anwinkeln, wie Sie sich vorbeugen
Die Zehen mit festem Griff halten

3 Ausatmen und vorbeugen, bis die Ellbogen die Matte berühren und der Bauch auf den Oberschenkeln ruht. Längen Sie sich mit jedem Ausatmen etwas mehr und schauen Sie zu Ihren Zehen.

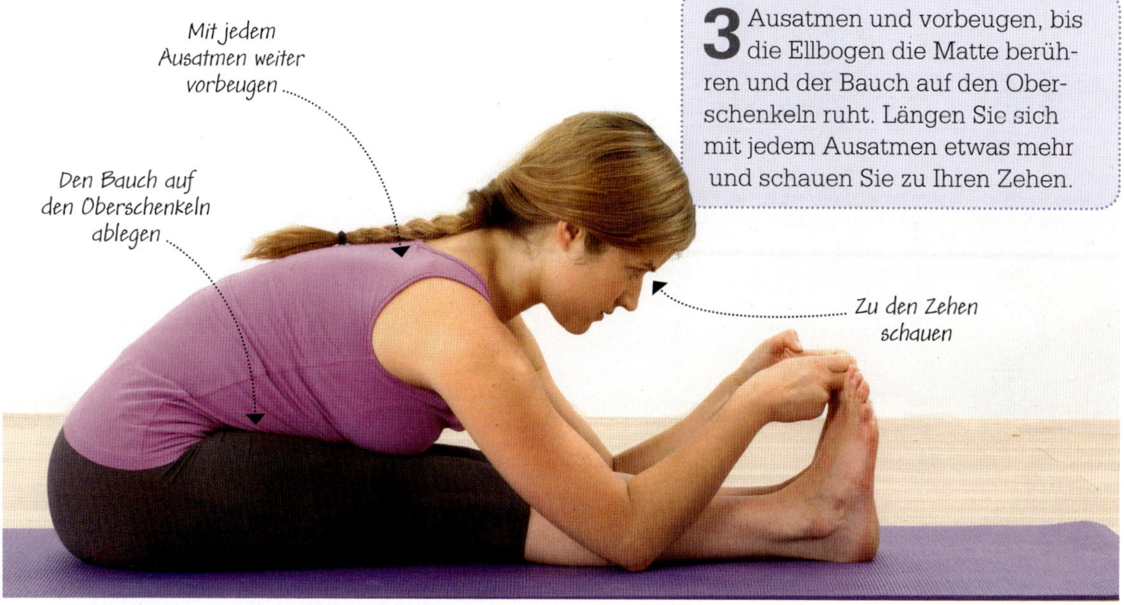
Mit jedem Ausatmen weiter vorbeugen
Den Bauch auf den Oberschenkeln ablegen
Zu den Zehen schauen

Delfin

Kräftigt die Körpermitte • **Entwickelt** Selbstvertrauen

Die schiebende Bewegung im Delfin kräftigt die Muskeln in Bauch und Armen und bereitet den Kopfstand und andere Haltungen vor, bei denen die Arme das Gewicht tragen.

1 Setzen Sie sich auf die leicht geöffneten Unterschenkel. Legen Sie die Hände auf Ihre Oberschenkel.

Tipp Um den Rücken in dieser Haltung gerade zu halten, atmen Sie aus dem Bauch und heben den Brustkorb beim Einatmen.

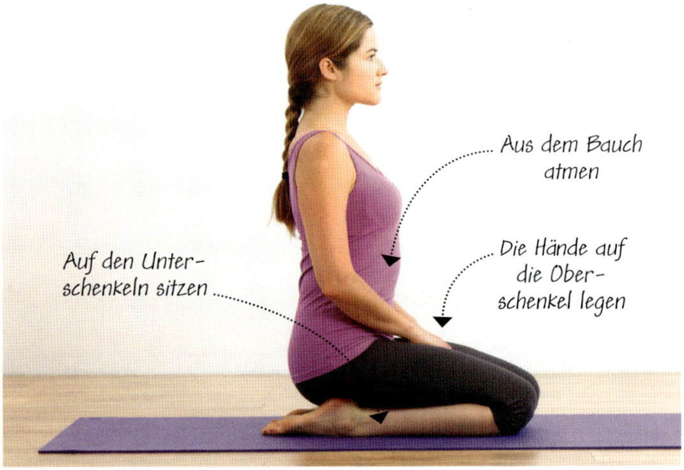
Aus dem Bauch atmen
Auf den Unterschenkeln sitzen
Die Hände auf die Oberschenkel legen

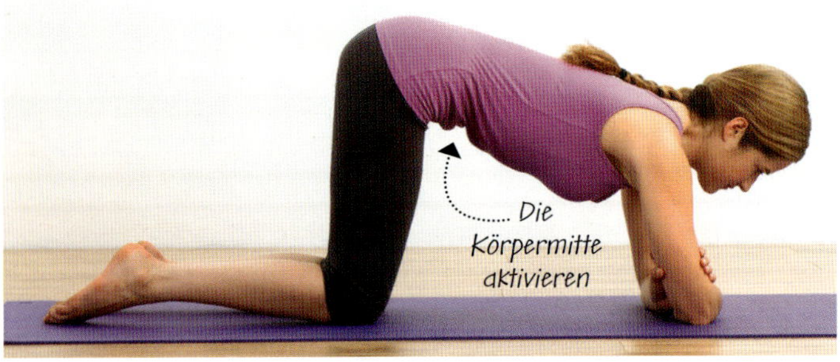
Die Körpermitte aktivieren

2 Heben Sie den Po, beugen Sie sich vor und legen Sie die Unterarme auf dem Boden ab. Die Ellbogen mit den Händen halten und nach unten blicken.

Beachten Sie Knie und Hüften sollen eine senkrechte Linie bilden.

3 Halten Sie die Ellbogen in Position. Die Unterarme um 45 Grad öffnen, die Finger zum Dreieck verschränken und die Schultern nach hinten und unten ziehen.

Tipp Setzen Sie die Ellbogen auf eine Linie mit den Knien.

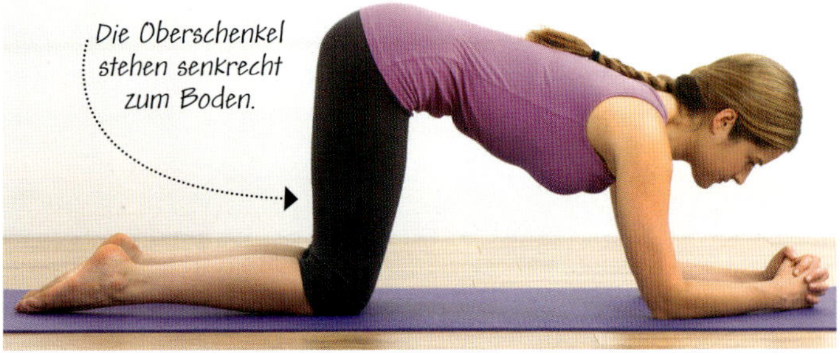
Die Oberschenkel stehen senkrecht zum Boden.

4 Senken Sie die Stirn Richtung Matte. Die Zehen aufstellen, die Beine strecken und das Gesäß heben, sodass Sie ein umgekehrtes »V« bilden.

Vorsicht! Diese Schritte können den Oberkörper anstrengen. Ruhen Sie danach in der Kindhaltung.

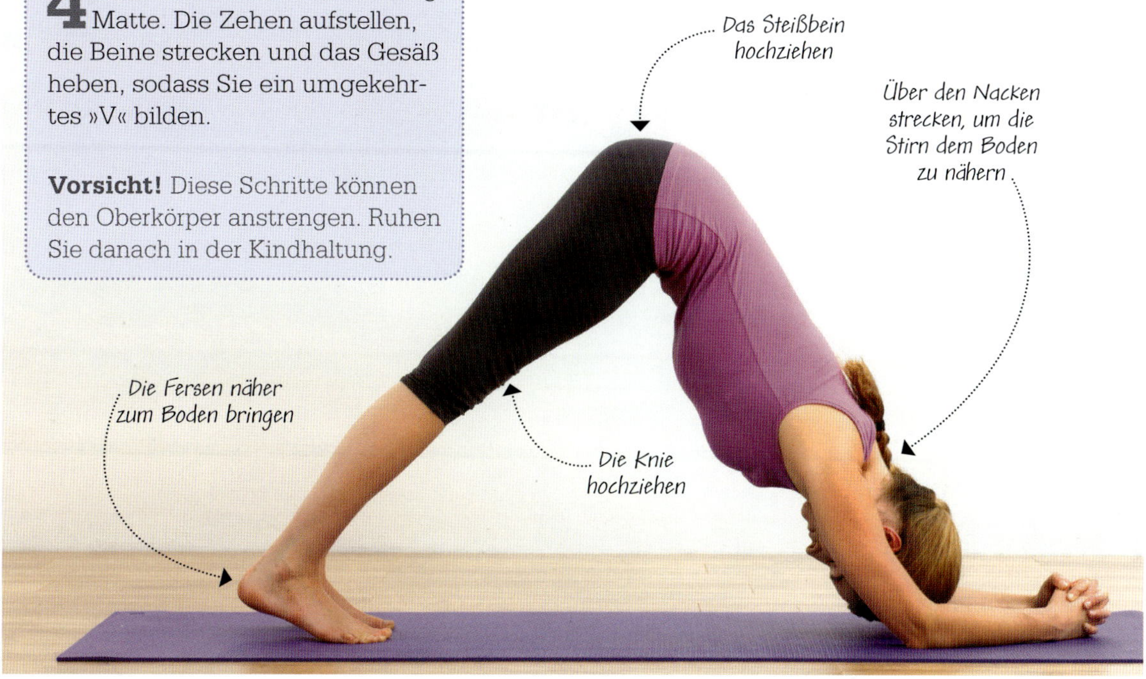
Das Steißbein hochziehen
Über den Nacken strecken, um die Stirn dem Boden zu nähern
Die Fersen näher zum Boden bringen
Die Knie hochziehen

5 Einatmen und den Kopf heben. Ohne die Zehen zu bewegen, die Schultern Richtung Hände bringen. Mit dem Ausatmen in die vorherige Position (Schritt 4) zurückkehren. Schritt 4 und 5 fünfmal wiederholen.

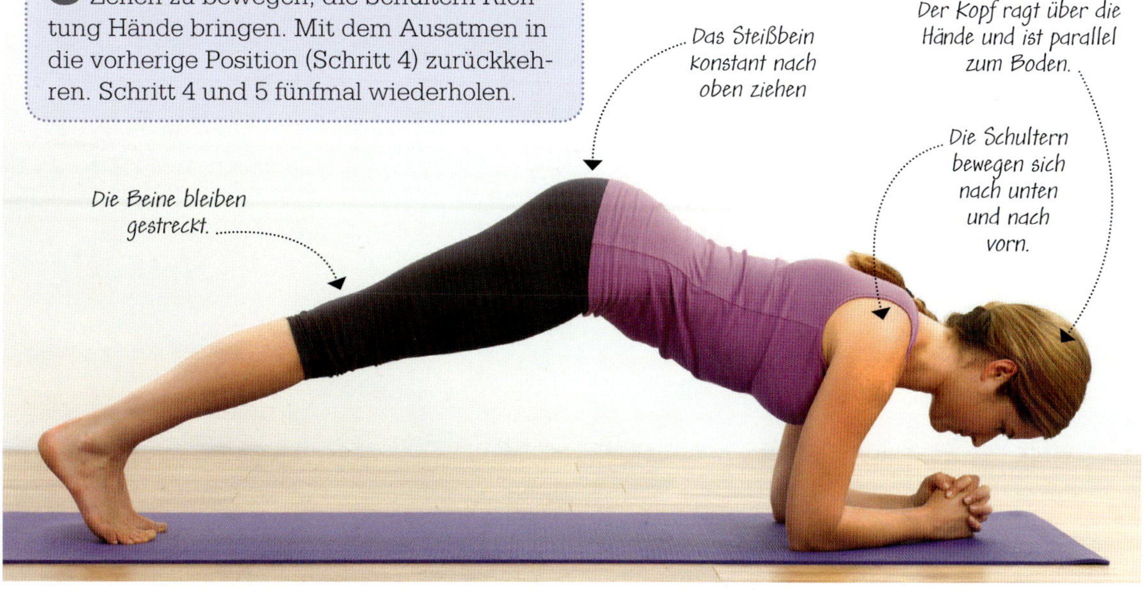
Das Steißbein konstant nach oben ziehen
Der Kopf ragt über die Hände und ist parallel zum Boden.
Die Schultern bewegen sich nach unten und nach vorn.
Die Beine bleiben gestreckt.

Schulterstand

Verbessert die Durchblutung • **Fördert** die Jugendlichkeit

Umkehrhaltungen kehren die Richtung des Blutflusses um und verjüngen somit den ganzen Körper. Eine erhöhte Blutzufuhr zum Gehirn lindert auch emotionalen und mentalen Stress.

1 Legen Sie sich auf den Rücken. Die Beine sind geschlossen, die Arme liegen neben dem Körper. Das Kinn tendiert leicht zur Brust. Konzentrieren Sie sich darauf, regelmäßig und gleichmäßig zu atmen.

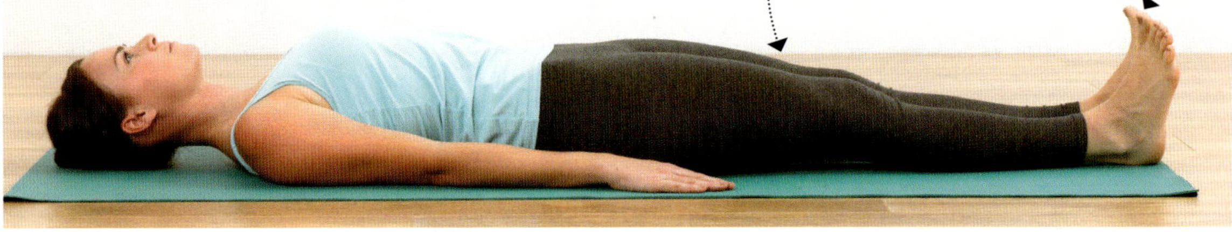
Die Beine schließen
Die Zehen Richtung Körper ziehen

2 Handflächen, Arme, Schultern und Kopf bleiben in Kontakt mit der Matte. Einatmen und die Beine Richtung Kopf führen. Die Knie bleiben verriegelt.

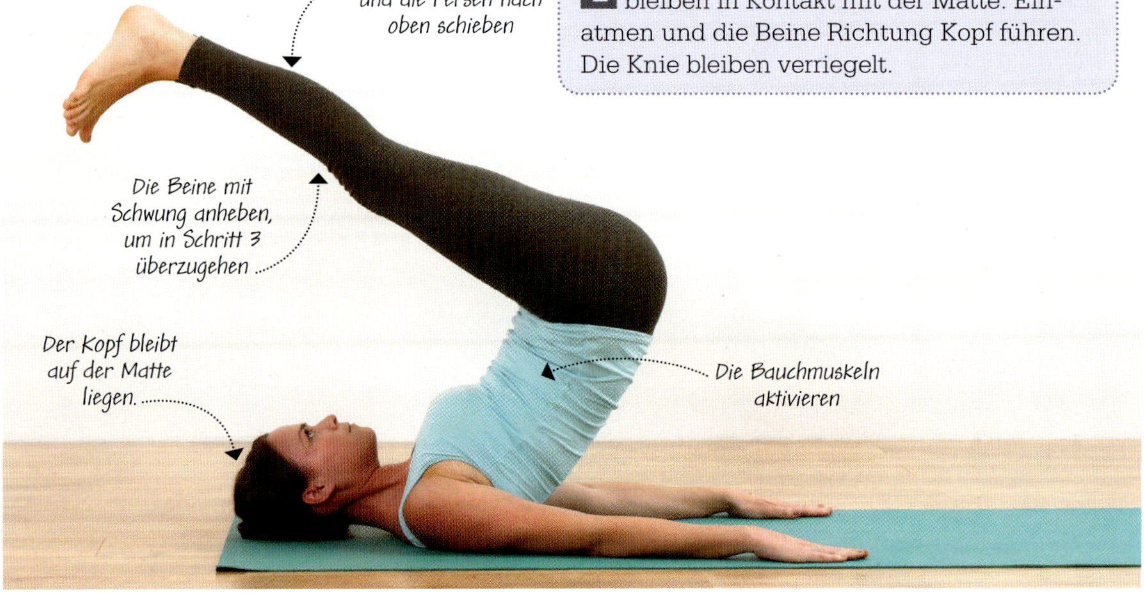
Die Waden längen und die Fersen nach oben schieben
Die Beine mit Schwung anheben, um in Schritt 3 überzugehen
Der Kopf bleibt auf der Matte liegen.
Die Bauchmuskeln aktivieren

3 Immer noch mit der Einatmung von Schritt 2 heben Sie die Beine weiter an. Die Füße über den Kopf führen und den Rücken heben. Die Ellbogen beugen und den unteren Rücken so mit den Händen abstützen, dass die Daumen außen liegen.

Beachten Sie Setzen Sie aktiv Arme und Hände ein, um Oberkörper und Beine zu strecken.

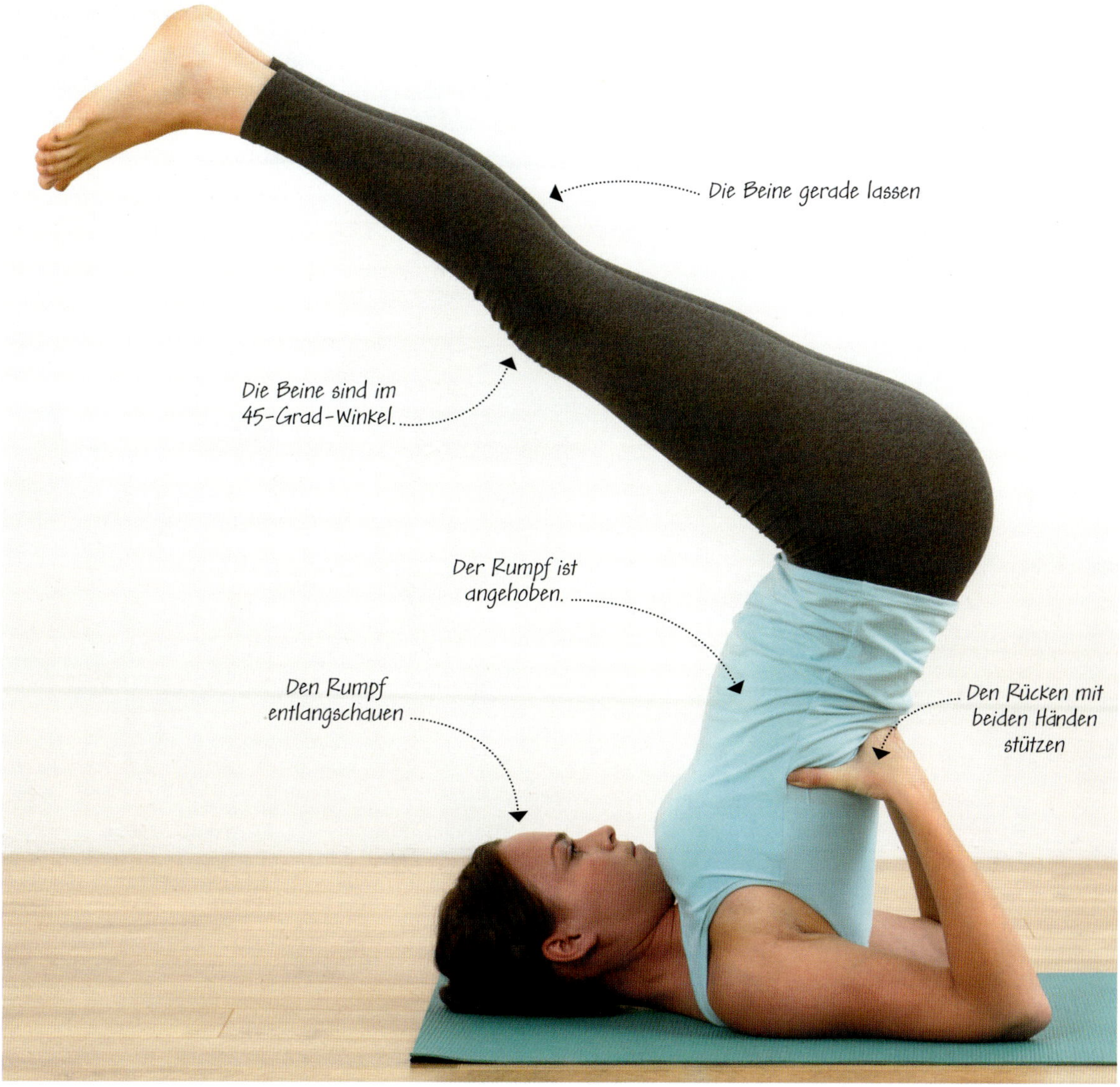
Die Beine gerade lassen
Die Beine sind im 45-Grad-Winkel.
Der Rumpf ist angehoben.
Den Rumpf entlangschauen
Den Rücken mit beiden Händen stützen

4 Schieben Sie die Hände etwas den Rücken hinauf, während Sie die Beine senkrecht heben. Ihr Gewicht ruht auf Schultern und Händen, während Rumpf, Hüften und Knie eine Linie bilden. Zehn bis 15 Atemzüge lang halten und konstant strecken.

Tipp Verringern Sie den Abstand zwischen Kinn und Brust, so weit es Ihnen möglich ist.

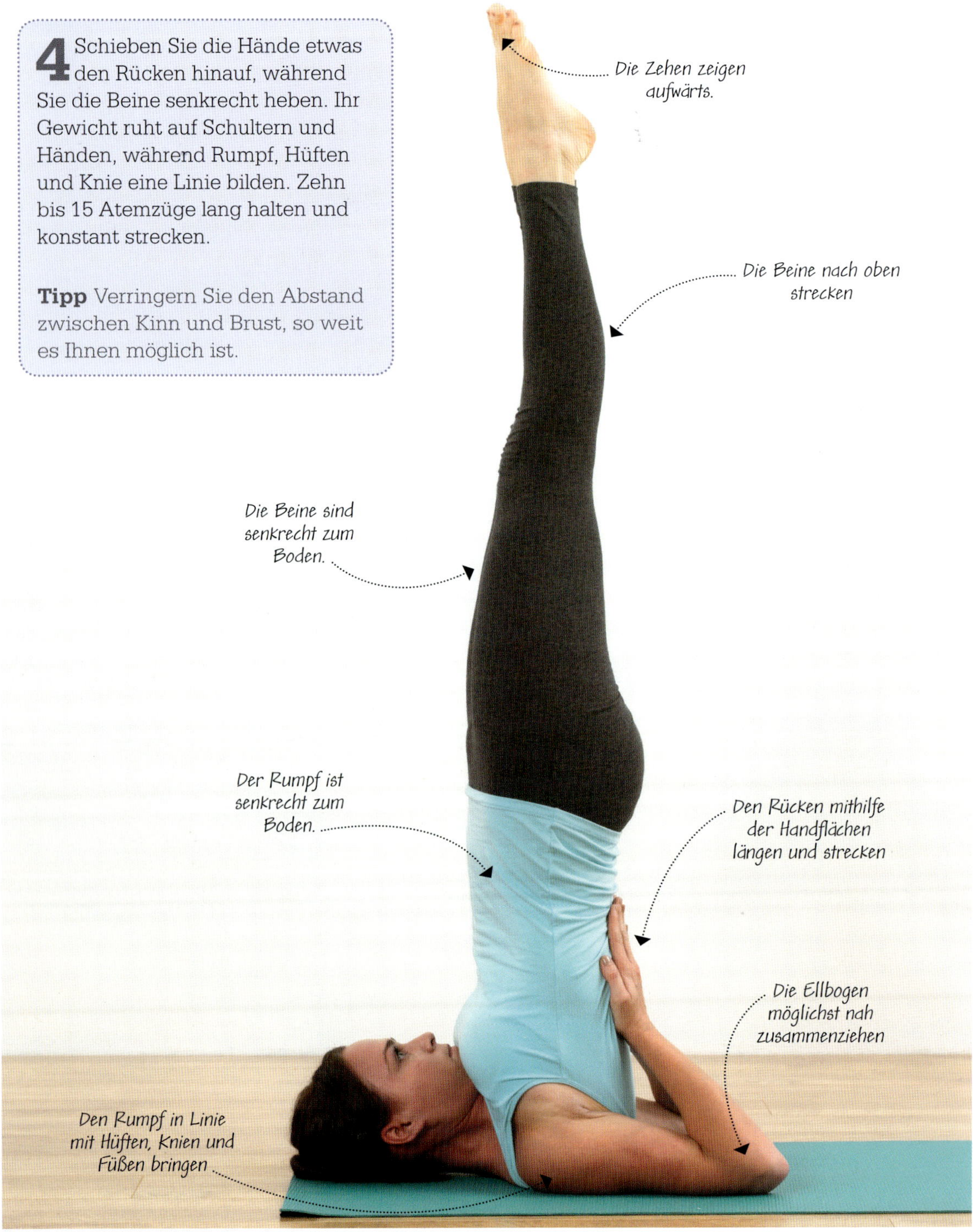
Die Zehen zeigen aufwärts.
Die Beine nach oben strecken
Die Beine sind senkrecht zum Boden.
Der Rumpf ist senkrecht zum Boden.
Den Rücken mithilfe der Handflächen längen und strecken
Die Ellbogen möglichst nah zusammenziehen
Den Rumpf in Linie mit Hüften, Knien und Füßen bringen

5 Um aus der Haltung zu kommen, beugen Sie die Knie und senken sie, bis sie die Stirn berühren. Die Hände wie in Schritt 3 waagerecht setzen und sanft auf die Matte zurückrollen. Gegen Ende des Abrollens die Hände flach auf die Matte bringen und den ganzen Körper auf dem Boden ablegen.

Vorsicht! Benutzen Sie Hände und Arme als Stütze, um die Wirbelsäule allmählich, Wirbel für Wirbel, zu entrollen, bis Ihr Rücken flach auf der Matte liegt.

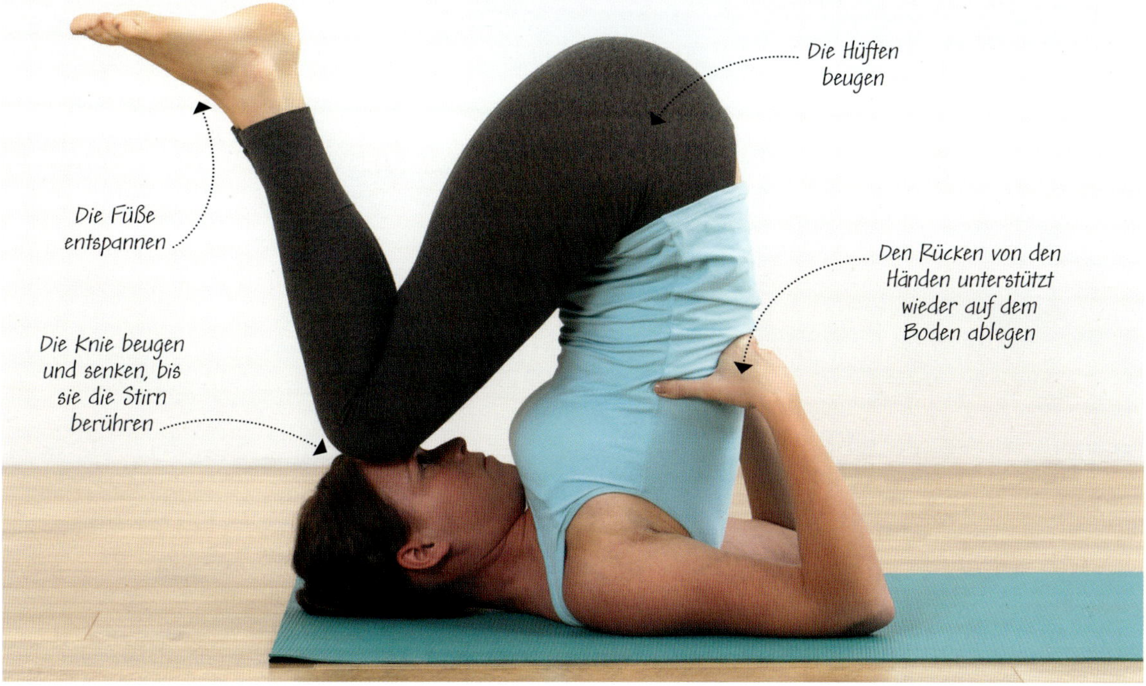
Die Hüften beugen
Die Füße entspannen
Den Rücken von den Händen unterstützt wieder auf dem Boden ablegen
Die Knie beugen und senken, bis sie die Stirn berühren

Geben Sie acht ...

Winkeln Sie die Ellbogen nicht nach außen ab, da das die Handgelenke belastet. Bringen Sie Ihre Ellbogen sanft auf eine Linie mit den Schultern.

Halten Sie die Füße geschlossen und strecken Sie die Zehen nach oben, sodass sie die Streckung von Rücken und Wirbelsäule unterstützen.

Knicken Sie nicht in den Hüften ein. Benutzen Sie Ihre Hände, um die Wirbelsäule senkrecht zu strecken und die Brust zum Kinn zu bringen.

Beugen Sie nicht die Knie, wenn Ihre Beine senkrecht sind, sondern aktivieren Sie die Gesäßmuskeln und verriegeln Sie die Knie.

Pflug

Streckt den Rücken • **Verbessert** die Verdauung

Der Pflug entwickelt sich aus dem Schulterstand heraus. Er macht die Wirbelsäule beweglich und belebt die Verdauung.

1 Legen Sie sich mit gestreckten Beinen auf den Rücken, die Hände flach neben dem Körper. Die Beine schließen, die Zehen weg strecken und den Kopf zentrieren.

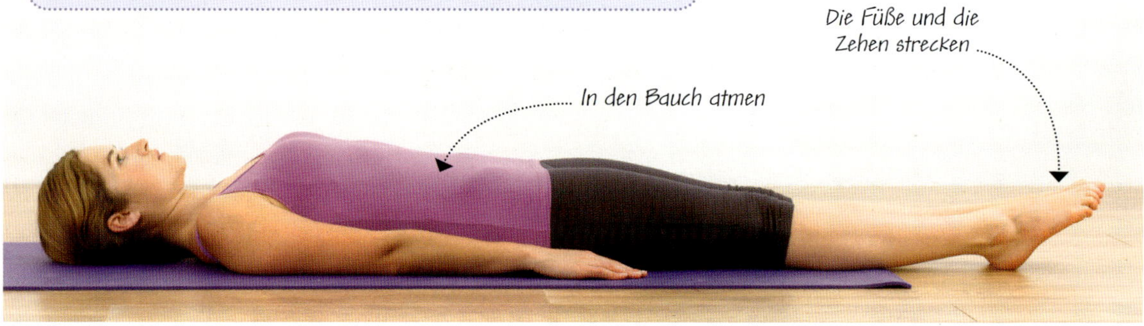
Die Füße und die Zehen strecken
In den Bauch atmen

2 Drücken Sie die Handflächen nach unten und heben Sie beide Füße gleichzeitig, bis die Beine senkrecht zum Boden sind. Die Knie sollten gestreckt und die Beine geschlossen sein.

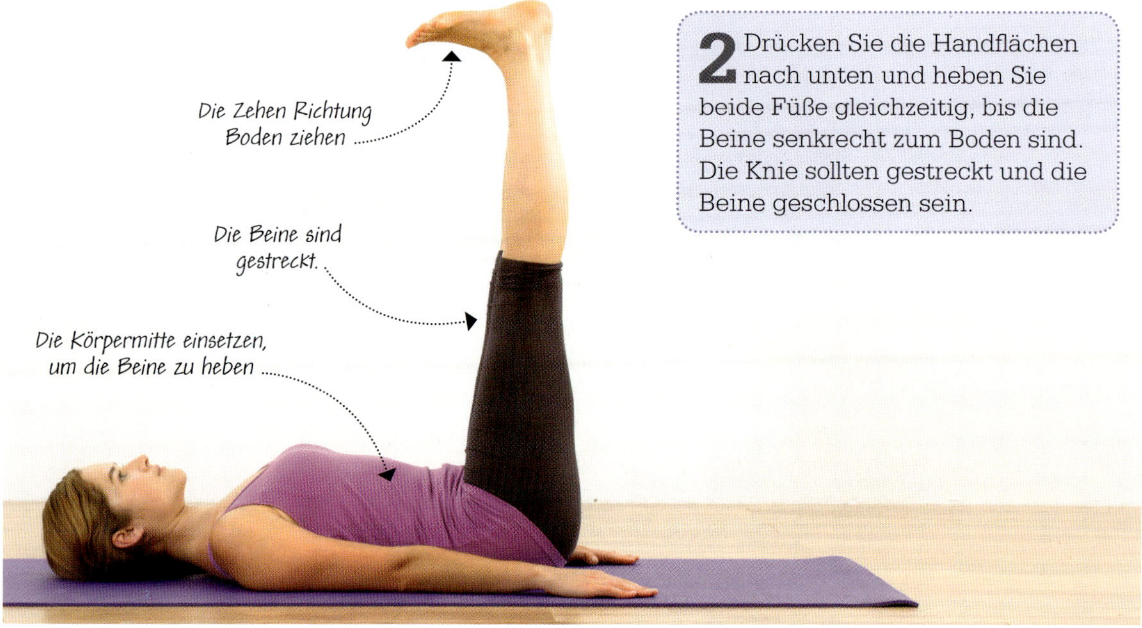
Die Zehen Richtung Boden ziehen
Die Beine sind gestreckt.
Die Körpermitte einsetzen, um die Beine zu heben

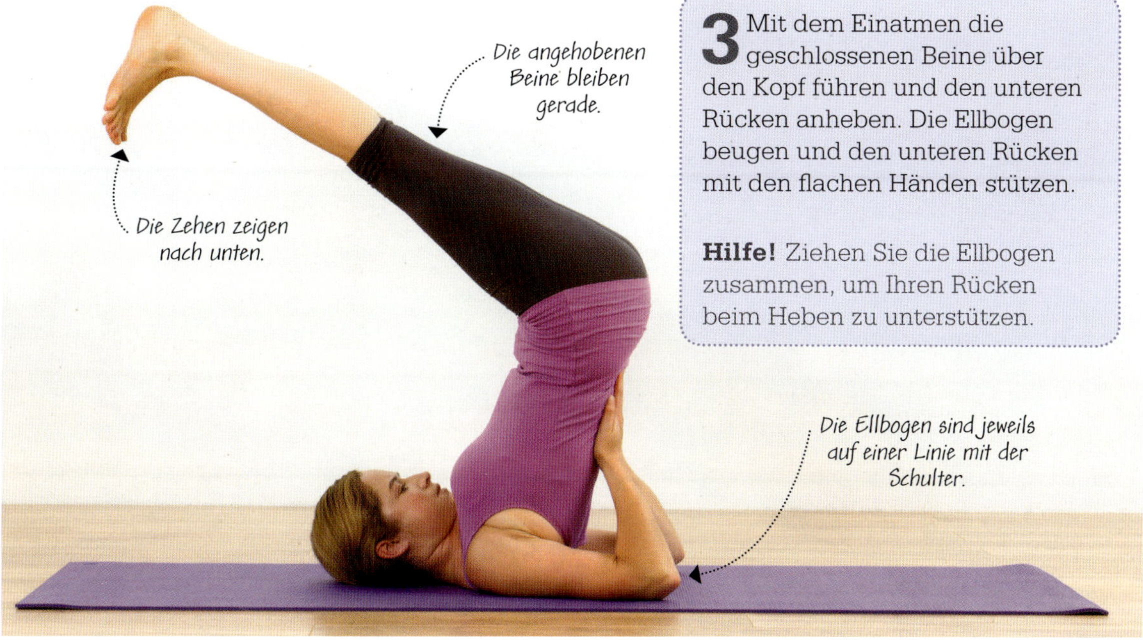
Die angehobenen Beine bleiben gerade.
Die Zehen zeigen nach unten.
Die Ellbogen sind jeweils auf einer Linie mit der Schulter.

3 Mit dem Einatmen die geschlossenen Beine über den Kopf führen und den unteren Rücken anheben. Die Ellbogen beugen und den unteren Rücken mit den flachen Händen stützen.

Hilfe! Ziehen Sie die Ellbogen zusammen, um Ihren Rücken beim Heben zu unterstützen.

4 Mit dem Ausatmen langsam die Beine zur Matte senken. Die Knie gestreckt halten und den unteren Rücken noch stärker heben. Wenn die Füße die Matte berühren, die Zehen so aufstellen, dass sie zum Körper zeigen.

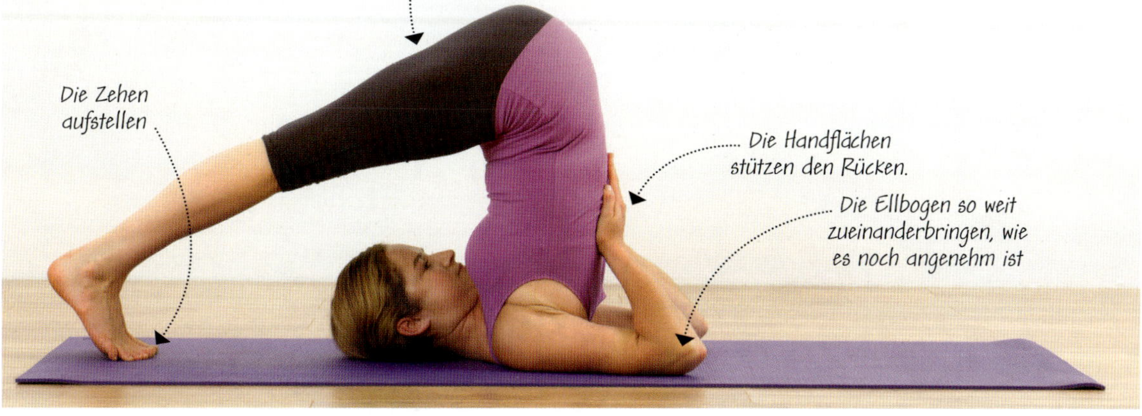
Die Beine gestreckt halten
Die Zehen aufstellen
Die Handflächen stützen den Rücken.
Die Ellbogen so weit zueinanderbringen, wie es noch angenehm ist

5 Wenn der Rumpf senkrecht steht, lösen Sie die Hände vom Rücken. Die Arme strecken und hinter dem Körper ablegen, bis die Handflächen auf der Matte liegen.

Vorsicht! Halten Sie Ihre Arme möglichst parallel und auf einer Linie mit den Schultern, wenn Sie sie ablegen.

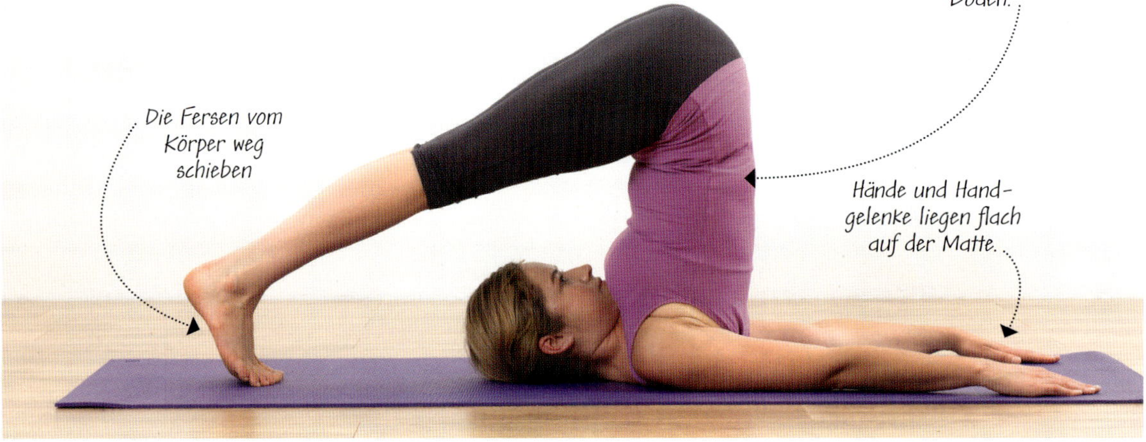
Der Rumpf steht senkrecht zum Boden.
Die Fersen vom Körper weg schieben
Hände und Handgelenke liegen flach auf der Matte.

Varianten

Variante 1 Verschränken Sie die Hände, ohne sie von der Matte zu heben.

Variante 2 Halten Sie die Beine gestreckt und öffnen Sie die Füße möglichst weit.

Variante 3 Bei dieser Pflug-Variante werden die Knie gebeugt und neben den Ohren auf dem Boden abgelegt. Die Unterarme ruhen rechtwinklig zu den Oberarmen auf den Waden.

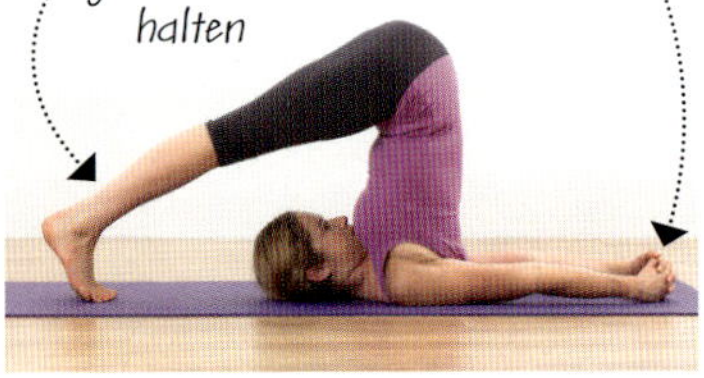
Die Hände verschränken
Die Füße geschlossen halten

Variante 1

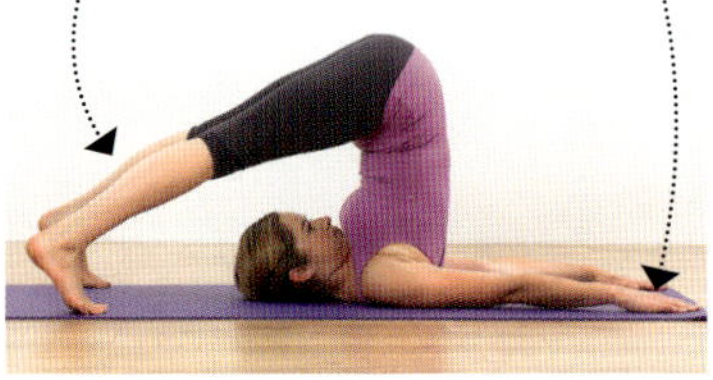
Die Hände flach auf die Matte pressen
Die Füße seitlich öffnen

Variante 2

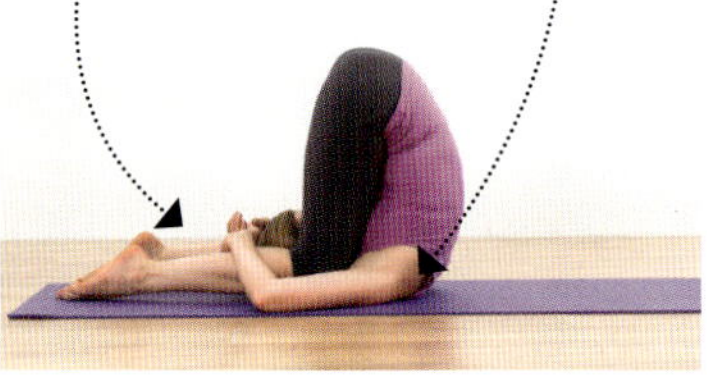
Die Arme werden über den Unterschenkeln abgelegt.
Die Knie sind gebeugt.

Variante 3

6 Um aus der Haltung zu kommen, heben Sie die Beine, bis sie parallel zum Boden sind. Dann langsam den Rücken Wirbel für Wirbel abrollen.

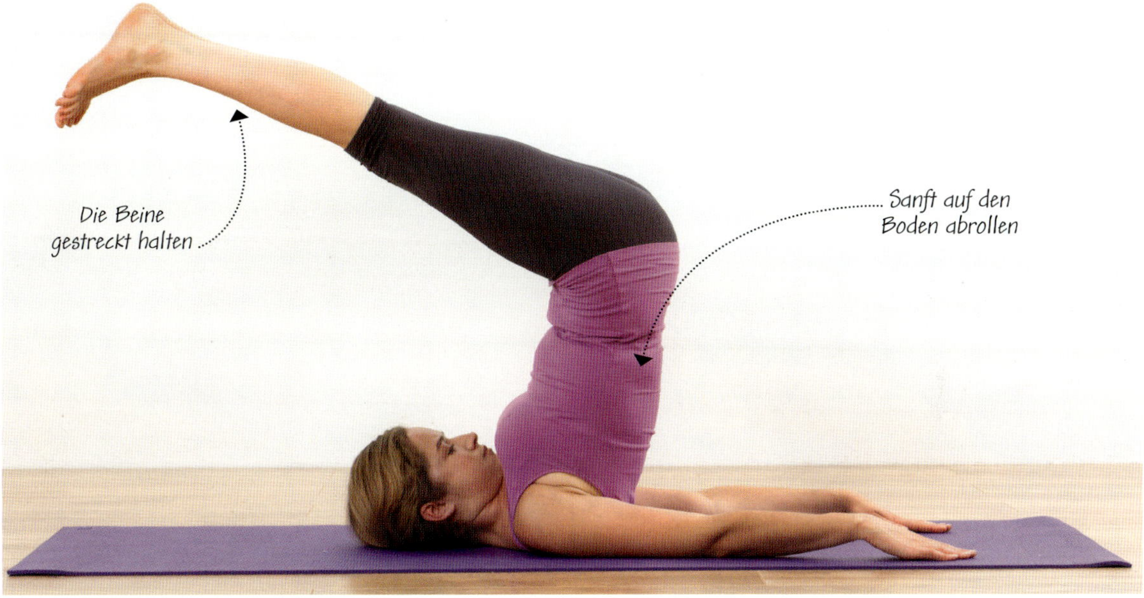
Die Beine gestreckt halten
Sanft auf den Boden abrollen

Geben Sie acht ...

Öffnen Sie nicht die Schulterblätter und strecken Sie die Arme nicht seitlich ab. Wenn Sie die Schulterblätter zusammenziehen, können Sie den Rücken leichter in die Senkrechte bringen.

Lassen Sie die Beine nicht frei schweben. Wenn Sie die Füße nicht mit gestreckten Knien auf der Matte abstellen können, beugen Sie die Knie etwas, damit die Füße auf die Matte kommen.

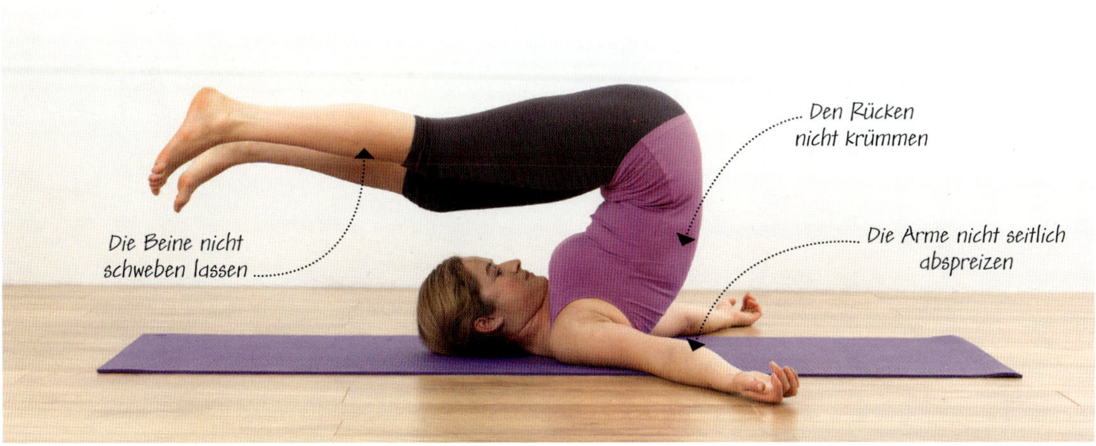
Den Rücken nicht krümmen
Die Beine nicht schweben lassen
Die Arme nicht seitlich abspreizen

Fisch

Vergrößert den Brustraum • **Lindert** Nackensteife

Bei dieser Haltung wird die Brustwirbelsäule stark komprimiert. Das macht sie zu einer guten Ausgleichshaltung für den Schulterstand und den Pflug.

1 Legen Sie sich auf den Rücken. Die Beine sind geschlossen, die Arme neben dem Körper. Das Becken heben und die nach unten gewendeten Hände unter den Po schieben. Die Zehen leicht vom Körper weg strecken. Auf die Atmung achten.

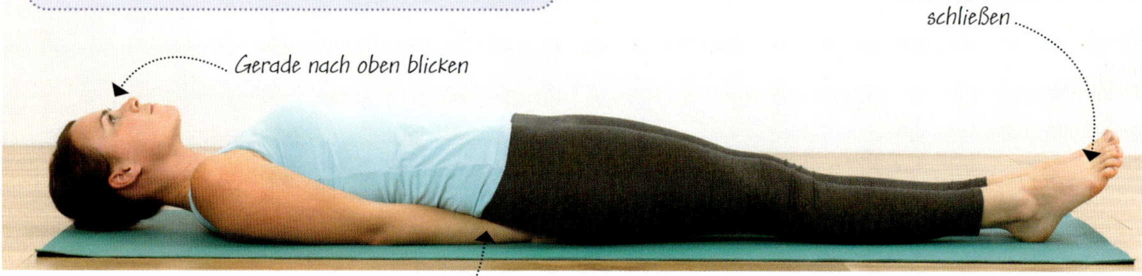

Geben Sie acht ...

Wenn Sie den Kopf nicht weit genug in den Nacken legen, ist das Gewicht auf dem Hinterkopf statt auf dem Scheitel. In diesem Fall üben Sie die Haltung mit einem festen Polster, das Ihren Rücken stützt, sodass Sie den Scheitel bequem ablegen können. Der Hals bleibt entspannt.

Üben Sie diese Haltung nur dann, wenn Sie Ihren Scheitel auf dem Boden ablegen können.

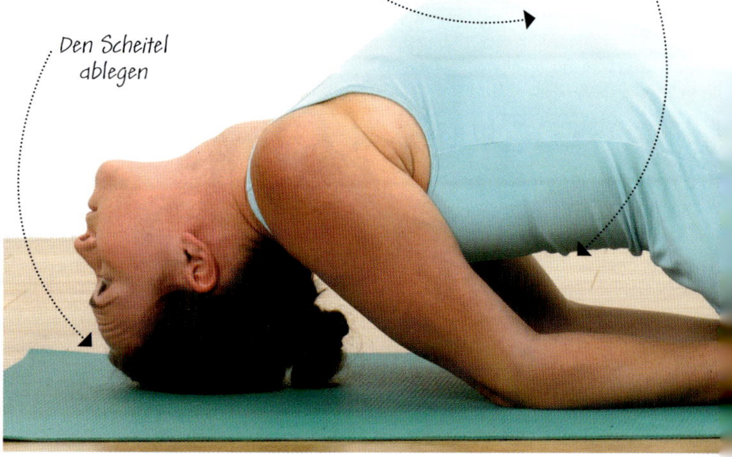

Den Brustkorb hochheben
Die Schulterblätter nah zusammenziehen
Den Scheitel ablegen

2 Ellbogen und Hände nach unten drücken, einatmen und den Oberkörper heben. Dabei den Rücken stark nach oben wölben und die Schulterblätter eng zusammenziehen, um die Brust zu öffnen.

Tipp Verwurzeln Sie sich über die Unterarme und die Ellbogen, um den Oberkörper besser heben zu können.

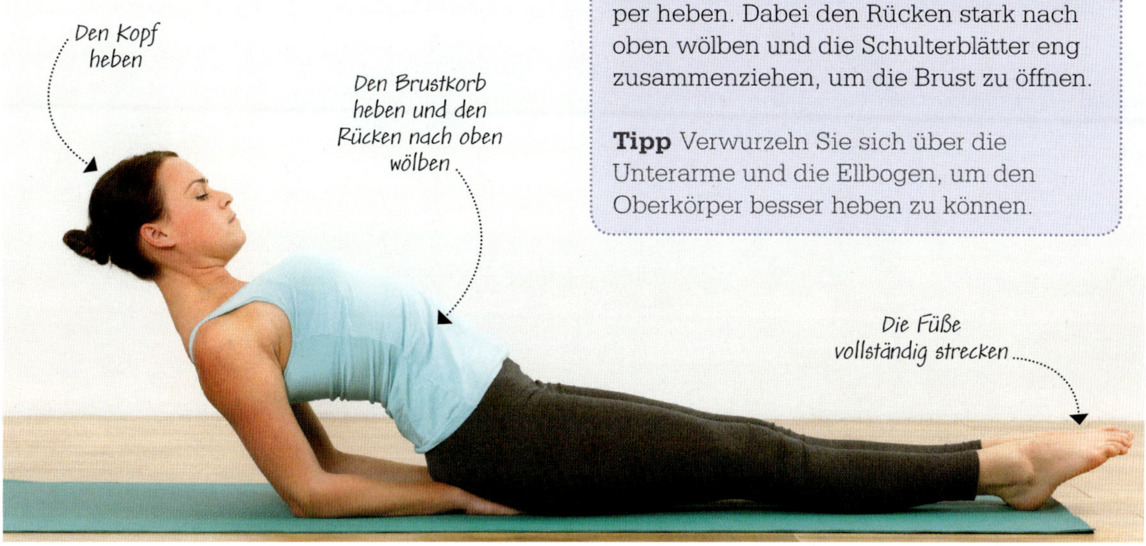
Den Kopf heben
Den Brustkorb heben und den Rücken nach oben wölben
Die Füße vollständig strecken

3 Wölben Sie den Rücken noch stärker, legen Sie Ihren Kopf in den Nacken, bis Ihr Scheitel auf dem Boden ruht. Die Haltung sieben bis acht Atemzüge lang halten, wenn es angenehm ist auch länger. Um die Haltung aufzulösen, den Rumpf mit dem Ausatmen ablegen.

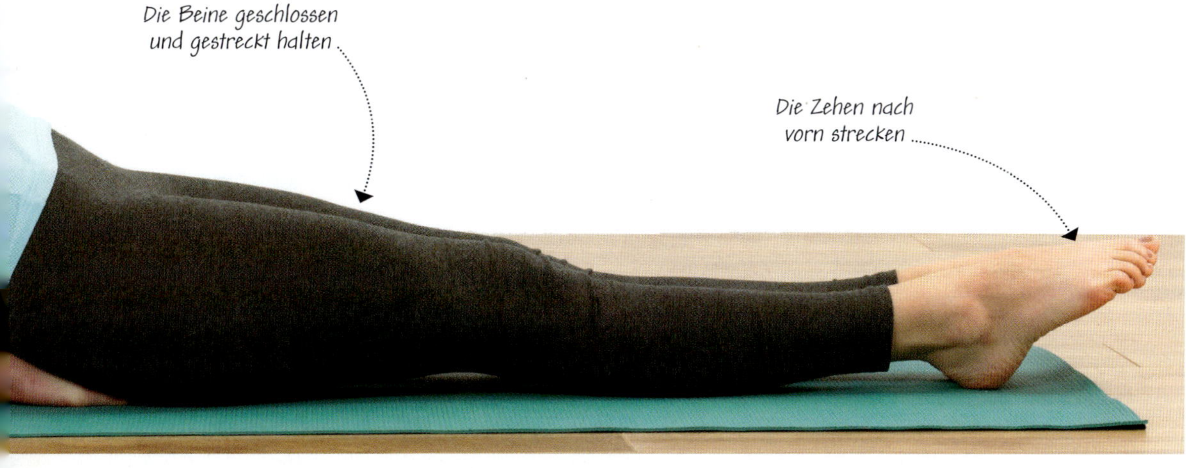

15-Minuten-Sequenz

1 Berghaltung
S. 44–45

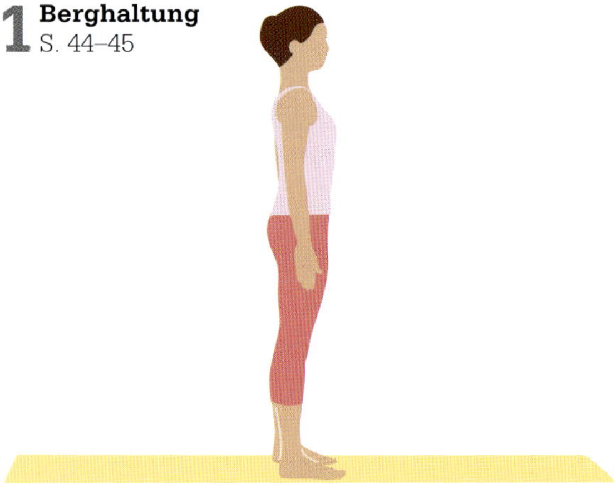

2 Ausfallschritt
S. 104–105

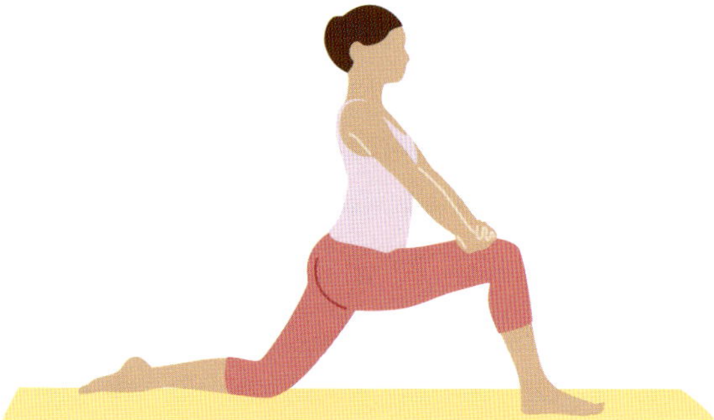

5 Halber Bogen
S. 154–155

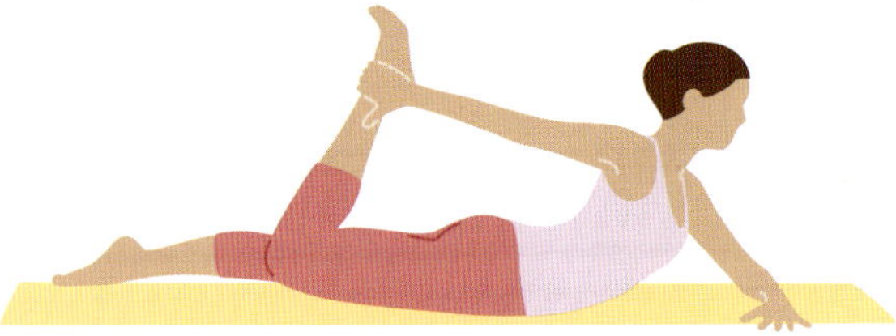

6 Bogen
S. 156–157

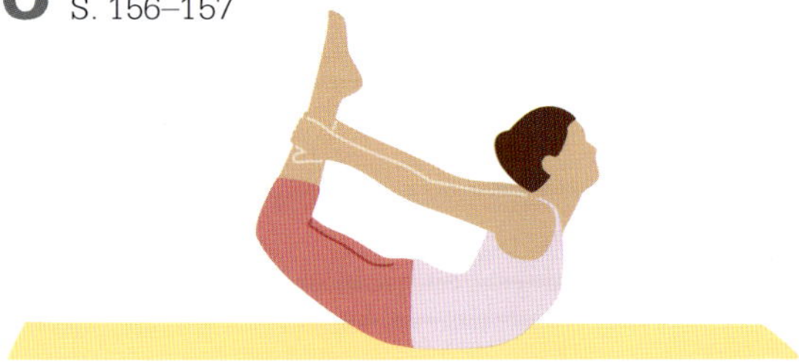

9 Vorbeuge im Schneidersitz
S. 122–123

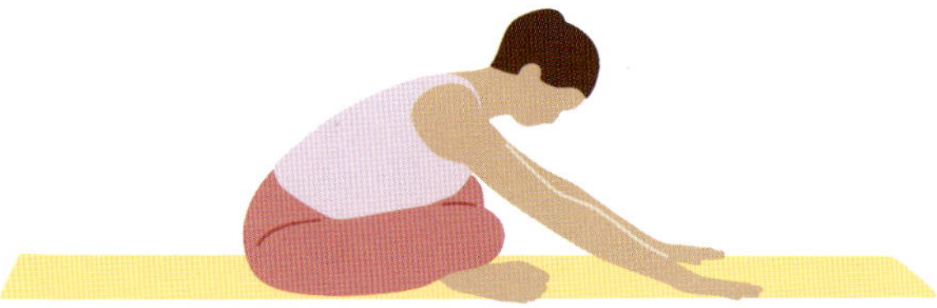

… mit Rückbeugen

3 Kobra
S. 60–61

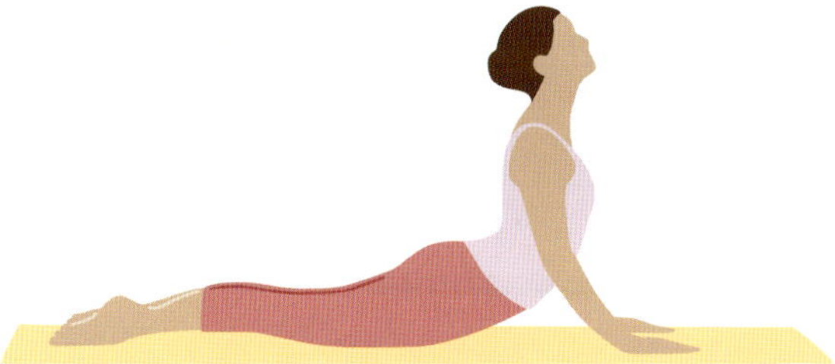

4 Kindhaltung
S. 62–63

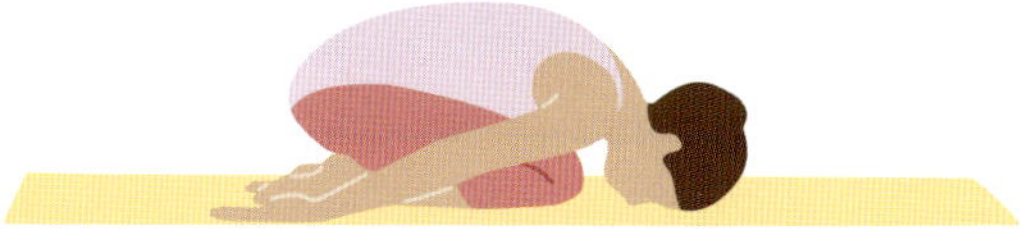

7 Kindhaltung
S. 62–63

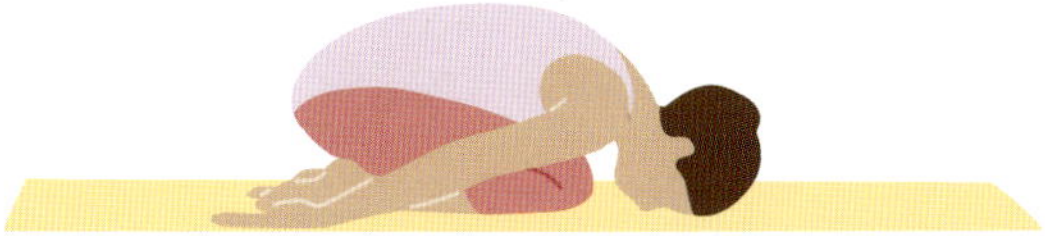

8 Delfin
S. 162–163

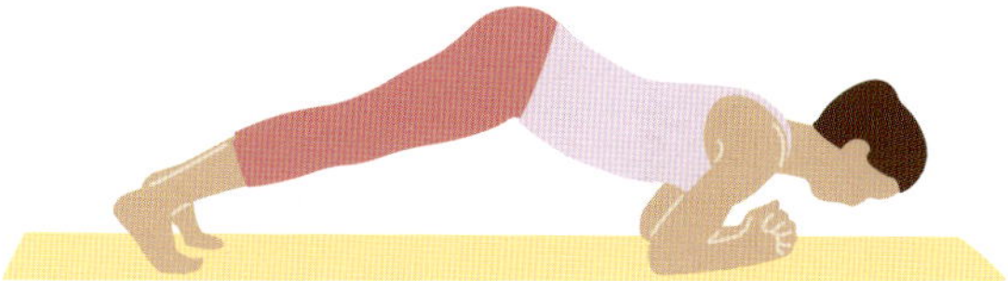

10 Totenstellung: Schlussentspannung
S. 78–81

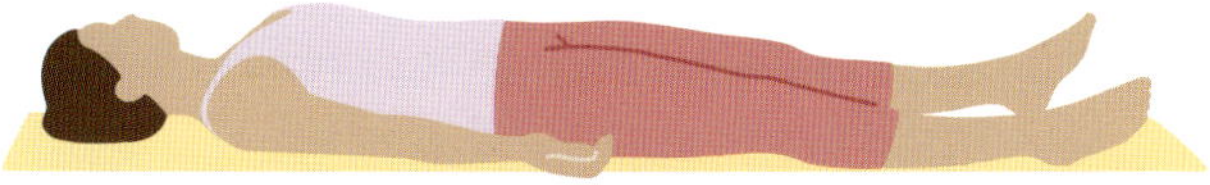

15-Minuten-Sequenz

1 Berghaltung
S. 44–45

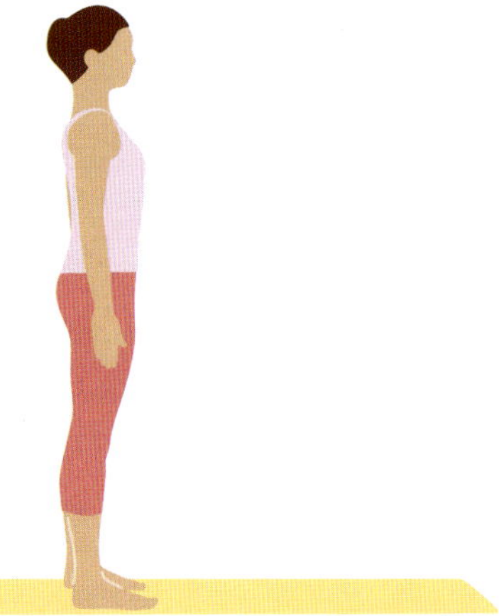

2 Dreieck
S. 50–51

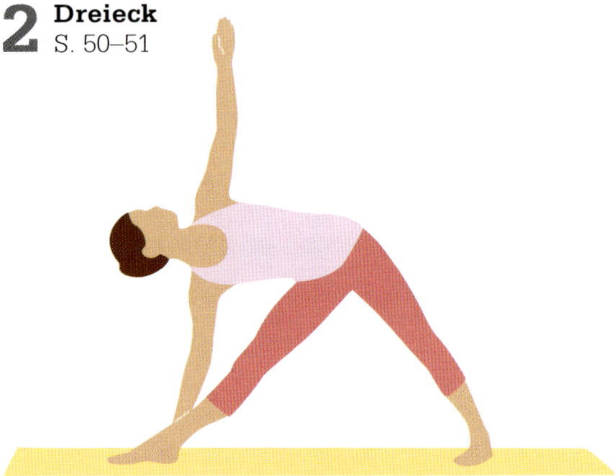

5 Heldenstellung 1
S. 146–147

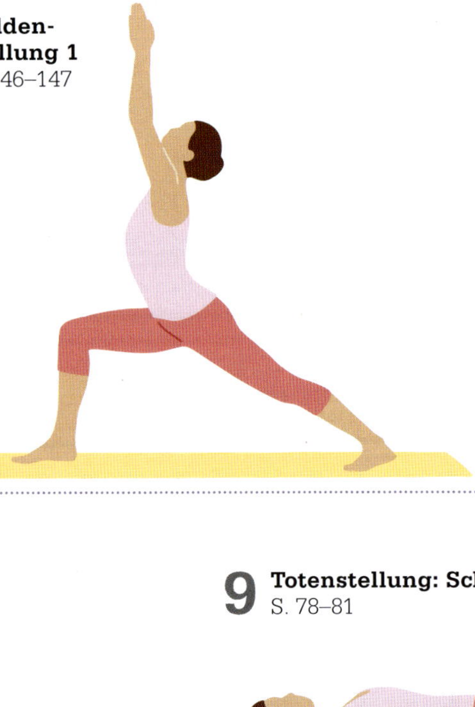

6 Heldenstellung 2
S. 98–99

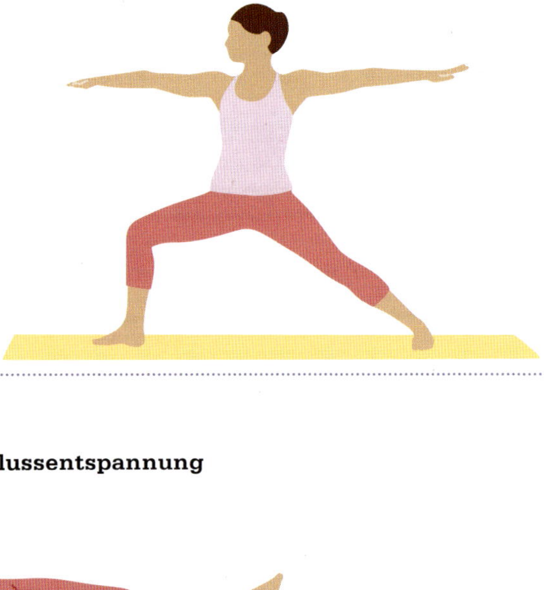

9 Totenstellung: Schlussentspannung
S. 78–81

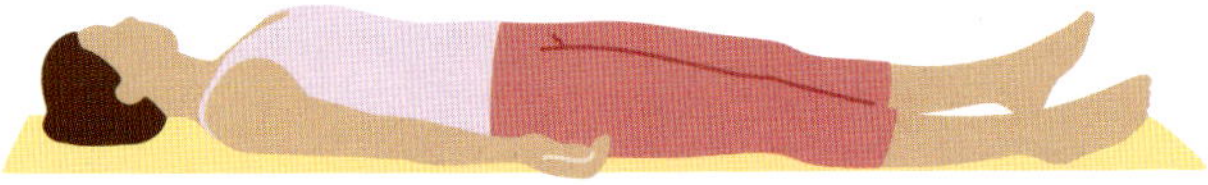

... mit Stehhaltungen

3 Diagonale Dehnung
S. 58–59

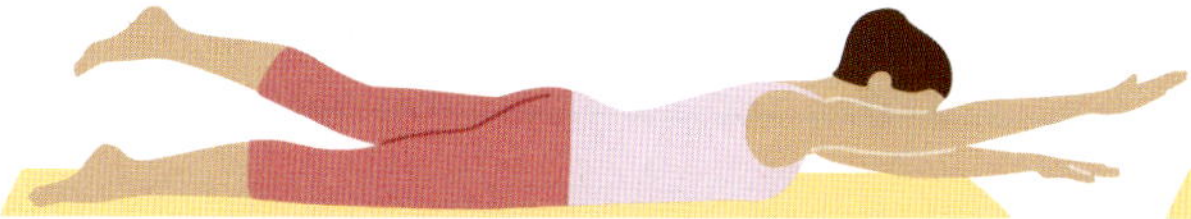

4 Halbmondstellung
S. 150–151

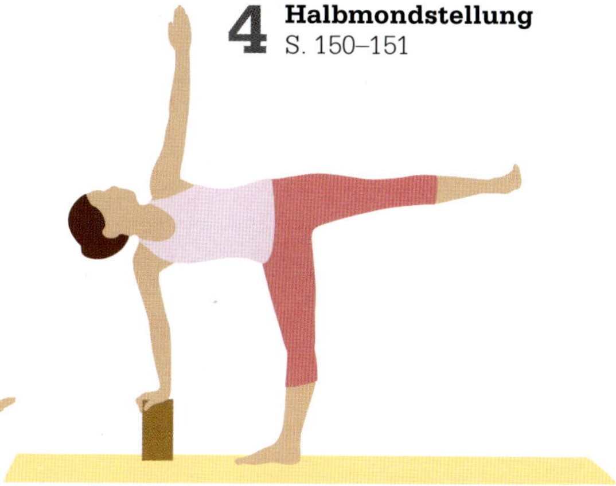

7 Adler
S. 97

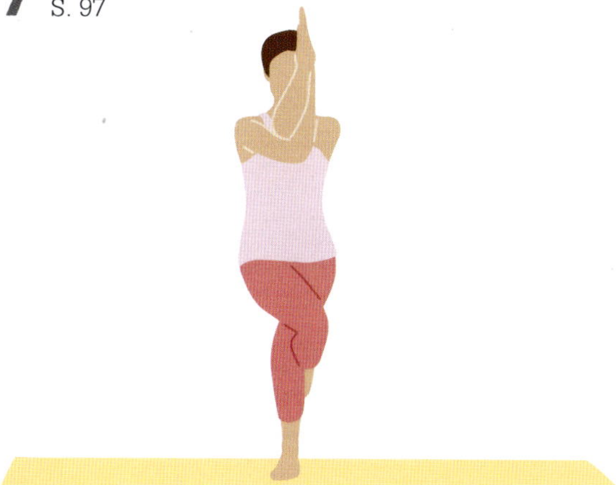

8 Kindhaltung
S. 62–63

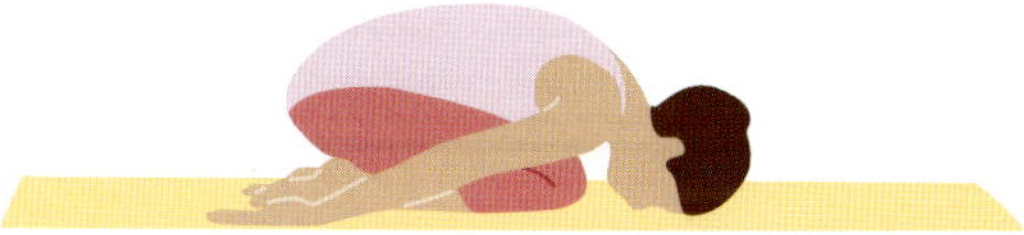

15-Minuten-Sequenz

1 Berghaltung
S. 44–45

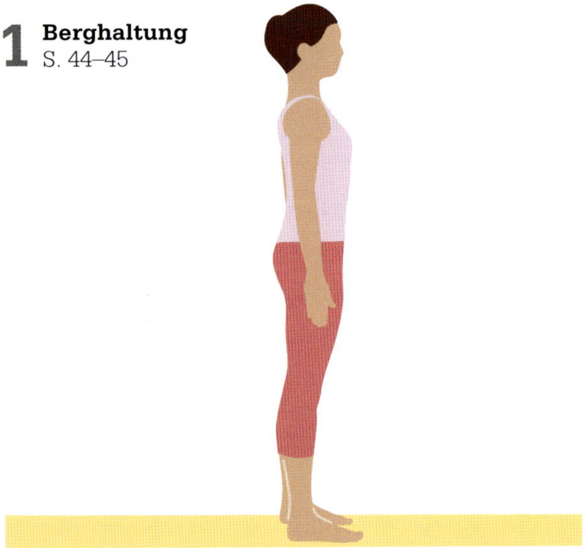

2 Gegrätschte Vorbeuge
S. 106–107

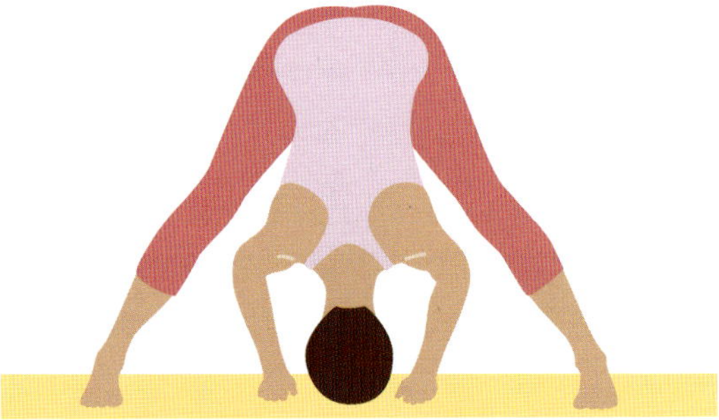

5 Brücke
S. 124–125

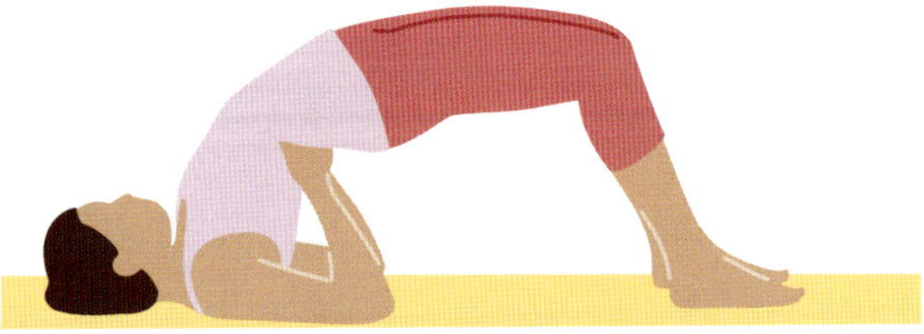

6 Schulterstand
S. 164–167

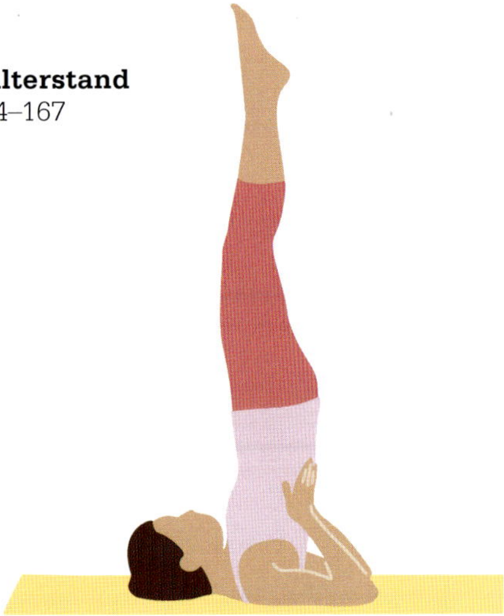

9 Fisch
S. 172–173

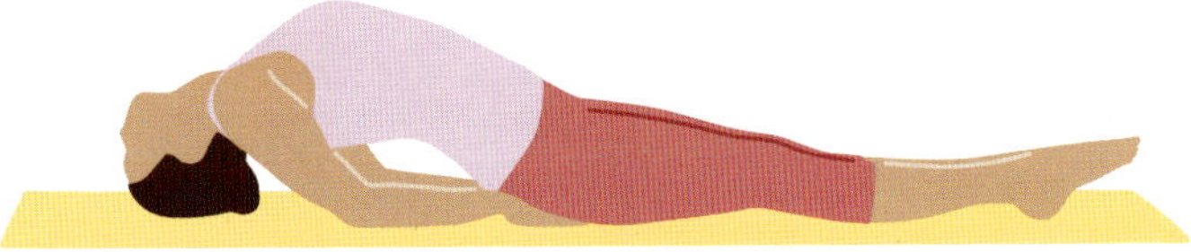

… mit Umkehrhaltungen

3 Herabschauender Hund
S. 56–57

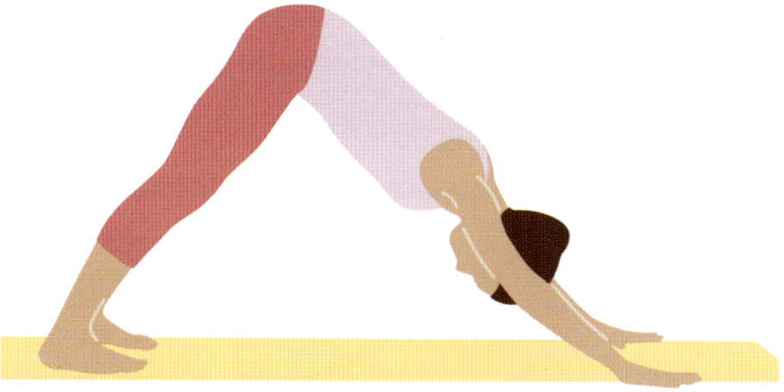

4 Kindhaltung
S. 62–63

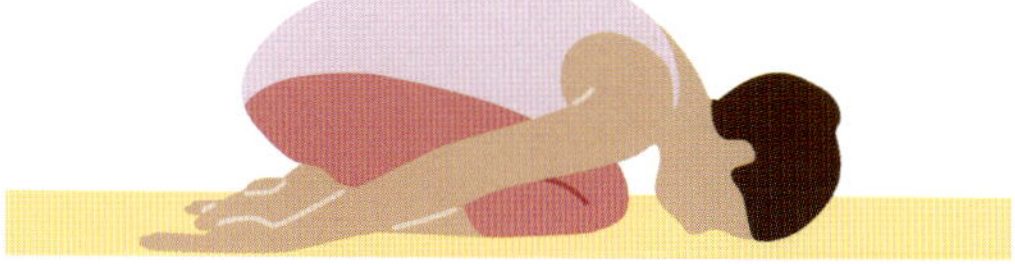

7 Pflug
S. 168–171

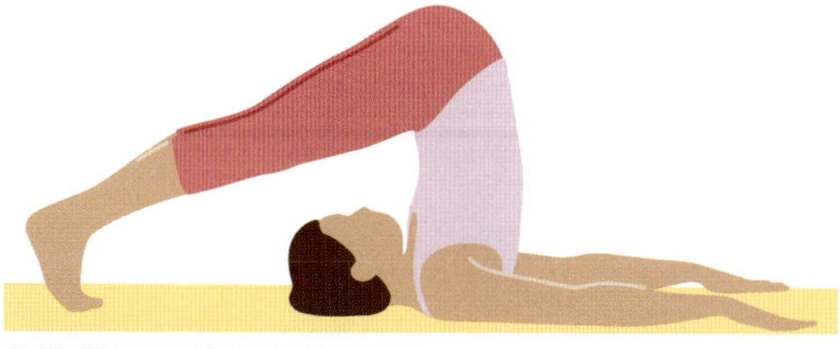

8 Pflug Variante 2
S. 170

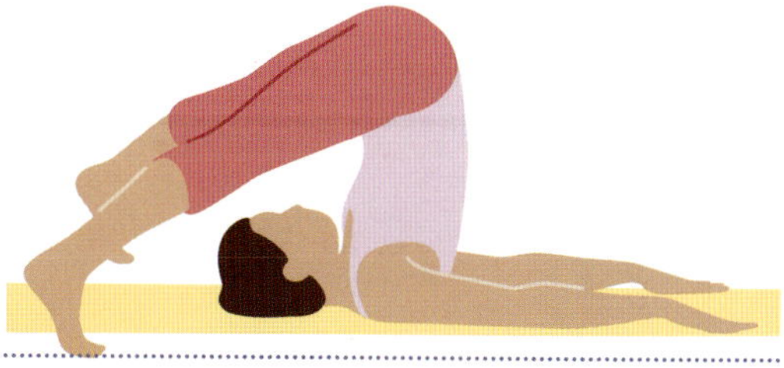

10 Totenstellung: Schlussentspannung
S. 78–81

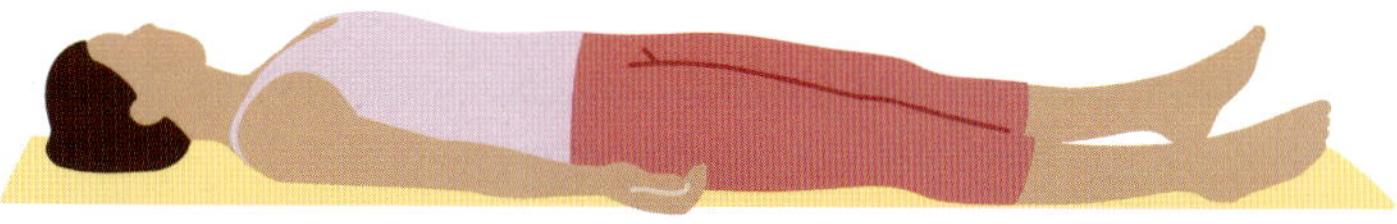

30-Minuten-Sequenz

1 Berghaltung
S. 44–45

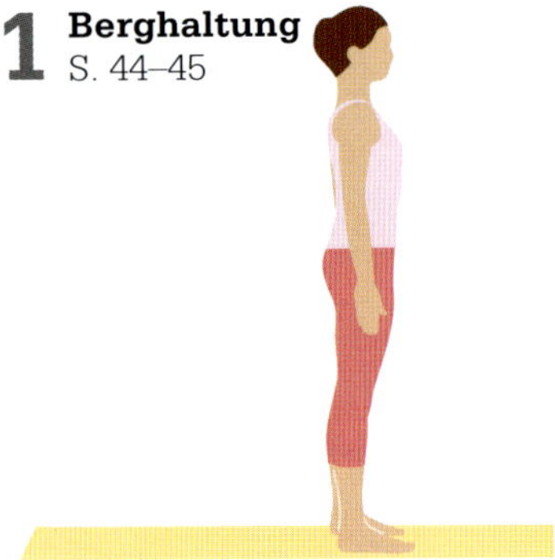

2 Heldenstellung 1
S. 146–147

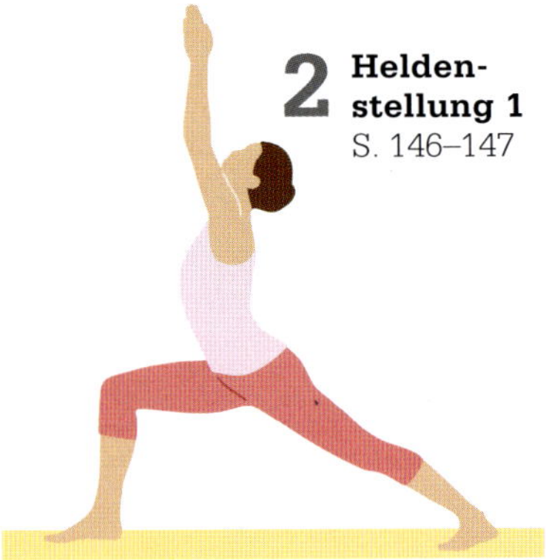

3 Gestreckter seitlicher Winkel
S. 100–101

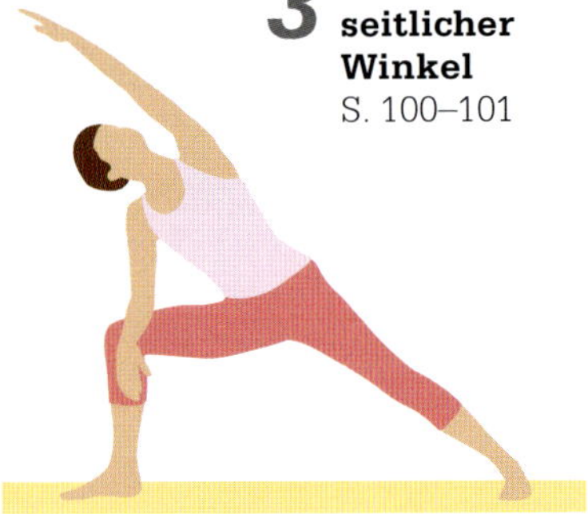

7 Ausfallschritt
S. 104–105

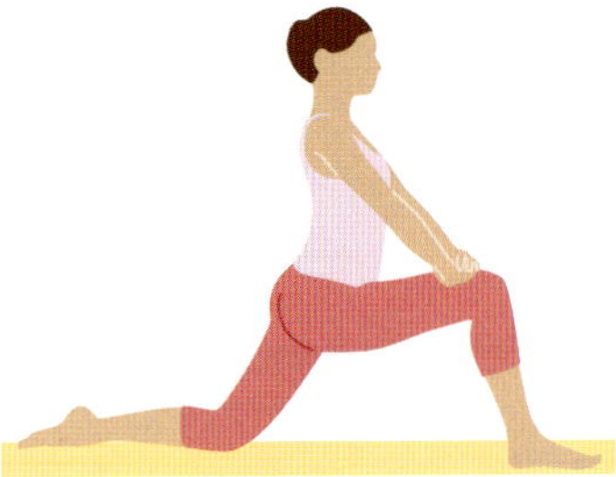

8 Kindhaltung
S. 62–63

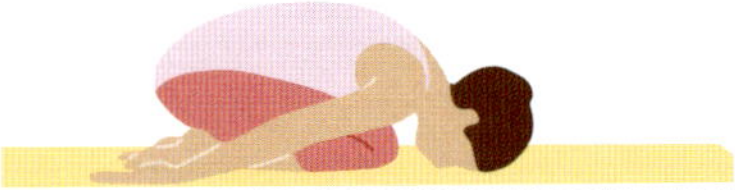

9 Halber Bogen
S. 154–155

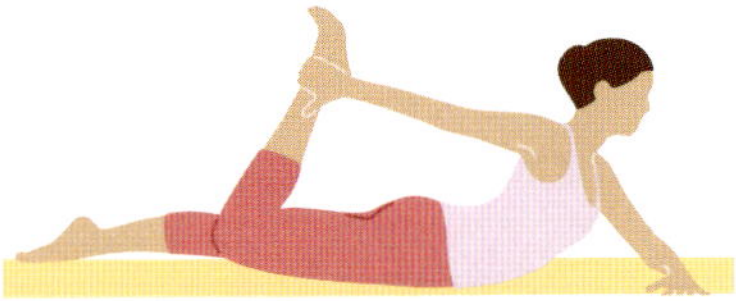

13 Schulterstand
S. 164–167

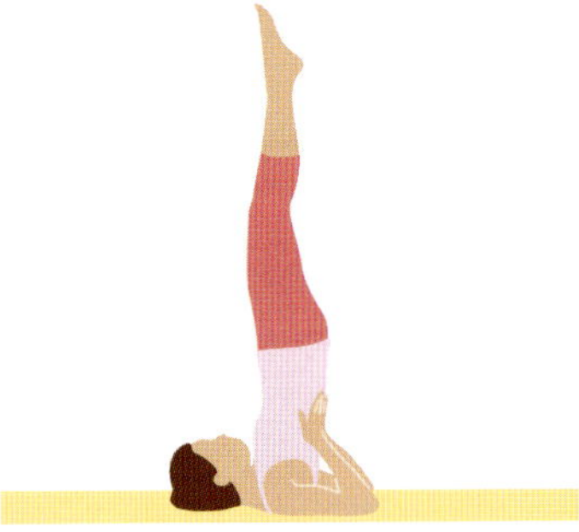

14 Pflug
S. 168–171

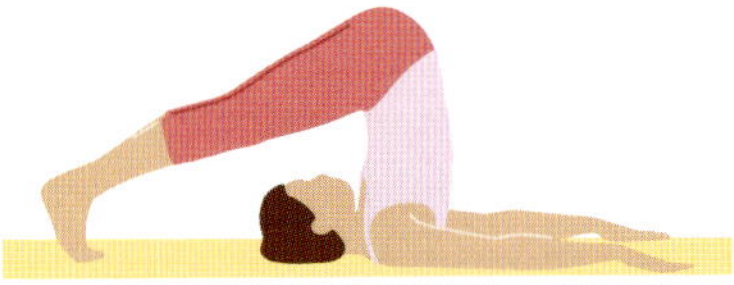

15 Fisch
S. 172–173

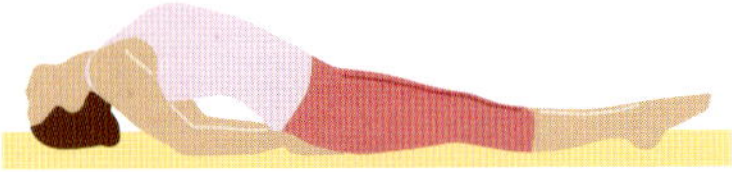

4 **Halbmond-stellung**
S. 150–151

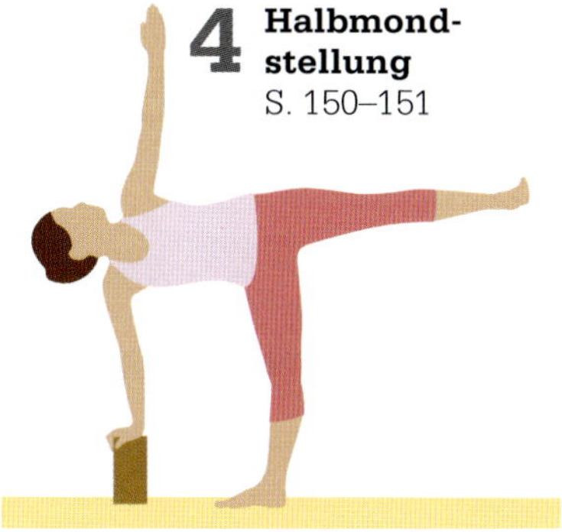

5 **Herabschauender Hund**
S. 56–57

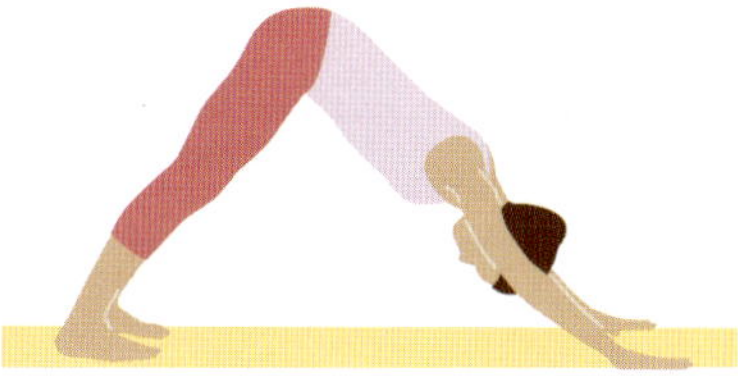

6 **Kindhaltung**
S. 62–63

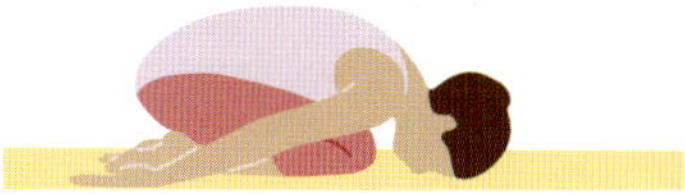

10 **Vorbeuge im Sitzen**
S. 158–159

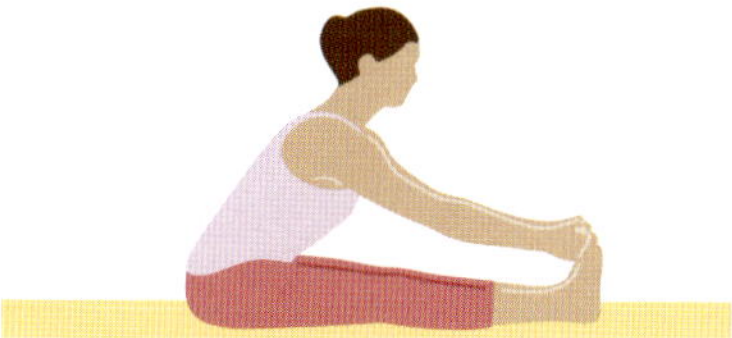

11 **Delfin**
S. 162–163

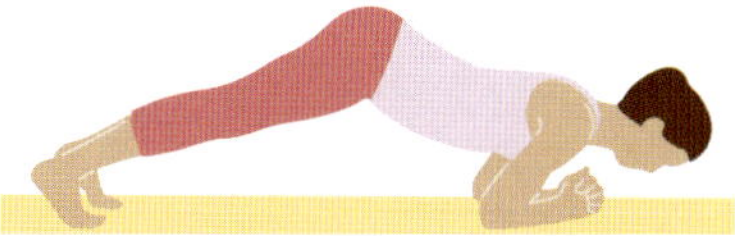

12 **Brücke**
S. 124–125

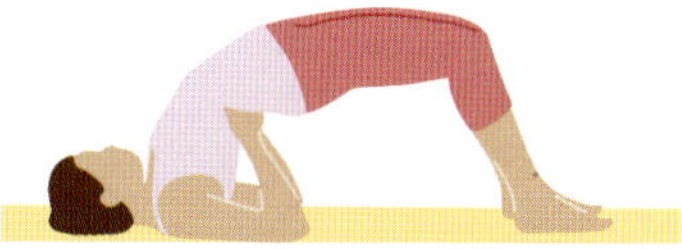

16 **Vorbeuge im Schneidersitz**
S. 122–123

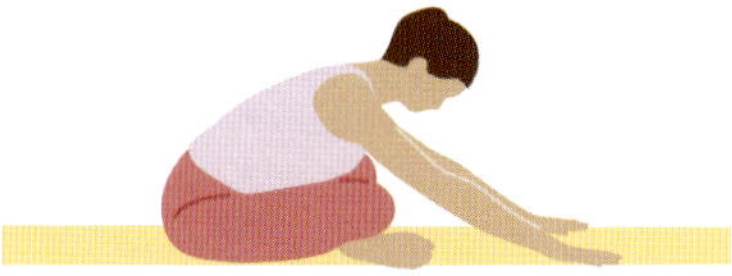

17 **Totenstellung: Schlussentspannung**
S. 78–81

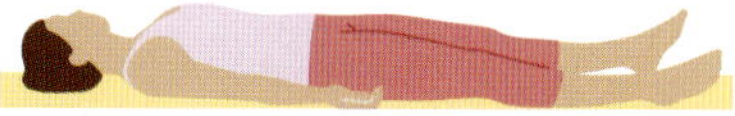

45-Minuten-Sequenz

1 Sonnengruß
S. 64–71

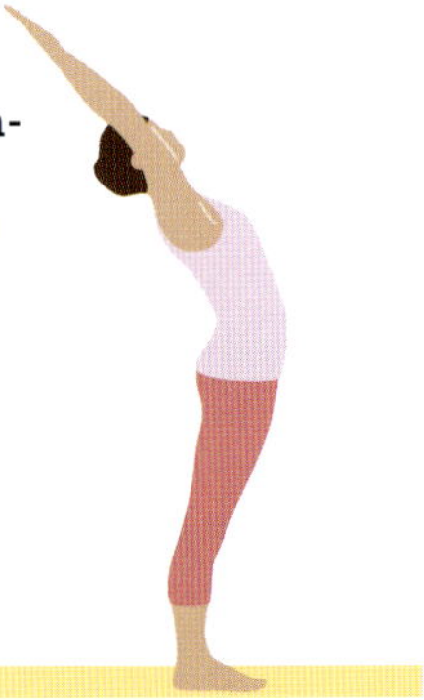

2 Dreieck
S. 50–51

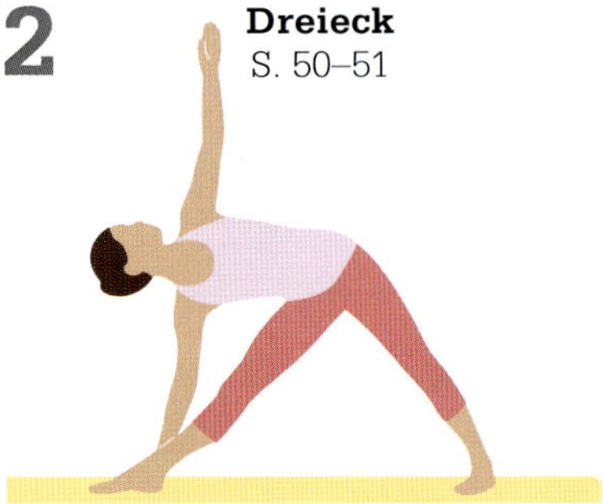

3 Halbmondstellung
S. 150–151

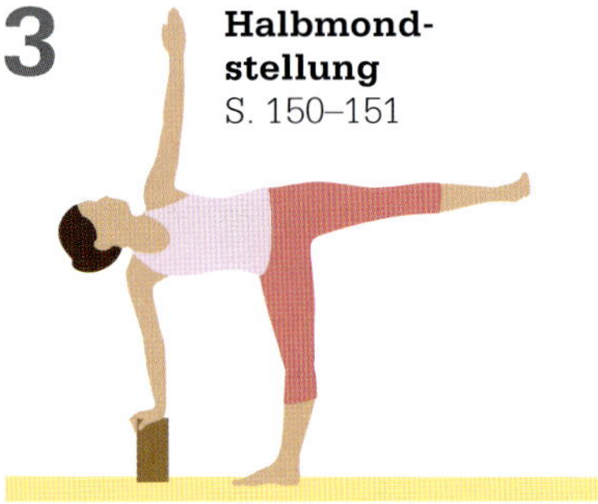

7 Gegrätschte Vorbeuge
S. 106–107

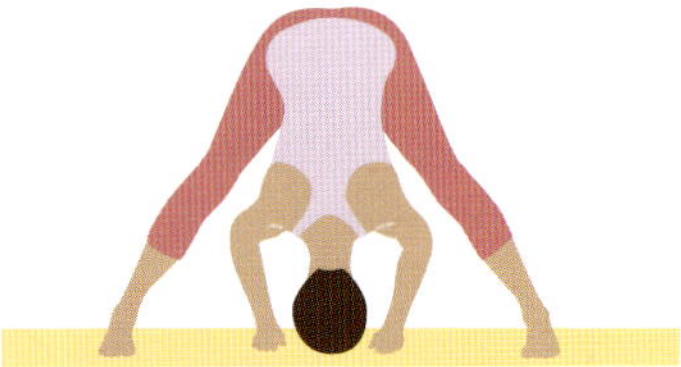

8 Herabschauender Hund
S. 56–57

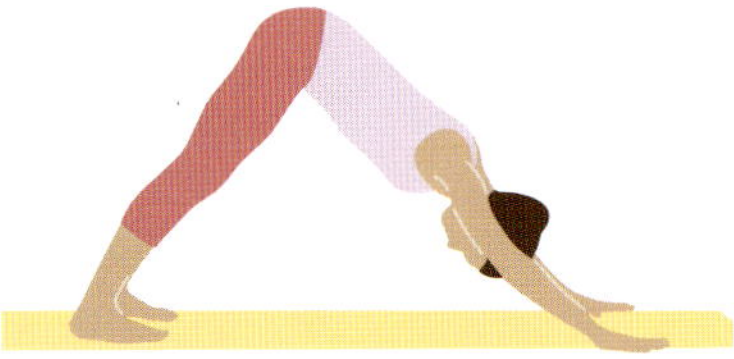

9 Kindhaltung
S. 62–63

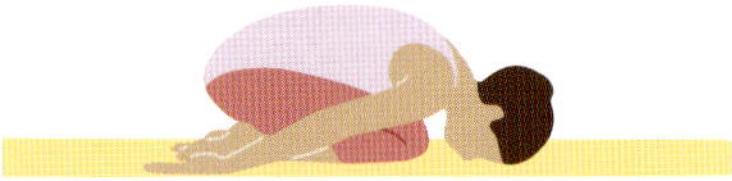

13 Gebundener Winkel
S. 74–75

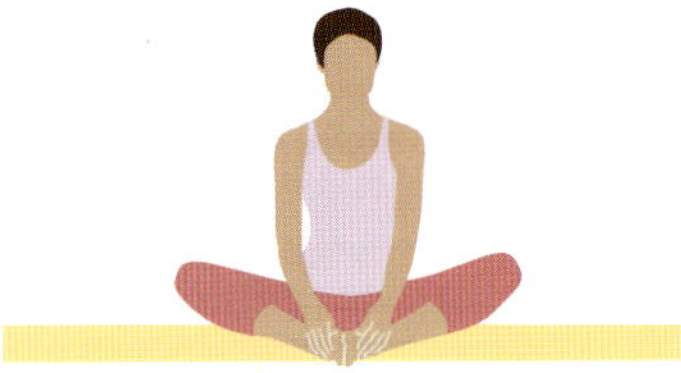

14 Delfin
S. 162–163

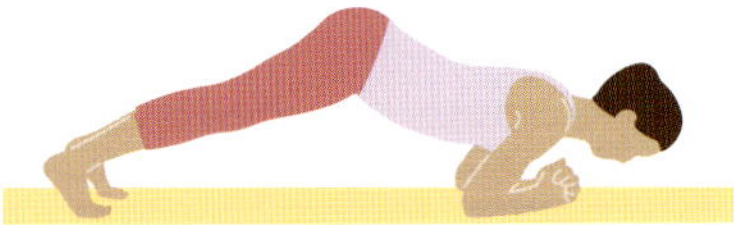

15 Brücke
S. 124–125

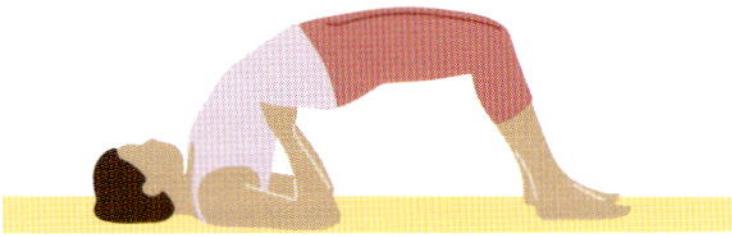

19 Fisch
S. 172–173

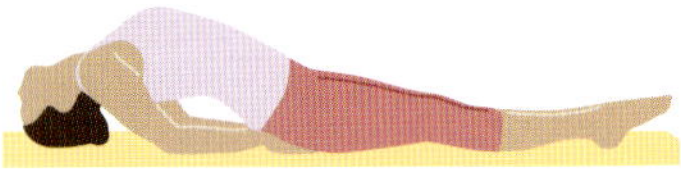

20 Vorbeuge im Sitzen
S. 158–159

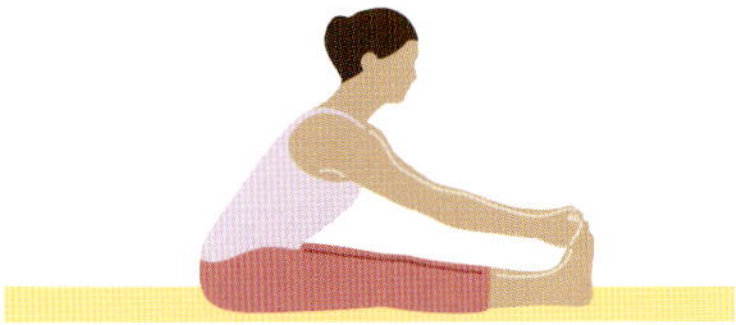

21 Totenstellung: Schlussentspannung
S. 78–81

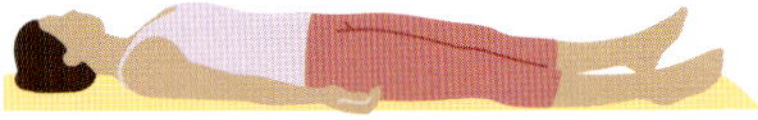

4 Halber Lotus im Stehen
S. 96

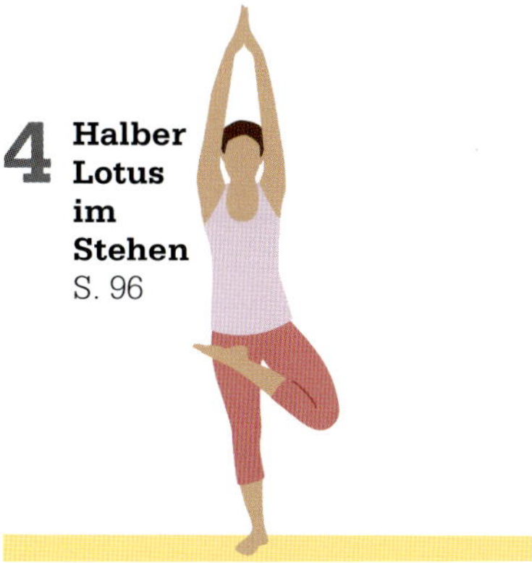

5 Heldenstellung 1
S. 146–147

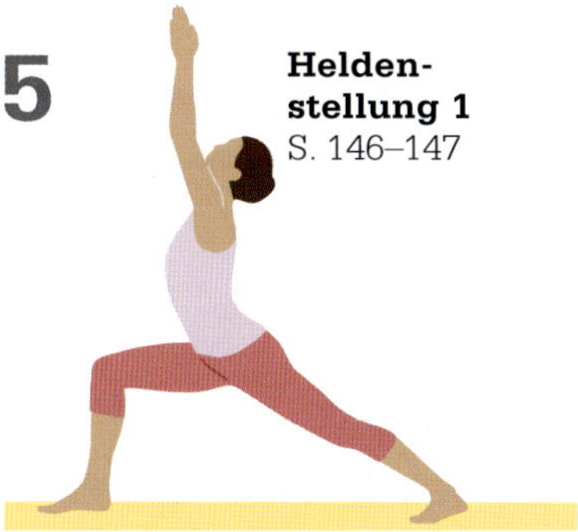

6 Heldenstellung 2
S. 98–99

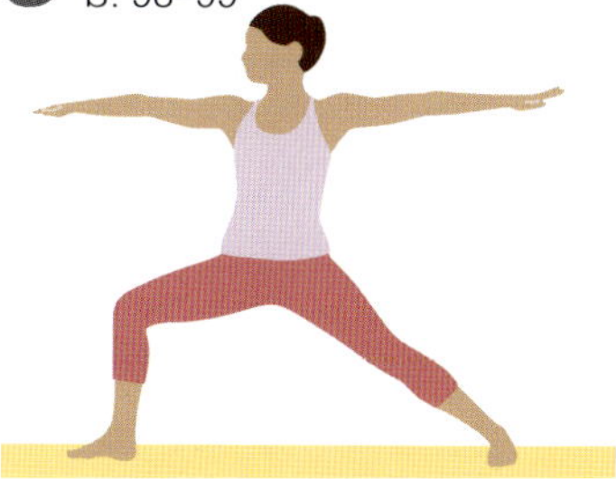

10 Gestreckter seitlicher Winkel
S. 100–101

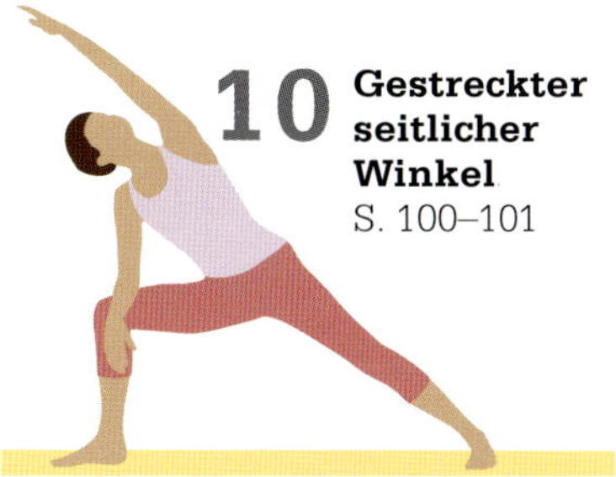

11 Halber Drehsitz
S. 120–121

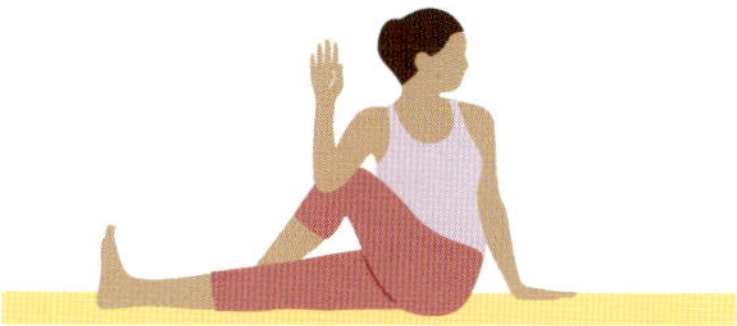

12 Vorbeuge im Sitzen
S. 158–159

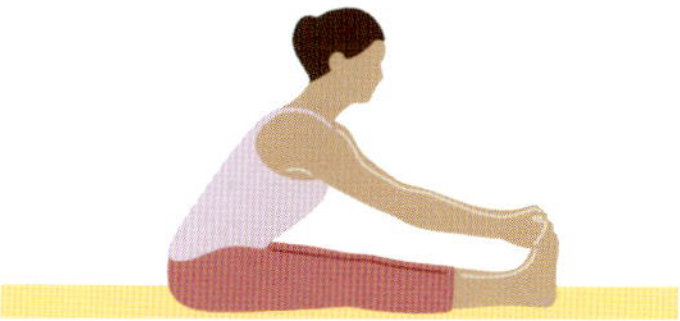

16 Brücke Variante
S. 127

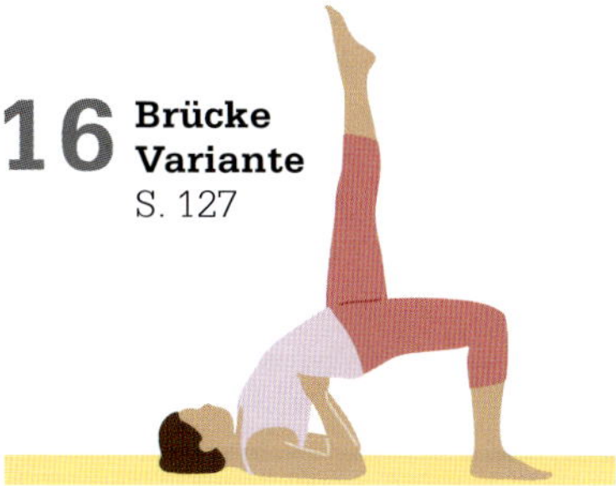

17 Schulterstand
S. 164–167

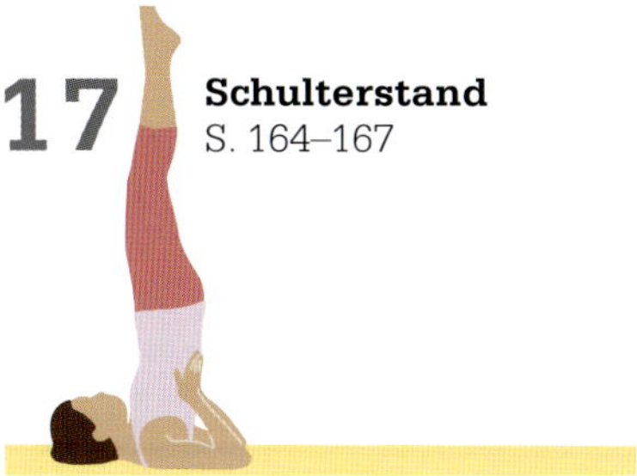

18 Pflug
S. 168–171

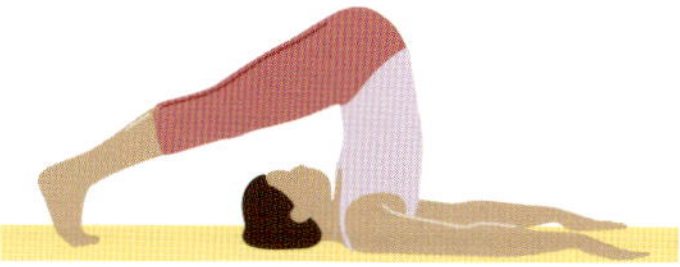

Bewerten Sie Ihren Fortschritt

Sie haben sich erfolgreich durch das Buch gearbeitet. Nun ist es an der Zeit, Ihren Fortschritt zu bewerten. Wenn Sie die Grundlagen verinnerlicht haben, sollten Sie überlegen, wie Sie Ihr Yoga-Training besser an Ihre individuellen Bedürfnisse anpassen, kurzfristig ebenso wie auf lange Sicht. Nutzen Sie Ihr bisher erworbenes Wissen, und setzen Sie es auch in Zukunft gezielt beim Üben ein.

Gezielt üben

Die Ratschläge auf diesen Seiten sollen Ihnen Klarheit darüber verschaffen, wie Ihre individuelle Übungssequenz aussehen könnte. Vielleicht haben Sie das Langzeitziel, die Beweglichkeit Ihrer Wirbelsäule zu verbessern, und stellen sich eine geeignete Übungsfolge dafür zusammen. Beschränken Sie sich aber nicht stur auf eine einzige Übungsfolge. Wenn Sie sich nach einem harten Tag stark verspannt fühlen, ist es sinnvoll, den Schwerpunkt auf Entspannung zu verlagern und Ihre bisherige Übungsfolge dementsprechend zu verändern. Wenn Sie spüren, dass Sie in Ihr eigenes Wohlbefinden investieren statt in starre Vorgaben, bekommen Sie die nötige Motivation, um weiterzumachen.

»Was macht mir Spaß?«

Nehmen Sie sich etwas Zeit zu überlegen, welche Elemente Ihres Yoga-Trainings Ihnen besonders Spaß gemacht haben. Hat Ihnen eine bestimmte Haltung besonders viel Freude und Befriedigung geschenkt? Wenn ja, ist dies ein grober Hinweis darauf, in welche Richtung Sie Ihr zukünftiges Yoga-Training lenken sollten. Manchen macht besonders die körperliche Betätigung Spaß, andere fühlen sich eher durch die meditative Seite des Yoga angesprochen.

»Was klappt nicht so gut?«

Überlegen Sie auch, welche Elemente Ihres Yoga-Trainings nicht so gut geklappt oder Ihnen weniger gut gefallen haben. Wenn Sie eine große Abneigung gegen eine Haltung verspürt haben, kann das ein Hinweis auf ein körperliches oder mentales Problem sein, das Sie davon abhält, andere Ziele zu erreichen. In diesem Fall möchten Sie vielleicht diesen Schwachpunkt ganz gezielt bearbeiten, um ihn korrigieren zu können.

»Wie ist mein emotionales und körperliches Befinden?«

Schenken Sie Ihrem emotionalen und körperlichen Befinden an den unterschiedlichen Wochentagen Beachtung – und planen Sie entsprechend. Ihr Yoga-Training sollte nach einem Tag auf dem Bürostuhl anders gestaltet sein als nach einem Tag, der Sie körperlich angestrengt hat. Nehmen Sie sich an Arbeitstagen und am Wochenende jeweils unterschiedliche Übungsfolgen vor.

»Wo bekomme ich mehr Information?«

Wenn Sie Ihr Wissen vertiefen möchten, finden Sie umfangreiche Information in Büchern und im Internet. Yoga erfreut sich stetig zunehmender Beliebtheit als Form der körperlichen Aktivität und Entspannung. Deshalb finden Sie, auch online, eine große Bandbreite an Kursen. Yoga-Bekleidung und -Ausrüstung wird in vielen Geschäften, die sich darauf spezialisiert haben, angeboten.

»Lässt sich Yoga in mein Leben integrieren?«

Meistens muss man Kompromisse eingehen, um Arbeit, Familie und kulturellen Interessen gerecht zu werden und mit persönlichen Wünschen und Zielen zu vereinbaren. Wenn Sie Bereiche Ihres Lebens vernachlässigen müssen, um Ihr Yoga-Training zu intensivieren, wird Ihr Training schnell kontraproduktiv. Für viele ist es ideal, regelmäßig eine Übungssequenz zu trainieren, die Spaß macht und dem Wohlbefinden zuträglich ist. Damit verbessert man die eigene Lebensqualität und indirekt auch die der Menschen, mit denen man täglich zu tun hat. Setzen Sie sich nicht unter Druck, mehr erreichen zu wollen, als unter Ihren gegenwärtigen Umständen machbar ist.

»Woran sollte ich denken?«

Wenden Sie Ihr neu erworbenes Wissen an, um sich eine ausgeglichene Yoga-Sequenz auszuarbeiten. Dazu gehören Ausgleichshaltungen an den richtigen Stellen und Zeit sowohl zum Aufwärmen zu Beginn wie zum Entspannen am Schluss.

»Wohin führt der Pfad des Yoga?«

Wenn Sie die Zeit, die Mittel und den Wunsch haben, Ihr Yoga-Training zu intensivieren, sollten Sie nun den Pfad beschreiten. Setzen Sie sich stärker mit diesem wahrhaft vielseitigen Wissenskomplex auseinander. Je tiefer Sie in das Thema eindringen, desto bedeutsamer wird die Yoga-Philosophie für die Praxis. Sie werden mehr und mehr erkennen, dass Yoga Antworten auf menschliche Grundfragen liefern möchte, indem es sich dem Inneren und nicht dem materialistischen Außen zuwendet. Wer sich auf den Pfad des Yoga begibt, sucht nach innerer Harmonie, um durch den Frieden in sich alle negativen Emotionen zu überwinden. Yoga und Meditation gelten als Mittel, diesen Wandel in uns selbst zu vollziehen. So wie sich die Yoga-Grundlagen auf den Körper konzentrieren, konzentriert sich Yoga auf höherer Ebene darauf, den Geist durch die Praxis der Meditation zu kontrollieren.

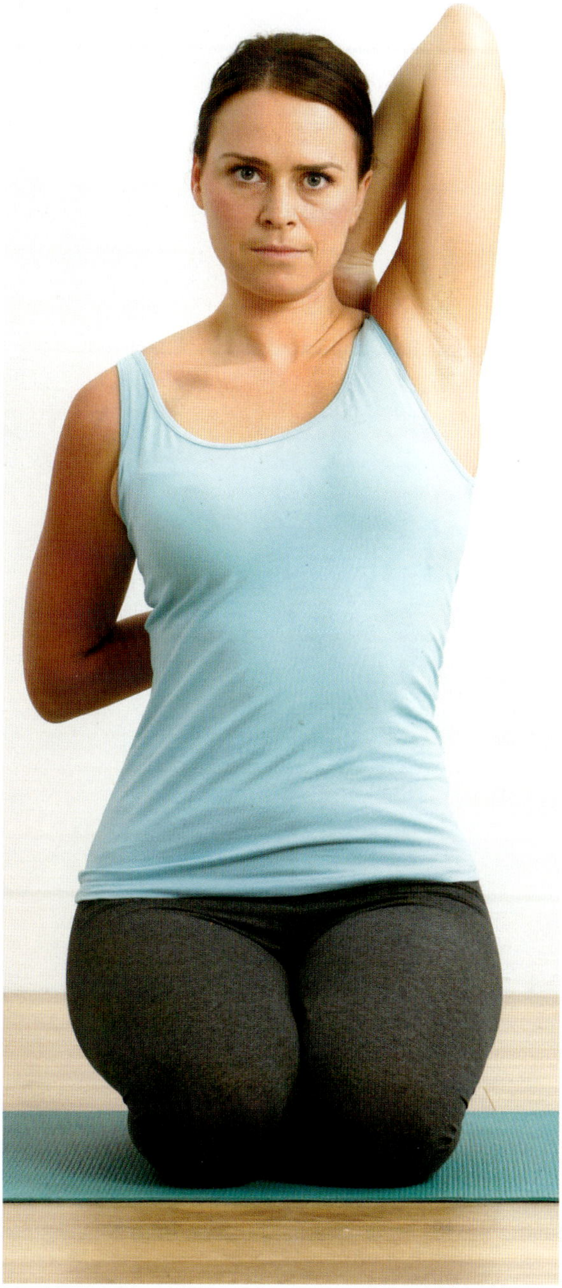

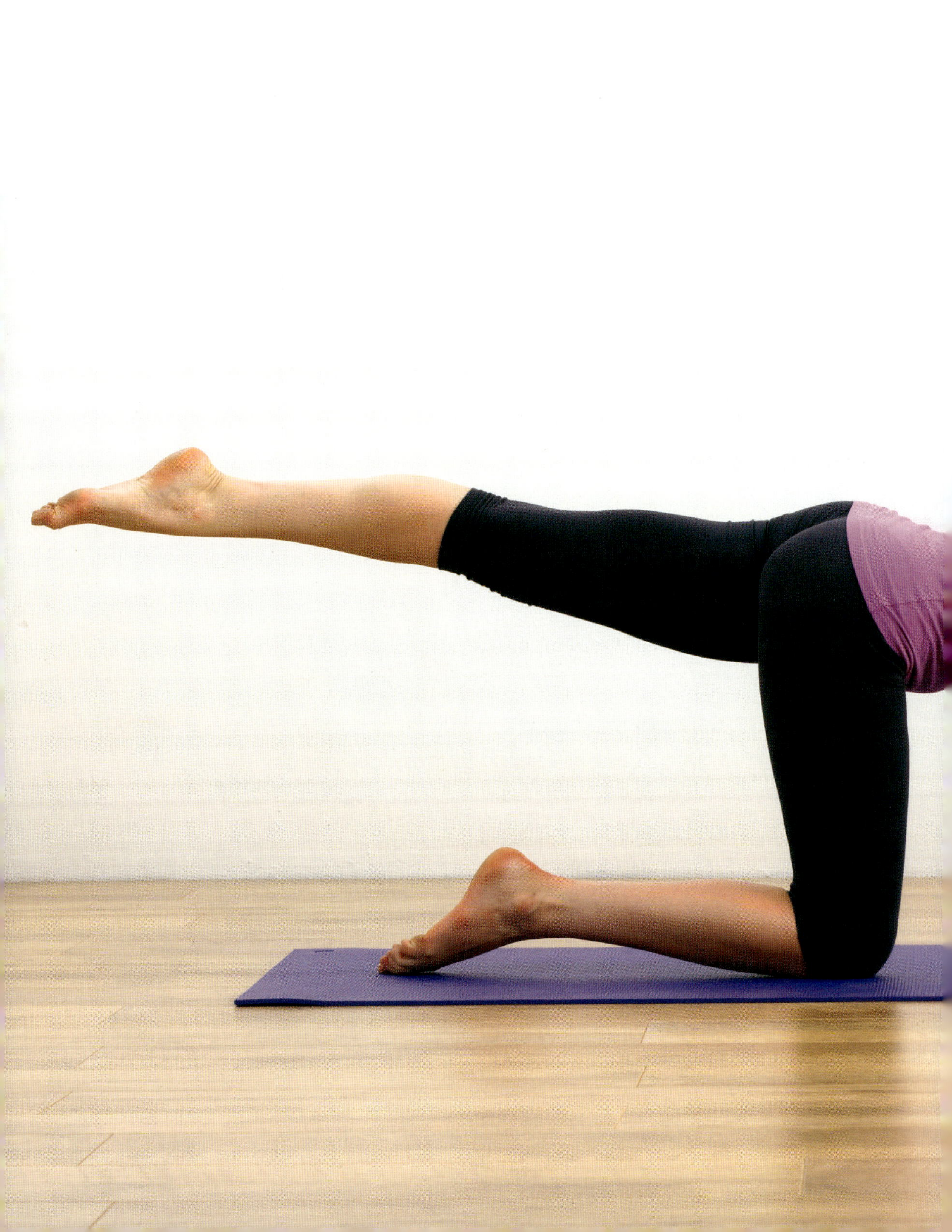

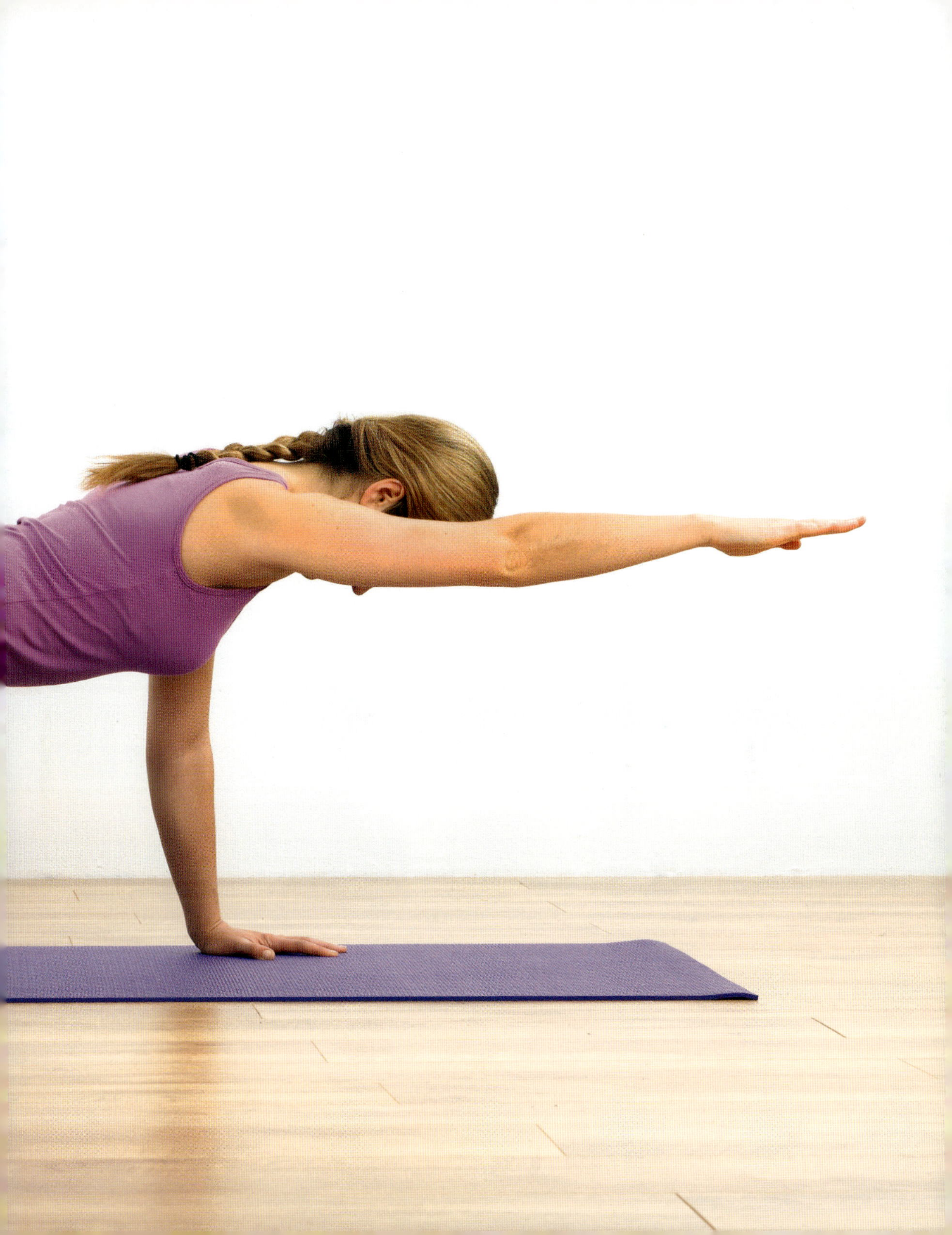

Register

L

M/N

O

P/Q

R

S

T/U

V

W

Y/Z

Über die Autorin

Nita Patel praktiziert seit ihrem fünften Lebensjahr Yoga und lehrt es in London seit 1995. Sie wurde von B. K. S. Iyengars vollkommenen Hingabe an Yoga inspiriert, als sie ihm in Puna begegnete und mit ihm arbeitete, und hat ihr Wissen bei Shri K. Pattabhi Jois in Mysore vertieft.

Dank

Bildnachweise

DK dankt **Dave King** für die neuen Fotos sowie den Models **Jessica Bentall** und **Joanne King**.
Alle Bilder © Dorling Kindersley.
Mehr Information finden Sie unter www.dkimages.com

Dank der Autorin

Ich möchte Patanjali danken, der die Schule des Yoga bereits vor einigen Jahrtausenden systematisiert hat, und heutigen Yoga-Lehrern, die das Licht des Yoga am Leben halten.

Dank des Verlags

Viele Menschen haben an der Realisierung dieses Buches mitgewirkt. DK dankt:

In Großbritannien
Designassistenz Vicky Read
Lektoratsassistenz Susannah Marriott, Annelise Evans, Hilary Mandleberg
DK Images Claire Bowers, Freddie Marriage, Emma Shepherd, Romaine Werblow
Register Chris Bernstein

Bei Tall Tree Ltd
Redaktion Rob Colson, Camilla Hallinan, Deirdre Headon, Catherine Saunders

In Indien
Cheflektorat Alka Thakur Hazarika
Lektorat Garima Sharma
Designassistenz Ranjita Bhattacharji, Devan Das, Simran Kaur, Anchal Kaushal, Tanya Mehrotra, Ankita Mukherjee, Anamica Roy, Suzena Sengupta, Vandna Sonkariya, Pooja Verma
Satz Rajesh Singh Adhikari
Bildredaktion Priyabrata Roy Chowdhury, Karan Chaudhary